CORPO SEM IDADE, MENTE SEM FRONTEIRAS

COLEÇÃO ARCO DO TEMPO
Consultoria de Alzira M. Cohen

MEDITAÇÃO – *Pam e Gordon Smith*
VOLTA AO LAR – *John Bradshaw*
A CRIAÇÃO DO AMOR – *John Bradshaw*
QUÍRON E A JORNADA EM BUSCA DA CURA – *Melanie Reinhart*
PAZ A CADA PASSO – *Thich Nhat Hanh*
VIVENDO BUDA, VIVENDO CRISTO – *Thich Nhat Hanh*
O NOVO DESPERTAR DA DEUSA – *Org. Shirley Nicholson, vários autores*
AS PLANTAS E SUA MAGIA – *Jacques Brosse*
ANJOS E EXTRATERRESTRES – *Keith Thompson*
A MENTE HOLOTRÓPICA – *Stanislav Grof*
MULHERES QUE CORREM COM OS LOBOS – *Clarissa Pinkola Estés*
AS CARTAS DO CAMINHO SAGRADO – *Jamie Sams*
PLANETAS DE SOMBRA E DE LUZ – *Irène Andrieu*
JOGOS EXTREMOS DO ESPÍRITO – *Muniz Sodré*
MÍSTICA E ESPIRITUALIDADE – *Leonardo Boff e Frei Betto*
CORPO SEM IDADE, MENTE SEM FRONTEIRAS – *Deepak Chopra*
O CAMINHO DO MAGO – *Deepak Chopra*
DIGESTÃO PERFEITA – *Deepak Chopra*
ENERGIA ILIMITADA – *Deepak Chopra*
DOMINANDO O VÍCIO – *Deepak Chopra*
SONO TRANQÜILO – *Deepak Chopra*
PESO PERFEITO – *Deepak Chopra*
AS VIDAS DE CHICO XAVIER – *Marcel Souto Maior*
O LIVRO DO PERDÃO – *Robin Casarjian*
MENSAGEM DO OUTRO LADO DO MUNDO – *Marlo Morgan*
UM MUNDO ESPERANDO PARA NASCER – *M. Scott Peck*
O VALOR DA MULHER – *Marianne Williamson*
A CURA E A MENTE – *Bill Moyers*
RUMO AO PONTO ÔMEGA – *Kenneth Ring*
CURA ESPONTÂNEA – *Andrew Weil*
SAÚDE IDEAL EM 8 SEMANAS – *Andrew Weil*
DONS DA GRAÇA – *Lone Jensen*
SEDE DE PLENITUDE – *Christina Grof*
PORTAIS SECRETOS – *Nilton Bonder*
REIKI – *Brigitte Müller & Horst H. Günther*
MILAGRES DO DIA A DIA – *David Spangler*
A SABEDORIA DO PAPA – *Matthew E. Bunson (compilação)*
CESTAS SAGRADAS – *Phil Jackson & Hugh Delehanty*
ESPERANÇA DIANTE DA MORTE – *Christine Longaker*
A SABEDORIA DO CORPO – *Sherwin B. Nuland*
O ESPÍRITO DE TONY DE MELLO – *John Callanan, S.J.*
SEU SEXTO SENTIDO – *Belleruth Naparstek*
FENG SHUI – *Maria Margarida Baldanzi*
REFÚGIO PARA O ESPÍRITO – *Victoria Moran*

DEEPAK CHOPRA, M.D.

CORPO SEM IDADE, MENTE SEM FRONTEIRAS

A alternativa quântica
para o envelhecimento

Tradução de
HAROLDO NETTO

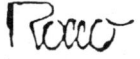

Título original
AGELESS BODY, TIMELESS MIND:
The Quantum Alternative to Growing Old

Copyright © 1993 *by* Deepak Chopra, M.D.

Esta tradução foi publicada com a autorização da
Harmony Books, A Division of Crown Publishers, Inc., Nova York

Direitos mundiais para a língua portuguesa reservados
com exclusividade para o Brasil à
EDITORA ROCCO LTDA.
Avenida Presidente Wilson, 231, 8º andar
20030-021 – Rio de Janeiro, RJ
Tel.: (21) 3525-2000 – Fax: (21) 3525-2001
rocco@rocco.com.br
www.rocco.com.br

Printed in Brazil/Impresso no Brasil

preparação de originais
MAIRA PARULA

CIP-Brasil. Catalogação-na-fonte.
Sindicato Nacional dos Editores de Livros, RJ.

C476c Chopra, Deepak
Corpo sem idade, mente sem fronteiras: a alternativa
quântica para o envelhecimento / Deepak Chopra; tradução
de Haroldo Netto. Rio de Janeiro: Rocco, 1994.
(Arco do Tempo)

Tradução de: Ageless body, timeless mind: the quantum
alternative to growing old.

ISBN 85-325-0464-7

1. Envelhecimento. 2. Corpo e mente. 3. Medicina
psicossomática. I. Título. II. Série.

94-0280
CDD-613.0438
CDU-613.97

SUMÁRIO

Agradecimentos 7

PARTE UM

A TERRA ONDE NINGUÉM É VELHO 13
NA PRÁTICA: Como reinterpretar o seu corpo 57

PARTE DOIS

ENVELHECIMENTO E CONSCIÊNCIA 69
NA PRÁTICA: Usando o poder da consciência 120

PARTE TRÊS

DERROTANDO A ENTROPIA 139
NA PRÁTICA: A sabedoria da incerteza 209

PARTE QUATRO

A CIÊNCIA DA LONGEVIDADE 229
NA PRÁTICA: O sopro de vida 311

PARTE CINCO

A QUESTÃO DA MORTALIDADE 331
NA PRÁTICA: O caminho intemporal 375

AGRADECIMENTOS

Este livro foi tornado possível pelo apoio afetuoso e encorajador das seguintes pessoas:

Os amigos que formam minha equipe na Quantum Publications — Roger, Gita, Carol, Mara, Steve, Bob, Joe e Jimmy. Seu interesse genuíno inspira meu trabalho todos os dias.

Minha mulher e meus filhos, cujo amor se manifesta de tantos modos, mas particularmente através de sua ilimitada paciência e compreensão.

Minha agente, Muriel Nellis, cuja judiciosa orientação modelou cada passo em minha carreira de escritor.

Meu editor, Peter Guzzardi — este livro é, antes de mais nada, fruto de uma visão sua, e só ele sabe quanta engenhosidade e paciência foram necessárias para fazer com que estas páginas atendessem à expectativa do seu elevado ideal.

Wayne Dyer, que me ofereceu sua amizade devotada e me desafiou a alçar novas alturas.

E os meus amados pais, os melhores exemplos de envelhecimento gracioso que conheço.

Muito obrigado a vocês todos. Espero que este livro reflita suas melhores esperanças para mim e para o futuro da humanidade.

As pessoas não ficam velhas.
Quando param de crescer é que envelhecem.

ANÔNIMO

Se destruíssemos na humanidade a
crença na imortalidade, não só o amor, mas também as
forças que mantêm a vida do mundo secariam na mesma hora.

DOSTOIEVSKY

Eu me movo com o infinito, no poder da Natureza
Eu sustento o fogo da alma
Eu sustento a vida e a cura

RIG VEDA

Olhe para esses mundos girando
no nada.
Aquilo está dentro do seu poder.

RUMI

PARTE UM

A TERRA ONDE NINGUÉM É VELHO

EU GOSTARIA que você, leitor, se juntasse a mim numa viagem de descobertas. Exploraremos um lugar onde as regras da existência comum não se aplicam. Estas regras estipulam explicitamente que envelhecer, tornar-se frágil e morrer é o destino final de todos. E assim tem sido um século após o outro. Quero, no entanto, que você deixe de lado suas concepções sobre o que chamamos de realidade para que possamos nos tornar pioneiros em uma terra onde o vigor da juventude, a renovação, a criatividade, a alegria, a realização e a perenidade são a experiência comum da vida, onde a idade avançada, a senilidade, a enfermidade e a morte não existem e não são sequer consideradas como uma possibilidade.

Se existe um tal lugar, o que nos impede de ir para lá? Não se trata de um continente sombrio ou de um mar perigoso ainda não desbravado. É o nosso condicionamento, a nossa atual visão coletiva do mundo que nos foi ensinada por nossos pais, professores e pela sociedade. Este modo de ver as coisas — o velho paradigma — tem sido apropriadamente chamado de "a hipnose do condicionamento social", uma ficção na qual coletivamente concordamos em participar.

O seu corpo está envelhecendo fora do seu controle porque foi programado para viver de acordo com as regras desse condicionamento coletivo. Se existe algo de natural e inevitável acerca do processo de envelhecimento, não pode ser conhecido senão quando os grilhões das nossas velhas crenças forem rompidos. A fim de criar a experiência de um corpo sem idade e uma mente sem fronteiras no tempo, que é a intenção deste livro, você tem que se desfazer de dez idéias a respeito de quem você é e qual a verdadeira natureza da mente e do corpo. Essas idéias formam o alicerce da visão de mundo que compartilhamos com os nossos semelhantes:

1. Há um mundo objetivo independente do observador, e nossos corpos são um aspecto deste mundo.
2. O corpo é composto de conjuntos de matéria separados um do outro no tempo e no espaço.
3. Corpo e mente são separados e independentes um do outro.
4. O materialismo é primário, a consciência, secundária. Em outras palavras, somos máquinas físicas que aprenderam a pensar.
5. A consciência humana pode ser completamente explicada como um produto da bioquímica.
6. Como indivíduos, somos entidades desconectadas e auto-suficientes.
7. Nossa percepção do mundo é automática e nos dá um quadro preciso de como as coisas realmente são.
8. Nossa verdadeira natureza é totalmente definida pelo corpo, ego e personalidade. Somos fios de lembranças e desejos envoltos em pacotes de carne e ossos.
9. O tempo existe como um valor absoluto, e nós somos cativos desse absoluto. Ninguém escapa à devastação causada pelo tempo.
10. O sofrimento é necessário — é parte da realidade. Somos vítimas inevitáveis da doença, do envelhecimento e da morte.

Tais concepções vão muito além da questão do envelhecimento e definem um mundo de separação, decadência e morte. O tempo é visto como uma prisão da qual ninguém escapa; nossos corpos são máquinas bioquímicas que, como todas as máquinas, se desgastam. "A uma certa idade", afirmou certa vez Lewis Thomas, "está em nossa natureza nos desgastarmos, ficarmos desengonçados e morrer, e pronto." Esta posição, a linha dura da ciência materialista, desconsidera o muito que há na natureza humana. Somos as únicas criaturas na face da terra capazes de mudar nossa biologia pelo que pensamos e sentimos. Possuímos o único sistema nervoso consciente do fenômeno do envelhecimento. Leões e tigres velhos não percebem o que está acontecendo com eles — mas nós sim. E porque somos conscientes, nossos estados mentais influenciam aquilo de que temos consciência.

Seria impossível isolar um simples pensamento ou sentimento, uma simples crença ou suposição, que não tenha algum efeito sobre o envelhecimento, direta ou indiretamente. Nossas células estão constantemente bisbilhotando nossos pensamentos e sendo modificadas por eles. Um surto de depressão pode arrasar com o sistema imunológico; apaixonar-se, ao contrário, pode fortificá-lo tremendamente. O desespero e a desesperança aumentam o risco dos ataques de coração e do câncer, encurtando a vida. A alegria e a realização nos mantêm saudáveis e prolongam a vida. Isto significa que a linha entre a biologia e a psicologia na verdade não pode ser traçada com qualquer grau de certeza. A recordação de uma situação de estresse, que não passa de um fio de pensamento, libera o mesmo fluxo de hormônios destrutivos que o estresse propriamente dito.

Pelo fato de a mente influenciar cada célula existente no corpo, o envelhecimento humano é um processo fluido e cambiável; pode ser acelerado, reduzido, parar por algum tempo e até mesmo reverter-se. Centenas de descobertas fruto de pesquisas realizadas nas três últimas décadas comprovaram que o envelhecimento é muito mais dependente do indivíduo do que jamais se sonhou no passado.

No entanto, o avanço mais significativo não fica limitado em descobertas isoladas — é uma visão de mundo completamente nova. As dez suposições do antigo paradigma não descrevem acuradamente a nossa realidade. São invenções da mente humana que transformamos em regras. Para desafiar o envelhecimento em sua essência, tem que ser desafiada primeiro toda essa visão de mundo, pois ninguém dispõe de mais poder sobre o corpo do que as crenças de nossa mente.

Cada pressuposição do velho paradigma pode ser substituída por uma versão mais completa e expandida da verdade. Estas novas convicções também são apenas idéias criadas pela mente humana, mas nos concedem muito mais liberdade e poder. Elas nos dão a capacidade de reescrever o programa de envelhecimento que atualmente comanda nossas células.

As dez novas suposições são as seguintes:

1. O mundo físico, inclusive nossos corpos, é uma resposta do observador. Criamos os nossos corpos assim como criamos a experiência do nosso mundo.
2. Em essência, nossos corpos são compostos de energia e informação, não de matéria sólida. Esta energia e informação são manifestações dos infinitos campos de energia e informação que alcançam todo o universo.
3. Corpo e mente são inseparáveis. A unidade que sou "eu" separa-se em dois cursos de experiência. Experiencio o curso subjetivo como pensamentos, sentimentos e desejos. Experiencio o curso objetivo como meu corpo. Em um nível mais profundo, contudo, os dois cursos se encontram em uma única fonte criativa. É a partir desta fonte que somos destinados à vida.
4. A bioquímica do corpo é um produto da consciência. Crenças, pensamentos e emoções criam as reações químicas que sustentam a vida de cada célula. Uma célula que envelhece é o produto final da consciência que se esqueceu de como permanecer jovem.
5. A percepção parece ser automática, mas na verdade é um fenômeno aprendido. O mundo onde você vive, inclusive a experiência do seu próprio corpo, é completamente ditado pelo modo como você aprendeu a percebê-lo. Se mudar a sua percepção, você mudará a experiência do seu corpo e do seu mundo.
6. Impulsos de inteligência criam o seu corpo em novas formas a cada segundo. Você se constitui na soma total desses impulsos, e, ao mudar seus padrões, você também mudará.
7. Embora cada pessoa pareça ser separada e independente, todos nós estamos ligados a padrões de inteli-

gência que governam todo o cosmos. Nossos corpos são parte de um corpo universal, nossas mentes são um aspecto de uma mente universal.
8. O tempo não existe enquanto valor absoluto, apenas a eternidade. O tempo é a eternidade quantificada, a perenidade fragmentada em pedaços (segundos, horas, dias, anos) por nós mesmos. O que chamamos de tempo linear é um reflexo de como percebemos as mudanças. Se pudéssemos perceber o imutável, o tempo conforme o conhecemos cessaria de existir. Podemos começar a aprender a metabolizar a não-mudança, a eternidade, o absoluto. Ao fazê-lo, estaremos prontos a criar a fisiologia da imortalidade.
9. Cada um de nós habita uma realidade que jaz além de todas as mudanças. Bem no fundo, desconhecido dos cinco sentidos, existe uma essência íntima do ser, um campo de não-mudança que cria a personalidade, o ego e o corpo. Este ser é a nossa essência — quem somos nós de verdade.
10. Não somos vítimas do envelhecimento, da doença e da morte. Essas coisas são parte do cenário e não daquele que vê, o qual é imune a qualquer forma de mudança. Este que vê é o espírito, a expressão do ser eterno.

Estas são suposições vastas, componentes de uma nova realidade, e no entanto todas são alicerçadas nas descobertas que a física quântica fez há quase cem anos. As sementes deste novo paradigma foram plantadas por Einstein, Bohr, Heisenberg e outros pioneiros da física quântica, que perceberam que o modo geralmente aceito de ver o mundo físico era falso. Embora as coisas "lá fora" pareçam ser reais, não há qualquer prova de sua realidade independente do observador. Não há duas pessoas que compartilhem exatamente o mesmo universo. Cada visão de mundo cria seu próprio mundo.

Quero convencê-lo de que você é muito mais do que seus limitados corpo, ego e personalidade. As regras de causa e efeito tais como você as aceita reduziram-no ao volume de um corpo e à duração de uma vida. Na realidade, o campo da vida humana é aberto e sem limites. Uma vez que você se identifique com essa realidade, a qual é consistente com a visão quântica do mundo, o processo de envelhecimento se modificará fundamentalmente.

ACABANDO COM A TIRANIA DOS SENTIDOS

Por que aceitamos uma coisa como real? Porque podemos vê-la e tocá-la. Todo mundo nutre um preconceito em favor de coisas que são confortadoramente tridimensionais e que nos são apresentadas como tais por nossos cinco sentidos. Visão, audição, tato, paladar e olfato servem para reforçar a mesma mensagem: as coisas são o que parecem. De acordo com esta realidade a Terra é plana, o chão sob os nossos pés é estacionário, o sol nasce no leste e se põe no oeste, tudo porque assim parece aos nossos sentidos. Enquanto os cinco sentidos foram aceitos sem questionamento, tais fatos permaneceram imutáveis.

Einstein percebeu que tempo e espaço são também produtos de nossos cinco sentidos; vemos e tocamos coisas que ocupam três dimensões, e experimentamos os fatos como acontecendo em ordem seqüencial. No entanto, Einstein e seus colegas foram capazes de remover a máscara das aparências. Eles reorganizaram tempo e espaço em uma nova geometria que não tinha princípio nem fim, nem margens nem solidez. Cada partícula sólida no universo passou a ser um feixe espectral de energia vibrando num imenso vazio.

O velho modelo de espaço-tempo foi esmigalhado, substituído por um campo fluido, intemporal, de transformação constante. Este campo quântico não é separado de nós — ele *é* nós. Onde a Natureza vai para criar estrelas, galáxias, quarks e léptons, você e eu vamos para criar-nos a nós mesmos. A grande vantagem desta nova visão de mundo é o fato de ser tão imensamente criativa — o corpo humano, como tudo mais no cosmos, está sendo refeito a cada segundo que passa. Embora os seus sentidos lhe digam que você habita um corpo sólido no tempo e no espaço, esta é tão-somente a camada mais superficial da realidade. Seu corpo é algo muito mais miraculoso — um organismo que flui com a força de milhões de anos de inteligência. Esta inteligência é dedicada a observar a mudança constante que tem lugar dentro de você. Cada célula é um terminal em miniatura conectado ao computador cósmico.

Por esta perspectiva dificilmente parece possível que os seres humanos envelheçam. Por mais fraco e desamparado que pareça um bebê recém-nascido é superiormente defendido contra a devastação causada pelo tempo. Se um bebê pudesse preservar seu estado de imunidade quase invulnerável, nós todos viveríamos pelo menos duzentos anos, de acordo com as estimativas dos fisiologistas. Se o bebê pudesse preservar suas artérias cintilantemente lisas, tão flexíveis quanto seda, o colesterol não encontraria ponto algum para se alojar e as doenças cardíacas seriam desconhecidas. Cada uma dos cinqüenta trilhões de células do recém-nascido é límpida como uma gota de chuva, sem um único traço de resíduos tóxicos; tais células não têm motivo para envelhecer, porque nada dentro delas começou a perturbar seu perfeito funcionamento. No entanto, as células do bebê não são novas — os átomos que há nelas estão circulando no cosmos há bilhões de anos. Mas o bebê foi feito novo por uma inteligência invisível voltada para a tarefa de modelar uma forma de vida única. O campo perene inventou um novo passo de dança, os ritmos pulsantes de um corpo recém-nascido.

Envelhecer é uma máscara para a perda desta inteligência. A física quântica nos diz que não há fim para a dança cósmica — o campo universal de energia e informação nunca cessa de se transformar, tornando-se novo a cada segundo. Nossos corpos obedecem ao mesmo impulso criativo. Um número estimado de 6 trilhões de reações têm lugar em cada célula a cada segundo. Se este fluxo de transformação um dia for interrompido, as células entram em desordem, o que é sinônimo de envelhecimento.

O pão velho azeda porque fica simplesmente ali, vítima

da umidade, dos fungos, da oxidação e de vários processos químicos destrutivos. Um paredão de calcário desmorona com o tempo porque é castigado pelo vento e pela chuva e porque não tem poder para se reconstruir. Nossos corpos também são submetidos ao mesmo processo de oxidação e são atacados por fungos e vários germes; e são expostos ao mesmo vento e à mesma chuva. Mas, ao contrário de um paredão de calcário ou de um pedaço de pão, nós somos capazes de nos renovar. Nossos ossos não se limitam a armazenar cálcio do jeito que o paredão de calcário faz — eles fazem o cálcio circular. Átomos novos de cálcio entram constantemente em nossos ossos e os deixam de novo para se tornarem parte do sangue, pele ou outras células de acordo com as necessidades do corpo.

A fim de permanecer vivo, o corpo deve viver nas asas da mudança. Neste exato momento você está exalando átomos de hidrogênio, oxigênio, carbono e nitrogênio que um instante antes estavam presos em uma matéria sólida; seu estômago, fígado, coração, pulmões e cérebro estão se desvanecendo no ar, sendo substituídos tão rápida e interminavelmente quanto vão se desgastando. A pele se substitui uma vez por mês, o revestimento do estômago a cada cinco dias, o fígado a cada seis semanas e o esqueleto de três em três meses. A olho nu, esses órgãos parecem os mesmos a cada momento em que são examinados, mas na verdade estão sempre em fluxo. Lá pelo final do ano, 98% dos átomos do seu corpo terão sido substituídos por outros.

Uma imensa proporção desta mudança interminável trabalha em seu benefício. Só uma enzima em milhões reage com um aminoácido menos que perfeitamente; é caso raríssimo quando um neurônio entre bilhões falha; num filamento de DNA cifrado com bilhões de informações genéticas, uma pode falhar, para reparar a si própria quando ocorrer o dano. Estes raros enganos são imperceptíveis, e seria o caso de se pensar que não são lá muito importantes. O corpo humano é como o grande ator shakespeariano capaz de representar Hamlet mil vezes e tropeçar exclusivamente em uma sílaba. Só que as rachaduras invisíveis na perfeição do corpo têm importância. A precisão de nossas células decai gradativamente. A renovação torna-se ligeiramente menos nova. Envelhecemos.

Começando aos 30 anos de idade e prosseguindo ao ritmo lentíssimo de 1% ao ano, o corpo humano normal começa a ter problemas: aparecem as rugas, a pele perde o tônus e o frescor, os músculos começam a ceder. Em vez de indicar três vezes mais músculos do que gordura, a proporção passa a ser igual, a visão e a audição são reduzidas, os ossos se afinam e se tornam quebradiços. A vitalidade e a resistência declinam progressivamente, tornando difícil a realização do mesmo trabalho que se costumava fazer. A pressão arterial sobe e muitos elementos bioquímicos afastam-se de seus níveis ótimos; a maior preocupação dos médicos é com o colesterol, que vai aumentando gradualmente com o passar dos anos, marcando o insidioso progresso das doenças do coração, o que mata mais gente que qualquer outra enfermidade. Em outras frentes, mutações celulares começam a sair do controle, criando tumores malignos que matam uma pessoa em cada três, principalmente após os 65 anos de idade.

Com o tempo, essas várias "mudanças provenientes da idade", como os gerontologistas as denominam, exercem poderosa influência. São elas os milhares de minúsculas ondas que trazem a maré da idade avançada. Mas a qualquer momento o envelhecimento responde por apenas 1% da mudança total que toma lugar no interior do corpo. Em outras palavras, 99% da energia e inteligência de que você é composto permanecem intocadas pelo processo do envelhecimento. Em termos do corpo enquanto processo, a eliminação deste 1% de disfunção terminaria com o envelhecimento. Mas como agir sobre este 1%? Para responder, temos que encontrar o botão do controle que manipula a inteligência interior do corpo.

A nova realidade que nos é trazida pela física quântica tornou possível pela primeira vez manipular a inteligência invisível que está por trás do mundo visível. Einstein nos ensinou que o corpo físico, como todos os objetos materiais, é uma ilusão, e tentar manipulá-lo pode ser como querer agarrar uma sombra sem encontrar sua substância. O mundo invisível é o mundo real, e quando estivermos dispostos a explorar os níveis invisíveis de nossos corpos, poderemos recorrer à imensa força criativa que jaz na nossa fonte. Permitam que eu me detenha nos dez princípios do novo paradigma à luz deste potencial oculto à espera sob a superfície da vida.

1. Não há mundo objetivo independente do observador

O mundo que você aceita como real parece ter qualidades definidas. Algumas coisas são grandes, outras pequenas; umas são duras, outras, moles. No entanto, nenhuma dessas qualidades significa qualquer coisa que não seja a sua percepção. Tome qualquer objeto, como, por exemplo, uma cadeira de dobrar. Para você ela não é muito grande, mas para uma formiga é imensa. Para você a cadeira é dura, mas um neutrino passaria direto através dela, porque para uma partícula subatômica os átomos da cadeira são separados por quilômetros. A cadeira parece estar fixa, mas se você observasse do espaço sideral a veria girando, juntamente com tudo mais na Terra, a mil milhas por hora. Da mesma forma, qualquer outra coisa que você possa descrever relacionada com a cadeira pode ser completamente alterada simplesmente com a mudança da sua percepção. Se a cadeira for vermelha, você pode fazer com que pareça preta vendo-a através de óculos verdes. Se a cadeira pesar cinco quilos você poderá fazer com que pese dois, colocando-a na lua, ou cem mil, pondo-a no campo gravitacional de uma estrela de grande densidade.

Por não existirem qualidades absolutas no mundo material, é inclusive falso dizer que há um mundo independente "lá fora". O mundo é um reflexo do mecanismo sensorial que o registra. O sistema nervoso humano apreende apenas a menor das frações, menos que uma parte de um bilhão, da energia total que vibra no ambiente. Outros sistemas nervosos, tais como o de um morcego ou de uma cobra, refletem um mundo diferente, coexistindo com o nosso. O morcego sente um mundo de ultra-som, a cobra, um mundo de luz infravermelho, ambos imperceptíveis a nós.

Tudo o que há realmente "lá fora" são dados informes, em estado natural, esperando para serem interpretados por você, o sujeito que vai captá-los. Você toma "uma sopa fluida e radicalmente ambígua de quantum", como os físicos a chamam, e usa seus sentidos para congelá-la e trazê-la para o mundo sólido tridimensional. O eminente neurologista britânico Sir John Eccles demole a percepção sensorial com uma afirmação espantosa, mas irrefutável: "Quero que você perceba que não há cor no mundo natural e não há som; nada deste tipo; nada de texturas, padrões, beleza, perfume..." Resumindo, nenhum dos fatos objetivos sobre os quais geralmente baseamos a nossa realidade é fundamentalmente válido.

Por mais perturbador que possa parecer, é incrivelmente libertador perceber que você pode mudar o seu mundo — inclusive o seu corpo — *simplesmente por mudar a sua percepção*. O modo como você vê a si mesmo está causando imensas mudanças no seu corpo neste exato momento. Para dar um exemplo: nos Estados Unidos e na Inglaterra, a aposentadoria compulsória aos 65 anos de idade funciona como uma data limite arbitrária para a utilidade social da pessoa. Até a véspera do dia em que faz 65 anos, ela contribui com seu trabalho e seu valor para a sociedade; no dia seguinte passa a ser um dos dependentes dessa sociedade. Sob o ponto de vista médico, os resultados desta mudança de percepção podem ser desastrosos. Nos primeiros anos após a aposentadoria as estatísticas de enfartes e câncer aumentam drasticamente, e a morte prematura abate homens que eram saudáveis até o dia em que se aposentaram. "A morte por aposentadoria precoce", como a síndrome é chamada, depende da percepção de que os dias úteis da pessoa terminaram; trata-se apenas de uma percepção, mas para quem a sustenta com firmeza é suficiente para criar doença e morte. Por comparação, em sociedades onde a idade avançada é aceita como parte do tecido social, os idosos permanecem extremamente vigorosos — desempenhando atividades que não aceitamos como normais entre os nossos velhos.

Se você examinar as células velhas, como, por exemplo, as que formam as chamadas manchas de senilidade na nossa pele, com a ajuda de um microscópio poderoso, o que se vê é um cenário tão devastado quanto uma praça de guerra. Traços fibrosos por aqui e por ali; depósitos de gordura e resíduos metabólicos não-descartados formam grumos repugnantes; pigmentos escuros, amarelados, chamados de lipofuscina, acumularam-se a ponto de ocupar, como uma espécie de lixo, de 10 a 30% do interior da célula.

Esta cena de devastação foi criada por processos subcelulares que saíram errados, mas se você examiná-la com lentes menos materialistas, verá que as células velhas são como mapas da experiência da pessoa. As coisas que fizeram você sofrer foram impressas aqui, juntamente com as que lhe trouxeram alegria. Situações de estresse esquecidas há muito tempo no nível consciente ainda transmitem sinais, como microchips enterrados, tornando-o ansioso, tenso, fatigado, apreensivo, ressentido, duvidoso, desapontado — reações estas que cruzam a barreira psicossomática para se tornarem parte de você. Os depósitos tóxicos que entopem as células velhas não aparecem uniformemente; algumas pessoas apresentam esse tipo de reação em quantidade muito maior do que outras, mesmo quando são ínfimas as diferenças genéticas entre elas. Quando você chegar aos 70 anos, as suas células terão uma aparência única, espelhando as experiências igualmente únicas que você processou e metabolizou no interior dos seus tecidos e órgãos.

Ser capaz de processar as vibrações caóticas da "sopa quântica" e transformá-las em pedaços de realidade ordenados e significativos é algo que abre enormes possibilidades criativas. Estas possibilidades, contudo, só existem quando você tem consciência delas. Enquanto você está lendo este livro, grande parte da sua consciência está engajada em criar seu corpo sem sua participação. O sistema nervoso chamado de autônomo ou involuntário destina-se a controlar funções das quais não temos consciência. Se você sai andando pela rua em transe, os centros involuntários do seu cérebro ainda assim estarão atentos ao mundo, continuando a preveni-lo do perigo, prontos para ativar a reação ao estresse de uma hora para outra.

Uma centena de fenômenos aos quais você não presta atenção — respirar, digerir, criar novas células, reparar as células velhas danificadas, purificar as toxinas, preservar o equilíbrio hormonal, converter a energia armazenada de gordura em açúcar no sangue, dilatar as pupilas, aumentar e diminuir a pressão arterial, manter constante a temperatura do corpo, conservar o equilíbrio enquanto você anda, enviar sangue em mais quantidade para os grupos de músculos ou órgãos que estiverem em maior atividade e sentir os movimentos e sons no meio ambiente — tudo isto segue sem cessar.

Estes processos automáticos desempenham um papel preponderante no envelhecimento, pois, à medida que ficamos mais velhos, nossa capacidade para coordenar essas funções vai declinando. Viver inconscientemente leva a numerosas deteriorações, enquanto que uma vida de participação consciente as impede. O simples fato de prestar atenção às funções corporais, em vez de deixá-las por conta do piloto automático, modificará o modo como envelhecemos. Toda função denominada involuntária, do batimento cardíaco à respiração ou à regulação dos hormônios, pode ser controlada conscientemente. A era do *biofeedback* (técnica de usar o *feedback* de uma reação corporal normalmente automática a um estímulo, a fim de se adquirir o controle voluntário dessa reação) e da meditação nos ensinou isso — pacientes cardíacos foram treinados em laboratórios psicossomáticos a reduzir sua pressão sangüínea ou a reduzir as secreções ácidas que criam úlceras, entre dezenas de outras coisas. Por que não usar esta capacidade no processo de envelhecimento? Por que não trocar os antigos padrões de percepção por novos? Há inúmeras técnicas, conforme veremos, para influenciar o sistema nervoso involuntário em nosso benefício.

2. Nossos corpos são compostos de energia e informação

Para transformar os padrões do passado você tem que saber de que eles são feitos. O seu corpo parece ser composto de matéria sólida que pode ser subdividida em moléculas e átomos, mas a física quântica nos diz que todo átomo é composto de mais de 99,9999% de espaço vazio, e as partículas subatômicas que se movem à velocidade da luz através deste espaço na verdade são feixes de vibrante energia. Estas vibrações, contudo, não são aleatórias e sem significado; elas carregam informações. Assim, um feixe de vibrações é codificado como um átomo de hidrogênio, outro como oxigênio; cada elemento é, na verdade, seu código próprio e único. Os códigos são abstratos, assim também como, em última análise, o nosso cosmos e tudo o que há nele. O exame da estrutura física do corpo até a sua origem termina quando as moléculas cedem a vez aos átomos, os átomos às partículas subatômicas e estas partículas por sua vez a manifestações de energia que se desenvolvem no vazio. Vazio este que é misteriosamente impresso com informações mesmo antes de qualquer informação ser impressa. Assim como milhares de palavras existem silenciosamente em sua memória antes de serem pronunciadas, o campo quântico contém todo o universo em forma ainda não dotada de expressão; tem sido assim desde o Big Bang, quando bilhões de galáxias foram comprimidas em um espaço milhões de vezes menor do que o ponto final desta frase. No entanto, mesmo antes deste ponto infinitesimal, a estrutura do universo existia em uma forma não-manifesta.

O que há de essencial no universo, inclusive o seu corpo, é não-matéria, só que não é não-matéria comum. É uma não-matéria que pensa. O vazio no interior de cada átomo pulsa com informações invisíveis. Os geneticistas localizam estas informações basicamente no interior do DNA (ácido desoxirribonucléico), mas isto é feito apenas por ser mais conveniente. A vida se desenvolve quando o DNA compartilha suas informações codificadas com seu gêmeo ativo, o RNA (ácido ribonucléico), que, por sua vez, dirige-se ao interior da célula e distribui partículas de informações para milhares de enzimas, as quais usam então suas informações específicas para fabricar proteínas. Em todos os pontos desta seqüência foram trocadas energia e informações — caso contrário teria sido impossível haver o surgimento da vida a partir de matéria inerte.

O corpo humano obtém sua energia básica através da queima de açúcar, que é transportado para as células em forma de glicose, ou açúcar do sangue. A estrutura química da glicose é intimamente semelhante à do açúcar de mesa comum, a sacarose. Só que se você queimar açúcar comum, não terá as estruturas sofisticadas e complexas de uma célula viva; terá apenas um punhado calcinado de cinzas e traços de águas e dióxido de carbono no ar.

O metabolismo é mais do que um processo de queima; é um ato inteligente. O mesmo açúcar que permanece inerte em um torrão sustenta a vida com sua energia porque as células do corpo o impregnam com novas informações. O açúcar pode contribuir com sua energia para o rim, o coração ou uma célula do cérebro, por exemplo. Cada uma delas contém uma forma absolutamente distinta de inteligência — as contrações rítmicas de uma célula cardíaca são completamente diferentes das descargas elétricas de uma célula cerebral ou das trocas de sódio de uma célula do fígado.

Por mais maravilhoso que seja esse tesouro de informações diversificadas, no fundo há uma única informação compartilhada por todo o corpo. É o seu fluir que mantém você vivo, e quando cessa de fluir, no momento da morte, todo o conhecimento armazenado no seu DNA passa a ser inútil. À medida que envelhecemos, esse fluxo de informações vai se comprometendo de diversas maneiras. A inteligência específica dos sistemas imunológico, nervoso e endocrinológico começa a ser prejudicada; e, como é do conhecimento dos fisiologistas, esses sistemas funcionam como os controles principais do corpo. Suas células imunológicas e suas glândulas endócrinas são equipadas com os mesmos receptores para sinais emitidos pelo cérebro que os seus neurônios; assim sendo, funcionam como uma extensão do cérebro. A senilidade não pode ser considerada então como simplesmente uma doença confinada à nossa massa cinzenta; quando a informação é perdida no sistema imunológico ou no endocrinológico, a senilidade de todo o corpo está se instalando.

Já que tudo isso acontece a um nível invisível, não manifesto, as perdas seguem despercebidas até atingirem um estágio muito adiantado, quando são expressas como um sintoma físico. Os cinco sentidos não podem ir fundo o bastante para experimentar os bilhões de trocas quânticas que criam o envelhecimento. O ritmo de mudança é ao mesmo tempo rápido e lento demais: rápido porque as reações químicas individuais se passam em menos que 1/10.000 do segundo, lento porque seu efeito cumulativo não aparece senão em alguns anos. Essas reações envolvem informações e energia em uma escala milhões de vezes menor que um único átomo.

A deterioração que vem com a idade seria inevitável se o corpo fosse exclusivamente matéria, já que todas as coisas materiais são vítimas em potencial da entropia, ou seja, da tendência dos sistemas ordenados de se tornarem desordenados. O exemplo clássico de entropia é o carro que enferruja abandonado num ferro-velho; a entropia degrada a máquina e a transforma em ferrugem esfarelenta. Não há chance de que o processo funcione em sentido inverso — que um monte de ferrugem volte a ser um carro novo. Mas a entropia não se aplica à inteligência — uma parte invisível de nós é imune às vicissitudes do tempo. A ciência moderna começa a descobrir as implicações destes fatos, mas há séculos que tradições espirituais nos dão conta da existência de mestres que preservaram a juventude de seus corpos até idade muito avançada.

A Índia, a China e o Japão, e, em número menor, o Ocidente cristão, viram nascer sábios que perceberam sua natureza essencial como um fluxo de inteligência. Preservando e nutrindo este fluxo ano após ano, esses sábios venceram a entropia a partir de um nível mais profundo da Natureza. Na Índia o fluxo da inteligência é chamado de *prana* (geralmente traduzido como "força vital"), que pode ser aumentado e diminuído ao sabor da vontade. Mexido aqui e ali e manipulado para manter o corpo em ordem e jovem. Como veremos adiante, a capacidade de contatar e usar o prana está dentro de todos nós. Um iogue movimenta o prana usando apenas o poder de concentração, pois, a um nível profundo, concentração e prana são a mesma coisa — a vida é consciência, e consciência é vida.

3. Mente e corpo são inseparáveis

A inteligência é muito mais flexível do que a máscara de matéria que a esconde. A inteligência pode se expressar como pensamentos ou como moléculas. Uma emoção básica como o medo pode ser descrita como um sentimento abstrato ou como uma molécula tangível do hormônio chamado adrenalina. Sem a sensação não há hormônio; sem o hormônio não há sensação. Do mesmo modo, não há dor sem os sinais nervosos que transmitem a dor; não há alívio da dor sem as endorfinas que se ajustam nos receptores da dor para bloquear esses sinais. A revolução que chamamos de medicina da mente e do corpo, ou seja, psicossomática, baseia-se nesta descoberta muito simples: onde quer que vá o pensamento, irá um elemento químico. Esta descoberta transformou-se numa ferramenta poderosa que nos permite compreender, por exemplo, por que viúvas recentes têm duas vezes mais chances de desenvolver câncer de mama e por que as pessoas que sofrem de depressão crônica têm quatro vezes mais probabilidades de adoecer. Em ambos os casos, os estados mentais angustiados são convertidos em elementos bioquímicos que criam as doenças.

Em minha prática médica, vejo dois pacientes cardíacos que sofrem de angina do peito, com a mesma pressão, a mesma dor de tirar o fôlego típica da doença cardíaca. Um paciente será capaz de correr, nadar e talvez até mesmo de escalar uma montanha, ignorando totalmente sua dor ou mesmo não sentindo nada, enquanto que o outro quase desmaia de dor quando se levanta de sua poltrona.

Meu primeiro instinto será procurar uma diferença física entre eles, mas posso encontrar ou não encontrar nada. Os cardiologistas esperam que a dor da angina apareça quando pelo menos uma das três artérias coronárias esteja 50% bloqueada. Este bloqueio tem quase sempre a forma de um ateroma, uma lesão da parede interna das artérias provocando a formação local de depósitos de colesterol, células mortas, coágulos de sangue e placas de gordura. O bloqueio de 50% não passa, contudo, de uma regra geral. Alguns pacientes de angina são incapacitados pela dor quando têm apenas uma única lesão pequena que mal obstrui o fluxo do sangue em uma artéria, enquanto outros pacientes sofrendo bloqueios múltiplos e maciços de até 85% já correram maratonas. (A angina não é sempre causada pelo bloqueio físico da artéria, eu deveria acrescentar. As artérias são forradas por uma camada de células musculares que podem contrair-se num espasmo e espremer o vaso sangüíneo fechado, mas esta é uma reação única altamente individual.)

Em termos psicossomáticos, meus dois pacientes estão expressando suas diferentes interpretações da dor. Cada paciente marca sua condição com uma perspectiva única, e a dor (ou qualquer outro sintoma) emerge em sua consciência apenas depois que interage com todas as influências passadas em ação no seu sistema psicossomático. Não há uma reação única para todas as pessoas ou para a mesma pessoa em duas oportunidades diferentes. Os sinais de dor são dados em estado bruto, que podem servir para muitos propósitos. O atletismo que exige grande esforço, como a corrida de longa distância, sujeita o atleta a uma dor que ele interpreta como sinal de realização ("sem dor, sem ganho"); mas a mesma dor, em outras circunstâncias, seria completamente indesejada. Os atletas especializados em maratonas admiram o treinador que os obriga a buscar seus limites, mas poderiam odiar o mesmo tratamento num campo de instrução de recrutas.

A medicina está começando a se utilizar da ligação mente-corpo para curar — e derrotar a dor é um bom exemplo. Recebendo um placebo, ou seja, uma droga inócua, 30% dos pacientes experimentarão o mesmo alívio para a dor como se tivessem tomado um verdadeiro analgésico. Mas o efeito psicossomático é muito mais holístico. O mesmo comprimido inócuo pode ser usado para eliminar a dor, para deter secreções gástricas em excesso em pacientes com úlceras, para diminuir a pressão arterial ou combater tumores. (Todos os efeitos secundários da quimioterapia, inclusive perda de cabelo e náusea, podem ser induzidos ao se administrar aos pacientes uma pílula de açúcar e lhes assegurando que se trata de uma poderosa droga anticâncer, e há casos em que injeções de solução salina estéril chegaram a reduzir estágios bem avançados de tumores malignos.)

Já que o mesmo comprimido inócuo pode levar a reações tão diferentes, devemos concluir que o corpo é capaz de produzir *qualquer* reação bioquímica, uma vez que tenha sido dada à mente a sugestão apropriada. O comprimido em si nada significa; o poder que ativa o placebo é tão-somente o poder da sugestão. Esta sugestão é então convertida na intenção do corpo de se curar. Assim sendo, por que não economizar o estágio gasto com a pílula de açúcar e ir diretamente à intenção? Se pudermos efetivamente acionar a intenção de não envelhecer, o corpo reagiria automaticamente.

Dispomos de evidências extremamente estimulantes para comprovar que existe tal possibilidade. Uma das mais temidas enfermidades da idade avançada é o mal de Parkinson, um distúrbio neurológico que produz movimentos musculares incontroláveis e uma drástica redução da velocidade dos movimentos corporais, como, por exemplo, o caminhar, que acaba por resultar num corpo tão rígido que o paciente não consegue se mover. O mal de Parkinson deve-se a uma inexplicável carência de um elemento químico do cérebro chamado dopamina, mas há também um mal de Parkinson simulado quando as células do cérebro produtoras de dopamina foram destruídas quimicamente por certas drogas. Imaginemos um paciente vitimado por este tipo de manifestação do mal de Parkinson em um estágio avançado da imobilização do movimento. Ao tentar caminhar, ele consegue apenas dar um ou dois passos antes de parar, duro como uma estátua.

No entanto, se você desenhar uma linha no chão e disser, "Passe por cima", a pessoa miraculosamente será capaz de caminhar por cima da linha. A despeito do fato de a produção de dopamina ser completamente involuntária e de seus estoques estarem aparentemente exauridos (o que é demonstrado pelo fato de o cérebro não ser capaz de sinalizar para os músculos das pernas o comando para que dêem outro passo), simplesmente por ter havido uma intenção de andar, o cérebro é despertado. A pessoa pode ficar imóvel de novo após alguns segundos, mas se você desenhar uma outra linha e novamente pedir que a ultrapasse, o seu cérebro reagirá. Por extensão, a enfermidade e a inatividade exibidas por muitos velhos muitas vezes não passam de letargia. Ao renovar sua intenção de viver vidas ativas, com objetivos a serem alcançados, muitas pessoas idosas podem melhorar drasticamente sua capacidade motora, agilidade e reações mentais.

A intenção é parceira ativa da atenção; é o modo através do qual convertemos processos automáticos em conscientes. Usando exercícios psicossomáticos simples, praticamente qualquer paciente pode aprender em poucas sessões a converter um coração disparado, um chiado de asma ou uma terrível ansiedade em uma reação mais normal. O que parece descontrolado pode ser trazido de volta ao controle da pessoa com a técnica apropriada. São enormes as implicações disto no processo de envelhecimento. Inserindo uma intenção nos seus processos mentais, como, por exemplo, "Quero melhorar em energia e vigor a cada dia", você pode começar a exercer controle sobre os centros cerebrais que determinam quanta energia será expressa nas suas atividades. O declínio do vigor na idade avançada é, em grande parte, o resultado da *expectativa* que a pessoa tem desse declínio; inadvertidamente ela implantou em si uma intenção de derrota na forma de uma forte crença, e a ligação mente-corpo automaticamente realiza essa intenção.

Nossas intenções passadas criam uma programação obsoleta que parece ter controle sobre nós. Na verdade, o poder da intenção pode ser despertado a qualquer momento. Muito antes de envelhecer, você pode prevenir tais perdas programando conscientemente a sua mente para permanecer jovem, usando o poder de sua intenção.

4. A bioquímica do corpo é um produto da consciência

Uma das maiores limitações do velho paradigma era a noção de que a consciência não desempenhava nenhum papel na explicação do que está acontecendo no seu corpo. A cura, no entanto, não pode ser compreendida a menos que as crenças da pessoa, suas expectativas, conceitos e auto-imagem sejam também compreendidos. Embora a imagem do corpo como uma máquina sem mente continue a dominar as principais correntes da medicina ocidental, há provas inquestionáveis apontando no sentido contrário. As estatísticas indicam que as taxas de mortalidade por câncer e enfermidades cardíacas são provavelmente mais altas entre pessoas com dificuldades psicológicas, e mais baixas entre pessoas que têm um forte sentido de objetivo e bem-estar.

Um dos estudos médicos mais publicados dos últimos anos foi realizado pelo psiquiatra de Stanford, David Spiegel, que se dispôs a provar que o estado mental dos pacientes não influenciava o fato de eles sobreviverem ou não ao câncer. Ele achava, como muitos outros médicos, que atribuir importância às crenças e atitudes do paciente faria mais mal do que bem, porque a idéia de ter causado câncer em si próprio criaria sensações de culpa e auto-recriminação. Spiegel reuniu 86 mulheres com câncer de mama em estágio avançado (a doença não reagia mais a tratamentos convencionais) e submeteu metade delas a sessões semanais de psicoterapia combinadas com lições de auto-hipnose. Por qualquer medida isto representa uma intervenção mínima — o que poderia uma mulher fazer em uma hora de terapia por semana, tempo este que tem que compartilhar com diversos outros pacientes, para combater uma enfermidade que inevitavelmente é fatal nos estágios avançados? A resposta parece óbvia.

No entanto, após acompanhar os objetos de sua pesquisa por dez anos, Spiegel ficou surpreso ao descobrir que o grupo que recebia terapia apresentava um índice de sobrevivência em média duas vezes maior do que o grupo que não recebia. A essa altura apenas três mulheres estavam vivas, todas pertencentes ao grupo da terapia. O estudo é surpreendente porque o pesquisador não esperava qualquer resultado desse tipo. Mas uma década de achados similares de outros pesquisadores veio reforçar a descoberta. Um estudo meticuloso datado de 1987 feito em Yale, relatado por M.R. Jensen, traz à luz a descoberta de que o câncer de mama progredia mais rapidamente entre mulheres com personalidades reprimidas, desesperançadas e incapazes de exprimir raiva, medo e outras emoções negativas. Descobertas similares foram divulgadas para artrite reumatóide, asma, enxaquecas e outros distúrbios.

Dominados pelo velho paradigma, os médicos mostraram

seu preconceito contra tais resultados. Como Larry Dossey observa em seu perspicaz trabalho intitulado *Medicine and Meaning:* "A mensagem dominante, proclamada incessantemente nas páginas de editoriais das revistas médicas e nos púlpitos das escolas de medicina, é que 'a biologia básica da doença' é esmagadoramente importante e que sentimentos, emoções e atitudes simplesmente servem como acompanhantes." O que o novo paradigma nos ensina é que as emoções não são eventos fugidios isolados no espaço mental; elas são expressões da consciência, a matéria fundamental da vida. Em todas as tradições religiosas, o sopro de vida é o *espírito.* Animar ou desanimar alguém é algo fundamental que o corpo tem que refletir.

A consciência faz uma imensa diferença no processo de envelhecimento, pois embora todas as espécies superiores envelheçam, só os seres humanos são capazes de saber o que está lhes acontecendo, e traduzem o que sabem no próprio envelhecimento. O desespero por envelhecer faz com que você envelheça mais depressa, enquanto que aceitar o envelhecimento graciosamente evita muitos sofrimentos, tanto físicos quanto mentais. A velha máxima que diz "Você é tão velho quanto pensa que é" tem implicações profundas. O que é um pensamento? É um impulso de energia e informação, como tudo mais na Natureza. Os pacotes de informação e energia que rotulamos como árvores, estrelas, montanhas e oceanos poderiam ser chamados também de pensamentos da Natureza, mas sob um aspecto importante os nossos pensamentos são diferentes. A Natureza fica, de certa forma, imobilizada com seus pensamentos uma vez que o seu padrão foi fixado; as estrelas e as árvores seguem um ciclo de crescimento que passa automaticamente pelos estágios do nascimento, desenvolvimento, decadência e dissolução.

Nós, contudo, não estamos presos dentro do nosso ciclo vital; tendo consciência do que se passa, participamos de cada reação que tem lugar dentro de nós. Os problemas surgem quando não assumimos a responsabilidade pelo que estamos fazendo. Em seu livro *The Holographic Universe,* Michael Talbot traça uma brilhante comparação com o rei Midas: já que tudo em que tocava se transformava em ouro, Midas não podia saber a real textura de nada. Água, trigo, carne ou penas, tudo se transformava no mesmo metal duro no instante em que eram tocados por Midas. De maneira análoga, porque nossa consciência transforma o campo quântico em realidade material comum, nós não somos capazes de conhecer a verdadeira textura da realidade quântica em si, seja através dos nossos cinco sentidos ou por pensar nela, pois um pensamento também transforma o campo — pega as infinitas possibilidades do vazio e modela um evento espaço-tempo específico.

O que você chama de seu corpo é também um evento espaço-tempo específico, e por experimentar sua materialidade, você perde o toque de Midas que converte o ouro potencial abstrato em uma coisa sólida. A menos que você se torne *consciente da consciência,* não será capaz de surpreender-se no ato da transformação.

5. A percepção é um fenômeno aprendido

O poder da consciência não faria diferença em nossas vidas se a Natureza tivesse proporcionado a todos idênticas reações à experiência. Claro que não é assim; não há duas pessoas que compartilhem a mesma percepção de nada. O rosto do seu bem-amado pode ser o rosto do meu pior inimigo, o prato pelo qual você anseia talvez cause náuseas em mim. As reações pessoais são aprendidas, e é daí que se originam as diferenças. Aprender é uma maneira muito ativa de usar a mente e que leva a mudanças igualmente ativas no corpo. Percepções de amor, ódio, deleite e náusea estimulam o corpo em direções extremamente diferentes. Para resumir, nossos corpos são o resultado físico de todas as interpretações que aprendemos a fazer desde que nascemos.

Alguns pacientes de transplante relatam uma experiência excepcional após a recepção de um rim, fígado ou coração doados. Sem saber quem foi o doador do órgão, começam a participar de suas lembranças. Associações que pertenciam a outra pessoa começam a ser liberadas quando os tecidos daquela pessoa são colocados dentro de um estranho. Em um caso, uma mulher acordou após um transplante de coração ansiando por beber cerveja e comer Chicken McNuggets; ela ficou muito espantada, porque jamais quisera nem uma coisa nem outra. Depois que começou a ter sonhos misteriosos nos quais um jovem chamado Timmy a procurava, ela veio a descobrir quem era o doador do seu coração, do qual só sabia que fora vítima de um acidente fatal de trânsito; quando entrou em contato com a família dele, descobriu que se tratava de um rapaz chamado Timmy. A mulher ficou atônita ao descobrir que ele gostava muito de beber cerveja e fora atropelado quando voltava para casa vindo de um McDonald's.

Em vez de procurar uma explicação no sobrenatural para tais fenômenos, pode-se vê-los como uma confirmação de que nossos corpos são feitos de experiências transformadas em expressão física. Tendo em vista que a experiência é algo que incorporamos (literalmente, "fazer entrar num corpo"), nossas células foram instiladas com nossas lembranças; assim, receber as células de uma outra pessoa é receber, ao mesmo tempo, as suas lembranças.

As suas células estão constantemente processando as experiências e metabolizando-as de acordo com os seus pontos de vista pessoais. Não se pode simplesmente captar dados brutos e carimbá-los com um julgamento. Você *se transforma* na interpretação quando a internaliza. Quem está deprimido por causa da perda do emprego projeta tristeza por toda parte no corpo — a produção de neurotransmissores por parte do cérebro reduz-se, o nível dos hormônios baixa, o ciclo do sono é interrompido, os receptores neuropeptídicos na superfície externa das células da pele tornam-se distorcidos, as plaquetas sangüíneas ficam mais viscosas e mais propensas a formar grumos e até mesmo suas lágrimas contêm traços químicos diferentes das lágrimas de alegria.

Todo este perfil bioquímico será drasticamente alterado quando a pessoa encontrar um novo emprego, e se for um emprego mais satisfatório, a produção de neurotransmissores, hormônios, receptores e todos os outros elementos bioquímicos vitais, até o próprio DNA, começará a refletir esta súbita mudança para melhor. Embora consideremos que o DNA é um depósito fechado de informações genéticas, seu gêmeo ativo, o RNA, responde pela existência do dia-a-dia. Estudantes de medicina em época de exames mostram uma produção menor de interleucina 2, um elemento químico crítico na reação do sistema imunológico que combate o câncer. A produção de interleucina 2 é controlada pelo mensageiro RNA, o que significa que a ansiedade do estudante frente aos exames está se dirigindo diretamente a seus genes.

Este ponto reforça a grande necessidade de usar nossa consciência para criar os corpos que realmente desejamos. A ansiedade por causa de um exame acaba passando, assim como a depressão por causa de um emprego perdido; o processo de envelhecimento, contudo, tem que ser combatido a cada dia. Sua interpretação de como você está envelhecendo é importantíssima para o que vai acontecer nas próximas quatro, cinco ou seis décadas. Em termos neurológicos, um sinal cerebral é apenas um conjunto de flutuações de energia. Se você estiver em coma, esses sinais não têm significado; quando você está alerta e consciente, os mesmos sinais abrem-se para infinitas interpretações criativas. Shakespeare não estava sendo metafórico quando escreveu a fala de Próspero que diz: "Nós somos feitos da mesma matéria dos sonhos." O corpo é como um sonho manifesto, uma projeção em três dimensões de sinais cerebrais quando estes se transformam em um estado que chamamos de "real".

O envelhecimento não passa de um conjunto de transformações mal dirigidas, processos que deveriam permanecer estáveis, equilibrados e auto-renovadores, mas que se desviam do curso adequado. Isto aparece como uma mudança física, e no entanto o que realmente aconteceu foi que sua consciência — a da sua mente ou a de suas células, não importa — desviou-se primeiro. Ao tornar-se consciente do desvio ocorrido, você pode trazer a bioquímica do seu corpo para a trilha certa novamente. Não há bioquímica fora da consciência; cada célula do seu corpo é totalmente consciente de como você pensa e de como se sente a seu próprio respeito. Uma vez aceito este fato, toda a ilusão acerca de ser vitimado por um corpo irracional e que se degenera de forma aleatória desaba.

6. Impulsos de inteligência criam constantemente o corpo em novas formas a cada segundo

Criar o corpo em novas formas é necessário a fim de fazer frente às exigências da vida, sempre a mudar. A visão da realidade de uma criança, por exemplo, contém muita coisa que não é familiar, e até que a criança aprenda mais a respeito do mundo, seu corpo se expressa através de comportamentos não-treinados e descoordenados. Aos três meses o bebê não é capaz de distinguir entre uma escada e o desenho de uma escada. Sua mente não sabe reconhecer o que é uma ilusão de ótica. Aos seis meses a sua realidade já se modificou; os bebês já reconhecem ilusões de ótica com esta idade e, usando este conhecimento, seus corpos são capazes de transpor espaços tridimensionais (espelhos não parecem ser buracos nas paredes, escadas de verdade podem ser galgadas, mas não suas representações, o que é redondo é diferente do que é chato etc.) Esta mudança de percepção não é simplesmente um processo mental; todo um modo novo de usar os olhos e as mãos foi adquirido, e as dimensões físicas dos vários centros cerebrais para o reconhecimento de formas e a coordenação motora são afetadas.

Desde que novas percepções continuem a entrar em seu cérebro, o seu corpo pode reagir de novas maneiras. E não há segredo de juventude mais poderoso. Como diz um paciente meu de 80 anos, sucintamente: "As pessoas não envelhecem. Quando param de crescer é que ficam velhas." Novos conhecimentos, novas habilidades, novos modos de ver o mundo mantêm a mente e o corpo crescendo e, enquanto isto acontece, expressa-se a tendência natural de ser novo a cada segundo.

No mundo quântico a mudança é inevitável, o envelhecimento não. A idade cronológica dos nossos corpos físicos é irrelevante. A pessoa de 50 anos com a aparência de mais jovem possivelmente tem moléculas com a mesma idade da pessoa de 50 anos que exibe uma aparência de mais velha. Em ambos os casos a idade cronológica do corpo pode ser expressa como sendo de 5 bilhões de anos (a idade dos vários átomos), ou 1 ano (o tempo que esses átomos levam para serem substituídos em nossos tecidos), ou 3 segundos (tempo necessário para uma célula produzir suas enzimas para processar alimento, ar e água).

A verdade é tão-somente que você tem a idade da informação que gira através de seu corpo, e é uma sorte que seja assim. Pode-se controlar o conteúdo informativo do campo quântico. Embora haja uma certa quantidade de informações fixas nos átomos de alimento, ar e água que constituem cada célula, o poder de transformar essa informação é sujeito ao nosso arbítrio. Se há algo que você pode ter com toda a liberdade e clareza neste mundo é a sua interpretação dele. Há casos clínicos extraordinários de crianças, por exemplo, que se sentiram tão desamadas que pararam de crescer. Esta síndrome, chamada de nanismo psicossocial, ocorre em crianças que sofreram duras agressões, as quais convertem sua falta de amor e afeto na suspensão da produção do hormônio do crescimento, contrariando o fato de que o hormônio do crescimento deve ser liberado dentro de uma preprogramação impressa no DNA de cada criança. Nestes casos, o poder da interpretação impõe-se sobre a programação genética, gerando uma mudança nos campos de informação do corpo.

As interpretações surgem da auto-interação de cada um. Experimenta-se isto como um diálogo interno. Pensamentos, julgamentos e sentimentos giram sem cessar pela cabeça de cada um. "Eu gosto disso, não gosto daquilo, tenho medo de A, não tenho medo de B" etc. O diálogo interno não é uma barulheira mental aleatória; é gerado em um nível profundo pelas suas crenças e suposições. Uma crença essencial é definida como algo que você presume que seja verdadeiro acerca da realidade, e enquanto ela for mantida, conservará os campos de informação do corpo restritos a certos parâmetros — você perceberá algo como agradável ou não, aflitivo ou prazeroso, de acordo com o modo como se ajusta a suas expectativas.

Quando a interpretação de alguém muda, tem lugar também uma mudança em sua realidade. No caso de crianças sofrendo de nanismo psicossocial, colocá-las em um ambiente amoroso é comprovadamente mais efetivo do que administrar o hormônio do crescimento (a crença de não serem desejadas pode ser tão forte que seus corpos não crescerão nem mesmo se os hormônios lhes forem administrados). No entanto, se pais adotivos amorosos forem capazes de transformar a crença essencial das crianças acerca de não serem amadas, estas poderão reagir com descargas de hormônio do crescimento naturalmente produzido, o que às vezes as conduz de volta à sua altura, peso e desenvolvimento normais. Quando elas se vêem diferentemente, sua realidade pessoal é alterada em nível fisiológico. Esta é uma metáfora poderosa para ilustrar como o nosso medo de envelhecer e nossa crença profunda de que fomos feitos para envelhecer transformam-se no próprio envelhecimento, uma profecia que se realiza por ter sido formulada e que foi gerada por uma auto-imagem destruidora.

Para fugir desta prisão, precisamos reverter as crenças sustentadas pelo medo. Em lugar de acreditar que o seu corpo degenera com o tempo, alimentar a crença de que ele é um corpo novo a cada minuto. Em vez de crer que seu corpo é uma máquina sem mente, alimentar a crença de que ele está impregnado com a profunda inteligência da vida, cujo único propósito é sustentar você. Estas novas crenças não são apenas mais agradáveis de se conviver; elas são verdadeiras — nós experimentamos a alegria da vida através de nossos corpos, portanto é apenas natural acreditar que nossos corpos não estejam voltados contra nós e sim que desejam o que nós desejamos.

7. *A despeito de parecermos indivíduos distintos, nós todos somos ligados aos padrões de inteligência que governam o cosmos*

Você e seu ambiente são um só. Olhando para si próprio, você percebe que seu corpo termina em um certo ponto; ele é separado da parede do seu quarto ou de uma árvore ao ar livre pelo espaço vazio. Em termos quânticos, contudo, a distinção entre "sólido" e "vazio" é insignificante. Cada centímetro cúbico do espaço quântico é pleno de uma quantidade de energia quase infinita, e a menor das vibrações é parte dos vastos campos de vibração que unem galáxias inteiras: com cada inspiração você respira centenas de milhões de átomos de ar que foram exalados por alguém na China. Todo o oxigênio, água e luz do sol em torno de você são praticamente indistinguíveis daquilo que está no seu interior.

Se quiser, você poderá experimentar sentir-se em um estado de unidade com tudo aquilo com que entra em contato. Em estado de vigília normal, é possível encostar um dedo numa rosa e senti-la como sólida, mas, em verdade, um feixe de energia e informação — seu dedo — está entrando em contato com outro feixe de energia e informação — a rosa. Seu dedo e a coisa em que ele toca são apenas afloramentos mínimos do campo infinito a que chamamos de universo. Esta verdade inspirou os antigos sábios da Índia a declarar:

Assim como é o microcosmo, é o macrocosmo.
Assim como é o átomo, é o universo.
Assim como é o corpo humano, é o corpo cósmico.
Assim como é a mente humana, é a mente cósmica.

Não se trata apenas de ensinamentos místicos e sim de experiências reais daqueles que puderam isolar sua consciência de um estado de separação passando a identificá-la com a unidade de tudo. Na consciência da unidade, pessoas, coisas e eventos "lá fora", tudo se torna parte do seu corpo; na verdade, você é apenas um espelho dos relacionamentos centrados sobre estas influências. O famoso naturalista John Muir declarou: "Sempre que tentamos pegar qualquer coisa isoladamente, descobrimos que ela está ligada a tudo mais no universo." Isto não deveria ser uma experiência rara, mas sim o primeiro bloco do alicerce de tudo o que sabemos.

A possibilidade de experimentar a unidade tem inúmeras implicações no processo de envelhecimento, porque quando há uma interação harmoniosa entre você e seu corpo expandido, você se sente alegre, saudável e jovem. "O medo nasce da separação", afirma o velho provérbio indiano; esta afirmação reflete bem o motivo pelo qual envelhecemos. Vendo-nos como entidades separadas, criamos o caos e a desordem entre nós e as coisas "lá fora". Guerreamos com outras pessoas e destruímos o meio ambiente. A morte, o último estágio da separação, avulta como o temível desconhecido; a própria perspectiva de mudança, que é parte da vida, cria um temor indizível porque significa perda.

O medo inevitavelmente traz a violência em sua esteira. Estando separados das outras pessoas, coisas e eventos, queremos forçá-los a ser o que queremos que sejam. Em harmonia não há violência. Em vez de tentarmos futilmente controlar o incontrolável, uma pessoa em unidade aprende a aceitação, não porque tenha de fazê-lo, mas porque há realmente paz e ordem em si própria e no seu corpo expandido. O sábio contemporâneo J. Krishnamurti chegou aos 90 anos com um espírito maravilhosamente alerta, sabedoria e sua vitalidade integral. Lembro-me de tê-lo visto subindo os degraus de um púlpito aos 85 anos, e fiquei muito emocionado quando uma mulher, que o conhecia há muitos anos, me disse: "Uma coisa aprendi a respeito dele — é um homem completamente sem violência."

A visão quântica do mundo não é uma visão espiritual em suas equações e postulados, mas Einstein e seus colegas uniram-se numa reverência mística por suas descobertas. Niels Bohr comparou o aspecto ondular da matéria à mente cósmica; Erwin Schrödinger terminou seus dias acreditando que o universo fosse uma mente viva (ecoando Isaac Newton, que sustentava que a gravidade e todas as outras forças eram pensamentos na mente de Deus). A verdade é que ao sondar o próprio espírito o ser humano sempre atinge os limites do espírito num sentido mais amplo. Ao colocar este encontro em termos objetivos, o novo paradigma na realidade nos permite atravessar a fronteira que dividia mente, corpo e espírito.

A transformação do estado de separação para a unidade, do conflito para a paz, é o objetivo de todas as tradições espirituais. "Não vivemos no mesmo mundo objetivo?" perguntou uma vez um discípulo ao seu guru. "Sim", respondeu o mestre, "mas você se vê no mundo e eu vejo o mundo em mim. Esta mudança quase imperceptível de enfoque faz toda a diferença entre liberdade e servidão."

Todos nós estamos submetidos à desordem que criamos

por nos ver como separados e isolados. O exemplo perfeito é a personalidade do Tipo A, com seu comportamento frustrado e impulsivo, sua constante sensação de estar sendo pressionado por datas limites. Incapaz de relaxar e de se entregar a qualquer tipo de aceitação ou fluxo, uma tal pessoa alimenta suas mágoas como raiva; este turbilhão reprimido se projeta no meio ambiente como hostilidade, impaciência, culpa e pânico inconsciente. Sempre tentando controlar os outros, este tipo de pessoa reage às mínimas tensões com críticas ásperas tanto a si próprio quanto aos outros. No ato de criar tanto caos, a pessoa Tipo A, particularmente no mundo dos negócios, é levada a pensar, iludida, que está competindo com sucesso. Na verdade, o nível de trabalho eficiente é muito baixo e, à medida que as frustrações aumentam, as informações que a pessoa com personalidade do Tipo A recebe do seu corpo expandido criam mais devastação dentro do corpo físico. O nível de colesterol e a pressão arterial sobem; o coração fica sujeito a um desnecessário estímulo estressante, aumentando seriamente o risco de um ataque fatal ou de um infarto.

O Tipo A é um exemplo extremo do mal criado quando não sabemos interagir harmoniosamente com o nosso corpo expandido. Como veremos, o estresse percebido no meio ambiente é diretamente relacionado com a maioria das mudanças causadas pela idade que ocorrem em todos os seres humanos. O que nos envelhece não é tanto o estresse e sim a *percepção* do estresse. Quem não vir o mundo "lá fora" como uma ameaça pode coexistir com o ambiente, livre do dano causado pela reação do estresse. De muitos modos, a coisa mais importante que você pode fazer para experimentar o mundo sem envelhecer é alimentar a convicção de que o mundo é você.

8. O tempo não é absoluto. A realidade subjacente a todas as coisas é eterna, e o que chamamos de tempo é, na verdade, a eternidade quantificada

Embora nossos corpos e todo mundo físico estejam em mudança constante, a realidade é maior do que o processo. O universo nasceu e está evoluindo. Quando nasceu, entraram em ação o tempo e o espaço. Antes do momento em que se deu o Big Bang, tempo e espaço não existiam tal como os conhecemos hoje. No entanto, a mente racional acha quase impossível fazer perguntas como "O que havia antes do tempo?" e "O que é maior do que o espaço?" Até mesmo Einstein, quando era um jovem físico elaborando os princípios quânticos pela primeira vez, aferrava-se à antiga noção abraçada por Newton, de que o universo existe em estado estacionário — o tempo e o espaço são constantes eternas, jamais nascendo ou morrendo.

Essa versão estacionária da realidade ainda é a que os nossos cinco sentidos nos relatam. Não se pode ver ou sentir o tempo quando ele acelera ou atrasa, muito embora Einstein tenha provado que isto aconteça; não se pode sentir o espaço quando ele expande ou se contrai, e no entanto isto também é parte de um universo rítmico. Ir além, imaginar as regiões sem dimensões onde nascem tempo e espaço, requer uma modificação radical na percepção. Modificação esta que nos é imposta porque o universo tinha que ter alguma fonte sem limite de tempo — e o mesmo se aplica a nós.

Você percebe a si próprio existindo na dimensão tempo porque o seu corpo é composto de mudanças e para mudar é preciso ter um fluxo ou uma seqüência. Numa seqüência há um antes e um depois — antes desta respiração houve uma última respiração, após esta batida do coração haverá a próxima batida. Mas, teoricamente, tendo-se o tempo e o equipamento, seria possível fazer um eletrocardiograma de todos os batimentos cardíacos de uma vida, e com a sua representação gráfica nas mãos, o passado, o presente e o futuro estariam contidos em um único lugar. Seria possível examiná-la de cabeça para baixo ou de trás para frente; seria possível dobrar o papel ao meio de modo que o último batimento e o primeiro ficassem juntos um do outro.

Este tipo de manipulação é o que a física quântica revela acerca dos eventos espaço-tempo mais básicos da Natureza. Quando trocam estados de energia, duas partículas podem se mover para trás no tempo tão facilmente quanto para a frente; coisas que aconteceram no passado podem ser alteradas por eventos de energia no futuro. O conceito de tempo como uma flecha disparada inexoravelmente para a frente estilhaçou-se na geometria complexa do espaço quântico, onde cordas e arcos multidimensionais conduzem o tempo em todas as direções e fazem inclusive com que pare.

O único absoluto que nos resta é a ausência do tempo, pois agora percebemos que todo o nosso universo não passa de um incidente que se projeta para fora de uma realidade maior. O que sentimos como segundos, minutos, horas, dias e anos são fragmentos de uma realidade maior. Depende de você, o ser que percebe, fragmentar o eterno como quiser; é a sua consciência que cria o tempo que você experimenta. Quem sente o tempo como um bem escasso constantemente a fugir cria uma realidade pessoal completamente diferente de quem entende que dispõe de todo o tempo do mundo. Você sente a pressão do tempo a cada dia? Você sofre dos sintomas ofegantes e cheios de pânico da "doença do tempo", que o corpo traduz em batimentos irregulares ou rápidos demais do coração, ritmos digestivos distorcidos, insônia e pressão arterial alta? Estas diferenças individuais expressam como percebemos as mudanças, pois a percepção das mudanças cria nossa experiência de tempo.

Quando a sua atenção está voltada para o passado ou para o futuro, você se encontra no campo do tempo, criando o envelhecimento. Um mestre indiano que tinha uma aparência notavelmente jovem para sua idade a explicava dizendo o seguinte: "A maior parte das pessoas vive suas vidas ou no passado ou no futuro, mas minha vida está supremamente concentrada no presente." Quando uma vida concentra-se no presente ela é mais real, porque o passado e o futuro não se chocam com ela. Neste exato momento, onde estão o passado e o futuro? Em lugar nenhum. Somente o momento presente existe; passado e futuro são projeções mentais. Se você puder se libertar dessas projeções, tentando nem reviver o passado nem controlar o futuro, abre-se o espaço para uma experiência completamente nova — a experiência do corpo sem idade e da mente sem fronteiras.

Ser capaz de identificar-se com uma realidade que não é limitada pelo tempo é extremamente importante; de outro modo não há como escapar da decadência que o tempo traz, inevitavelmente. Pode-se vislumbrar a inexistência do tempo com um exercício psicossomático muito simples: escolha uma hora do dia em que você se sinta relaxado e livre de pressões. Sente-se tranqüilamente numa poltrona bem confortável e tire o seu relógio, colocando-o perto de modo que possa consultá-lo facilmente, sem ter que se levantar ou mover muito a cabeça. Em seguida feche os olhos e tome consciência de sua respiração. Concentre-se no fluxo da respiração que entra e sai do seu corpo. Imagine todo o seu corpo subindo e caindo com o fluir de cada respiração. Após um minuto ou dois, você terá consciência do calor e do relaxamento impregnando os seus músculos.

Quando você se sentir bem acomodado e tranqüilo por dentro, abra devagar os olhos e dê uma espiada no ponteiro dos segundos do relógio. O que ele está fazendo? Dependendo de quão relaxado você esteja, o ponteiro dos segundos vai se comportar de maneiras diferentes. Para algumas pessoas ele terá parado inteiramente, e este efeito se prolongará qualquer coisa entre um e três segundos. Para outras pessoas, o ponteiro hesitará por meio segundo e aí então voltará ao seu funcionamento normal. Outras pessoas ainda perceberão o ponteiro se movendo, mas a um ritmo mais lento do que o usual. A menos que você já tenha tentado esta pequena experiência, ela parecerá muito pouco provável, mas depois que tiver vivido a experiência de ver um relógio parar, você nunca mais duvidará que o tempo é um produto da percepção. O único tempo que existe é o tempo de que se tem consciência.

Você pode aprender a levar sua consciência para a região onde o tempo não existe sempre que quiser — e a meditação é a técnica clássica para dominar essa experiência. Na meditação a mente ativa recua para a sua fonte; assim como este universo em mudança teve que ter uma fonte não sujeita a mudanças, a mente, com toda a sua atividade incansável, manifesta-se a partir de um estado de consciência que transcende o pensamento, as sensações, as emoções, o desejo e a memória.

Esta é uma experiência pessoal profunda. No estado de consciência transcendental onde o tempo não existe, você tem a sensação de plenitude. Em lugar de mudança, perda ou decadência, o que há é constância e plenitude. Você sente que o infinito está em toda parte. Quando esta experiência se transforma em realidade, os temores associados à mudança desaparecem; a fragmentação da eternidade em segundos, horas, dias e anos torna-se secundária, e a perfeição de cada momento passa a ser essencial.

Agora que a meditação passou a fazer parte da experiência cultural predominante do Ocidente, pesquisadores aplicaram avaliações científicas à experiência subjetiva do silêncio, da plenitude e da eternidade. Descobriram que o estado fisiológico dos indivíduos que praticam a meditação sofre mudanças no sentido de um funcionamento mais eficiente. Centenas de descobertas individuais mostram respiração com ritmo reduzido, menor consumo de oxigênio e taxa metabólica diminuída. Em termos de envelhecimento, a conclusão mais significativa é de que o desequilíbrio hormonal associado ao estresse — e que se sabe acelerar o processo de envelhecimento — é revertido. Isto, por sua vez, reduz o ritmo ou mesmo reverte o processo de envelhecimento, como se pode medir por várias mudanças biológicas associadas ao envelhecimento. Da minha experiência com estudos de pessoas que praticam a meditação transcendental, verifiquei que quem pratica meditação há muito tempo pode ter uma idade biológica de 5 a 12 anos menor do que sua idade cronológica.

O aspecto mais fascinante desta pesquisa, que levou mais de duas décadas, é que o processo biológico do envelhecimento em si não tem que ser manipulado; os resultados desejados podem ser atingidos apenas através da consciência. Em outras palavras, a meditação altera o sistema de coordenadas que dá à pessoa sua experiência de tempo. No nível quântico, os eventos físicos no espaço-tempo como a pulsação e os níveis de hormônio podem ser afetados simplesmente por se levar a mente a uma realidade onde o tempo não desempenhe um papel tão preponderante. O novo paradigma está nos demonstrando que tem muitos níveis e todos nos são disponíveis em nossa consciência.

9. Todo mundo habita uma realidade de não-mudança que jaz além de todas as mudanças. A experiência desta realidade submete as mudanças ao nosso controle

No momento, a única fisiologia que você pode manter é aquela que se baseia no tempo. No entanto, o fato de o tempo ser vinculado à consciência implica que se pode manter um estilo de funcionamento inteiramente diferente — a fisiologia da imortalidade — que corresponderia à experiência da não-mudança. A não-mudança não pode ser produto da mudança. Requer a transformação da nossa consciência vinculada ao tempo em uma consciência sem limites de tempo. Há muitas gradações para esta mudança. Por exemplo, se você estiver sob extrema pressão no trabalho, a reação do seu organismo a essa pressão não será automática; algumas pessoas se agigantam sob a pressão do tempo, usando-a para alimentar sua criatividade e energia, enquanto outras são derrotadas por ela, perdendo o incentivo e sentindo um fardo que não lhes trará satisfação, se compararmos com o estresse que cria.

A pessoa que reage com criatividade aprendeu a não se identificar com a pressão do tempo; transcendeu-a pelo menos parcialmente, ao contrário da pessoa que sente constrição e estresse. Para esta, a identificação com o tempo tornou-se esmagadora — ela não pode escapar do tique-taque do seu relógio interno, e o corpo não pode senão refletir seu estado de espírito. De várias maneiras sutis, as células se ajustam constantemente à nossa percepção do tempo; um biólogo diria que arrastamos, ou seqüenciamos uma série de processos envolvendo milhões de eventos relacionados com a mente-corpo. É importantíssimo saber que se pode atingir um estado em que os processos vinculados ao tempo podem ser realinhados. Uma analogia simples demonstra isto: olhe para o seu corpo físico como uma espécie de cópia impressa dos sinais que estão sendo mandados para a frente e para trás entre o seu cérebro e cada célula. O sistema nervoso, que determina o tipo de mensagens sendo enviadas, funciona como o software do corpo; as miríades de diferentes hormônios, neurotransmissores e outras moléculas mensageiras são o *input* que é processado nesse software. Tudo isto constitui a programação visível do seu corpo. Mas onde está o programador? Não é visível, mas tem que existir. Milhares de decisões são tomadas no sistema mente-corpo a cada segundo, escolhas incontáveis que capacitam sua fisiologia a se adaptar às demandas da vida.

Se vejo uma cobra em uma trilha na Índia e pulo para trás de medo, o aparato visível controlando este evento pode ser visto nas reações musculares que exibo, as quais são disparadas por sinais químicos oriundos do meu sistema nervoso. Minha pulsação acelerada e respiração ofegante são outros sinais visíveis de que o hormônio denominado adrenalina entrou na corrente sangüínea, secretado pela glândula supra-renal em resposta a um elemento químico específico do cérebro (ACTH) produzido pela pituitária. Se um bioquímico pudesse seguir a pista de cada molécula envolvida em minha reação de pânico, ainda assim sentiria falta do ser invisível que toma as decisões e que resolveu ter aquela reação, pois muito embora eu tenha reagido numa fração de segundo, meu corpo não pulou para trás de qualquer maneira. Alguém com uma programação inteiramente diferente exibiria reações também inteiramente diferentes. Um colecionador de cobras poderia ter se debruçado, interessado; um devoto hindu, reconhecendo a forma de Shiva, talvez se ajoelhasse, com respeitoso temor.

A verdade é que *qualquer* reação possível poderia ter ocorrido — pânico, raiva, histeria, paralisia, apatia, curiosidade, deleite etc. O programador invisível não tem limites quanto aos modos pelos quais pode programar o aparato visível do corpo. No momento em que tropecei na cobra, todos os processos básicos da minha fisiologia — respiração, digestão, metabolismo, eliminação, percepção e raciocínio — passaram a depender do *significado* que a cobra tinha pessoalmente para mim. Vê-se assim como é verdadeira a afirmação de Aldous Huxley: "Experiência não é o que acontece com você; é o que você faz com o que lhe acontece."

Onde se pode localizar um significado? A resposta rápida e fácil seria dizer que é no cérebro, mas este órgão, como qualquer outro, está sempre fluindo. Como aves migratórias, bilhões de átomos saem e entram no cérebro a cada segundo.

Ele turbilhona com ondas elétricas que nunca formam o mesmo padrão duas vezes no prazo de uma vida. Sua química básica pode mudar se diferentes tipos de alimentos forem ingeridos no almoço, ou se for experimentada uma súbita mudança de estado de espírito. No entanto a minha lembrança da cobra não se dissolve neste mar de mudanças. As minhas lembranças são disponíveis para o programador que se situa acima da memória, observando silenciosamente a minha vida, levando em conta as minhas experiências, sempre pronto para levar em consideração a possibilidade de novas escolhas. Para este programador não há nada senão a consciência da escolha. Ele aprecia a mudança sem se sentir esmagado; assim, escapa às limitações de tempo do mundo normal de causa e efeito. A parte de mim que tem medo de cobras aprendeu esse medo em algum ponto do passado. Todas as minhas reações são parte essencial do eu vinculado ao tempo e suas tendências. Em menos de um milésimo de segundo o medo preprogramado desperta toda a seqüência de mensagens corporais que produzem minhas ações. Para a maioria das pessoas nenhum outro "eu" é aparente porque não aprendemos a nos identificar com quem toma as decisões, a testemunha silenciosa, cuja consciência não é definida pelo passado. No entanto, de um modo sutil, todos nós sentimos que alguma coisa no nosso íntimo não mudou muito, se é que mudou, desde que éramos crianças de colo. Quando acordamos pela manhã há um segundo de consciência pura antes do velho condicionamento se apoderar de nós automaticamente; neste segundo você é apenas você, nem feliz nem triste, nem importante nem humilde, nem velho nem jovem.

Quando acordo de manhã este "eu" veste o manto da experiência muito rapidamente; em questão de segundos lembro-me que sou, por exemplo, um médico de 46 anos de idade que tem uma esposa, dois filhos, uma casa nas cercanias de Boston e dez minutos para chegar na clínica. Esta identidade é o produto de mudança. O "eu" que existe além da mudança poderia acordar em qualquer parte — como um garoto de cinco anos em Nova Déli sentindo o cheiro da comida da avó, ou como um sujeito de 80 anos na Flórida ouvindo o vento farfalhar nas palmeiras. Este "eu" imutável, a quem os velhos sábios da Índia chamam simplesmente de self, serve como meu ponto de referência real para experiência. Todos os outros pontos de referência se prendem a mudanças, decadência e perda; todos os outros sentidos do "eu" são identificados com dor ou prazer, pobreza ou riqueza, alegria ou tristeza, juventude ou idade avançada — todas as condições vinculadas ao tempo que o mundo relativo impõe. Na consciência da unidade, o mundo pode ser explicado como um fluxo do espírito, que é a consciência. O nosso objetivo global é estabelecer um relacionamento íntimo com o Eu enquanto Espírito. Na medida em que conseguimos criar esta intimidade, a experiência do corpo sem idade e da mente sem fronteiras será realizada.

10. Não somos vítimas de envelhecimento, doença e morte. Essas coisas são parte do cenário, não daquele que vê, que é imune a qualquer forma de mudança

A vida na sua fonte é criação. Quando você entra em contato com sua inteligência interior, entra em contato com a essência criativa da vida. No velho paradigma, o controle da vida era imputado ao DNA, uma molécula incrivelmente complexa que revelou menos que 1% de seus segredos aos geneticistas. No novo paradigma o controle pertence à consciência. Todos os exemplos aqui citados — as crianças capazes de sustar a produção do hormônio do crescimento, dos estudantes de medicina que alteram sua produção de interleucina quando se sentem ansiosos, dos iogues que podem alterar sua pulsação quando bem entendem — indicam que os processos corporais mais básicos respondem ao nosso estado de espírito.

Os bilhões de mudanças que ocorrem em nossas células são apenas o cenário passageiro da vida. Por trás de sua máscara está aquele que vê, que representa a fonte do nosso fluxo de consciência. Tudo o que eu possa experimentar começa e termina com a consciência; cada pensamento ou emoção que captura minha atenção é um minúsculo fragmento de consciência; todos os objetivos e expectativas que estipulo para mim são organizados em consciência. O que os antigos sábios chamavam de self pode ser definido em modernos termos psicológicos como um *continuum* de consciência, e o estado conhecido como consciência da unidade é o estado em que a consciência é completa — a pessoa conhece todo o *continuum* de si própria sem máscaras, ilusões, hiatos e fragmentos rompidos.

Por não mantermos a continuidade de nossa consciência, todos nós caímos em brechas de um tipo ou de outro. Vastas áreas da existência corporal saem de nosso controle, levando à doença, ao envelhecimento ou à morte. Mas isto apenas deve ser esperado quando a consciência se torna fragmentada. Em uma famosa série de experiências na clínica Menninger no início da década de 1970, um renomado adepto da filosofia indiana, Swami Rama, demostrou a capacidade de elevar suas pulsações de 70 para 300, um índice muito além do normal. Na verdade seu coração passava a bater em ritmo exageradamente acelerado, deixando de bombear sangue normalmente. Numa pessoa comum, palpitações cardíacas podem causar o que se chama de insuficiência e outros problemas sérios ou mesmo fatais. Tais ocorrências incidem em milhares de pessoas que de nada suspeitavam.

Swami Rama, contudo, não era afetado por isso, pois se tratava de algo sob o direto controle da sua consciência. O que isto implica é que uma pessoa que morre em questão de minutos por causa de uma interrupção súbita na sua pulsação normal (esta categoria inclui todos os tipos de arritmia, fibrilação e taquicardia) na verdade sofreu uma perda de consciência. Na nossa visão do mundo materialista, localizamos esta perda no músculo cardíaco, dizendo que os sinais eletroquímicos que coordenam uma pulsação saudável se desorganizaram. Em vez de orquestrar suas contrações individuais em uma pulsação suave e unificada por todo o coração, os bilhões de células cardíacas mergulham em contrações isoladas e caóticas, fazendo o coração se parecer com um saco cheio de serpentes a se contorcer.

No entanto, este espetáculo horrível, que todo cardiologista teme, é secundário; o que é básico é a perda de consciência entre as células do coração. Perda de consciência esta que não é local e sim geral. A própria pessoa perdeu a comunicação com os níveis profundos de inteligência que governam e controlam suas células — na verdade, cada célula não passa de inteligência organizada em várias camadas de padrões visíveis e invisíveis. Um perito como Swami Rama demonstra que a nossa consciência não é destinada a ser assim tão fragmentada e truncada. Se uma pessoa se conhecesse como realmente é, perceberia ser a fonte, o curso e o objetivo de toda a inteligência. O que as tradições religiosas do mundo chamam de Espírito é a inteireza, a continuidade da consciência que supervisiona todos os seus fragmentos.

São os hiatos em nosso autoconhecimento que nos tornam vítimas da doença, do envelhecimento e da morte. Perder consciência é perder inteligência; perder inteligência é perder o controle do produto final da inteligência, ou seja, o corpo humano. Assim sendo, a lição mais valiosa que o novo paradigma pode nos ensinar é a seguinte: se quiser mudar o seu corpo, mude primeiro sua consciência. Tudo o que acontece a você é resultado de como vê a si próprio, a um ponto que pode ser considerado bastante estranho. Nas batalhas navais da Primeira Grande Guerra, marinheiros alemães ficaram vagando em botes salva-vidas por dias ou semanas depois que seus navios foram torpedeados. Invariavelmente, os primeiros homens a morrer eram os mais jovens. Este fenômeno permaneceu um mistério até que se percebeu que os marinheiros mais velhos, que tinham sobrevivido a naufrágios anteriores, sabiam que a crise podia ser superada; sem esta experiência, os jovens marinheiros pereciam porque se viam presos numa solução sem saída.

Aproveitando o que foi aprendido com incidentes assim, pesquisadores da vida animal foram capazes de induzir rápido envelhecimento, doença e morte prematura em ratos de laboratório, submetendo-os a situações de intenso estresse, como, por exemplo, jogando-os dentro de tanques de água de onde não podiam fugir. Os animais que nunca tinham enfrentado uma situação dessas antes, a viam como totalmente desesperada e rapidamente desistiam e morriam. Já os animais que tinham sido gradualmente condicionados aos tanques perseveraram e sobreviveram, nadando por longas horas sem sinais de deterioração dos tecidos induzida pelo estresse.

Quase toda a história do envelhecimento humano tem sido caracterizada pela desesperança. As terríveis imagens do processo de envelhecimento, associadas às altas taxas de doenças e esclerose entre os velhos, resultaram em expectativas melancólicas que acabam se realizando por terem sido formuladas. A idade avançada era uma época de declínio e perda inevitáveis, de crescente fragilidade da mente e do corpo. Agora toda a nossa sociedade está despertando para uma nova consciência do envelhecimento: as pessoas de 60 e 70 anos esperam, rotineiramente, ser tão vigorosas e saudáveis como no tempo em que tinham 40 ou 50 anos.

Mas um conceito subjacente a essa idéia — que os seres humanos têm que envelhecer — não foi radicalmente modificado. Ter que envelhecer é um fato que herdamos do velho paradigma, teimosamente fixado em nossa visão de mundo até que uma mudança na consciência possa trazer à luz novos fatos. A visão de mundo é apenas um meio de arranjar a infinita energia do universo num sistema que faça sentido. Envelhecer faz sentido num esquema da natureza onde todas as coisas se modificam, se debilitam e morrem. Mas faz muito menos sentido em um mundo onde um interminável fluxo de inteligência sempre a se renovar está presente à nossa volta. Que visão você deve adotar é algo que depende de você. A escolha é sua. Você pode escolher ver a rosa fenecer e morrer ou pode preferir ver a rosa como uma onda de vida que jamais termina, pois no ano que vem novas rosas nascerão das sementes desta.

A matéria é um momento cativo no tempo e no espaço, e por ver o nosso mundo e a nós mesmos de modo material, fazemos com que os aspectos cativos do universo assumam demasiada importância. À medida que for lendo este livro, quero que você experimente como a existência pode ser fluida e sem esforço quando sua visão do mundo se modifica. A despeito de sua aparência física sólida, o seu corpo é muito parecido com um rio, parecido com o rio sagrado tão lindamente descrito por Hermann Hesse em seu romance espiritual *Siddharta*. Neste livro chega um ponto em que Siddharta, aquele que busca a iluminação, finalmente encontra a paz. Depois de vagar durante anos, ele termina ao lado de um grande rio, onde uma voz interior sussurra, "Ame este rio, permaneça junto dele, aprenda com ele". Para mim, este sussurro diz algo a respeito do meu corpo, que segue fluindo o tempo todo nos processos de sua vida. Como um rio, meu corpo muda quando o momento muda, e, se eu puder fazer o mesmo, não haverá hiatos em minha vida, memórias de traumas antigos para desencadear novas dores ou antecipação de mágoas futuras para me fazer contrair de medo.

Seu corpo é o rio da vida que sustenta você e no entanto ele o faz humildemente, sem pedir reconhecimento. Se você se sentar e ouvi-lo, descobrirá que uma poderosa inteligência mora em e com você. Não é uma inteligência de palavras, mas comparada com os milhões de anos de sabedoria existentes numa célula, o conhecimento demarcado pelas palavras não parece ser tão grande. Siddartha quis aprender com o rio e ouvir, o que é tremendamente importante. Você tem que querer integrar-se ao fluxo do corpo antes que possa aprender com ele, e isto significa que você tem que estar disposto a se abrir ao conhecimento que foi desprezado no seu antigo modo de ver.

Hesse continua: "Pareceu a ele que quem quer que compreendesse aquele rio e seus segredos, compreenderia muito mais, muitos segredos, todos os segredos." Tudo o que já aconteceu a você está registrado no seu corpo, mas, mais importante, as novas possibilidades também estão. O envelhecimento parece ser algo que está lhe acontecendo, quando na verdade é uma coisa que seu corpo basicamente aprendeu a fazer. Ele aprendeu a levar a cabo a programação inserida por você, o programador. Já que a grande parte desta programação é inconsciente, ditada pelas suas crenças e presunções que você mal sabe que nutre, é importante derrubar todo o edifício de pensamento que lhe deu o mundo material como você o conhece.

Precisamos agora retornar ao corpo, pois a experiência íntima que temos das nossas pessoas físicas contém a verdade mais pessoal. Estar à vontade com o momento presente significa permitir que você fuja da sombra de ameaça que paira sobre tudo quando a ordem está perdendo a batalha com a entropia. Este é o mundo em que fomos ensinados a acreditar. Há uma outra maneira em um outro mundo. Esta foi a maior das lições que Siddharta aprendeu com o rio. Ao fim do romance ele fala a este respeito com seu amigo e companheiro mais antigo, Vasudeva:

"Você aprendeu também aquele segredo do rio, que não há essa coisa chamada tempo?"
Um sorriso brilhante abriu-se no rosto de Vasudeva. "Sim, Siddharta. É isto que você quer dizer? Que o rio está em toda parte ao mesmo tempo, na nascente e na foz, na queda d'água, na barca, na correnteza, no oceano e nas montanhas, em toda parte, e que só existe o presente para ele, nem uma sombra do passado, nem uma sombra do futuro?"
"Isto mesmo", disse Siddharta, "e quando aprendi isto, examinei minha vida e ela também era um rio, e Siddharta o menino, Siddharta o homem maduro e Siddharta o velho eram separados apenas por sombras, e não pela realidade." Ele falou com deleite, mas Vasudeva apenas sorriu radiantemente e balançou a cabeça, concordando com seu argumento.

A ilusão encorajada por séculos de materialismo é a de que podemos conquistar o rio e controlar sua vazão; se o fizermos, nossa única realização seria morrer. A verdade sobre cada um de nós é que a nossa vida se espalha em campos de experiências sempre maiores. Não há limite para a energia, a informação e a inteligência concentradas na existência de uma pessoa. Em forma física, esta criatividade infinita foi corporificada nas suas células; em forma não-manifesta, ela é expressa no silêncio da mente, o vazio que na realidade é uma plenitude de significados possíveis, de possíveis verdades e criações. O vazio central do átomo é o útero do universo; na vibração de pensamento quando dois neurônios interagem existe uma oportunidade para o nascimento de um novo mundo. Este livro visa explorar o silêncio que há quando o tempo não fenece, mas apenas se renova. Veja a terra onde ninguém é velho; não está em parte alguma, senão dentro de você mesmo.

NA PRÁTICA
Como reinterpretar o seu corpo

O primeiro passo no sentido de experimentar o seu corpo de um modo diferente é mudar sua interpretação dele. Não há duas pessoas que experimentem seus corpos exatamente da mesma maneira, porque cada um de nós interpreta a experiência — inclusive a experiência que habita o próprio corpo — de acordo com suas crenças pessoais, seus valores, suposições e lembranças. Um corpo que envelhece envolve um estilo de interpretação; um corpo sem idade envolve o estilo oposto.

Tente abandonar a hipótese de que o seu corpo está envelhecendo porque as coisas simplesmente são assim. Se você estiver convicto de que o envelhecimento é natural e inevitável, assim como normal, não quero que você apague essas convicções de imediato. Não conseguiria fazê-lo, mesmo que tentasse, pois o paradigma antigo nos ensinou a aceitar essas idéias sem questioná-las. Mesmo assim, sem abandonar de vez sua profunda crença no envelhecimento, doença e morte, permita-se deixar de lado o velho paradigma por um momento.

A visão quântica do mundo, ou o novo paradigma, nos ensina que estamos constantemente fazendo e desfazendo os nossos corpos. Por trás da ilusão de ser um objeto sólido e estável, o corpo é um processo, e desde que esse processo seja orientado na direção da renovação, as células do corpo permanecem novas, não importa quanto tempo passe ou a quanta entropia estamos expostos.

O grande inimigo da renovação é o hábito; quando interpretações do passado são aplicadas ao presente, haverá sempre uma diferença, uma inadequação entre a necessidade do momento e a solução do passado. Para ter um corpo renovado, você tem que desejar novas percepções que dêem origem a soluções novas. Os exercícios que se seguem destinam-se a ajudá-lo a abrir-se para novas percepções. Alguns deles visam à absorção de novo conhecimento da visão quântica, como se aplica a seu corpo. Outros visam a experiências novas, a se atingir aquele nível dentro do seu corpo em que se sente não se ter idade. O ideal é que, à medida que passemos para os exercícios seguintes, o conhecimento e a experiência comecem a se fundir — sinal de que você está assimilando totalmente esta nova visão do mundo no lugar da antiga.

EXERCÍCIO 1: ENXERGANDO ATRAVÉS DA MÁSCARA DA MATÉRIA

O passo mais importante para ganhar a experiência do corpo sem idade é descongelar as percepções que trancaram você dentro de sensações de isolamento, fragmentação e separação. Essas percepções congeladas, imobilizadas, reforçam a idéia de que só se pode acreditar na realidade dos cinco sentidos. Vejamos então se podemos ir além dos sentidos para encontrar um nível de experiência transcendental que, na verdade, é *mais real* do que o mundo dos sentidos.

Olhe para sua mão e a examine detidamente. Siga suas linhas e sulcos tão familiares, sinta a textura da pele, a carne elástica que protege o osso. Esta é a sua mão que os seus sentidos descrevem para você, um objeto material composto de carne e de sangue. Neste primeiro exercício você tentará "descongelar" a sua mão e permitir a si próprio que a experimente de forma diferente.

Conservando a imagem da sua mão nos olhos da mente, imagine que a está examinando através de um microscópio muito poderoso, cujas lentes são capazes de penetrar nos mais finos tecidos da matéria e da energia. No ponto em que ele amplia menos, você já não pode ver a carne suave e sim uma coleção de células individuais frouxamente ligadas por um tecido conjuntivo. Cada célula é um repositório aquoso de proteínas que aparecem como longas correntes de moléculas menores que são mantidas juntas por laços invisíveis. Aproximando-se mais, você pode ver os átomos separados de hidrogênio, carbono e oxigênio e assim por diante, átomos estes que não têm qualquer solidez — são sombras vibrantes e fantasmagóricas reveladas pelas lentes do microscópio como retalhos de luz e escuridão.

Você atingiu a fronteira entre a matéria e a energia, pois as partículas subatômicas que compõem cada átomo — elétrons dançando num turbilhão em torno de um núcleo de prótons e nêutrons — não são pontos minúsculos de matéria. São mais como traços de luz deixados por fogos de artifício numa noite escura de 4 de Julho. A este nível, você vê que todas as coisas que um dia tomou como sólidas não passam de rastros de energia; no instante em que você vê um rastro, a energia deslocou-se para outro lugar, não deixando nada de substancial para ser tocado ou visto. Cada trilha é um evento quântico, efêmero, que morre assim que é notado.

Comece agora a afundar mais ainda no espaço quântico. Toda a luz desaparece, substituída por negros abismos. Muito longe, no horizonte da sua visão, você vê um último clarão, como a estrela mais distante e menos visível no céu. Mantenha esse clarão em sua mente, pois é o último resquício de matéria ou energia detectável por qualquer instrumento científico. A escuridão vai se fechando e você está num lugar onde não só a matéria e a energia desaparecem, como também o espaço e o tempo.

Você deixou para trás a sua mão como um evento espaço-tempo. Como todos os eventos espaço-tempo, o seu corpo tem que ter uma origem além da quarta dimensão. Não há coisas como "antes" ou "depois" nesta região, nenhum conceito de "grande" ou "pequeno". Aqui a sua mão existe antes do Big Bang e após o fim do universo na "morte quente" do zero absoluto. Na verdade estes termos não têm sentido, pois você atingiu o útero do universo, a região pré-quantum que não tem dimensões e tem todas as dimensões. Você está em toda parte e em nenhuma parte.

Terá a sua mão deixado de existir? Não, pois ao cruzar a fronteira da quarta dimensão, você não foi a lugar algum; toda a noção de lugar e tempo simplesmente não se aplica mais. Todos os níveis mais grosseiros de percepção ainda estão disponíveis; a sua mão ainda existe em todos esses níveis que acabou de atravessar — quantum, subatômico, atômico, molecular, celular — ligada por uma inteligência invisível ao lugar onde você se encontra agora. Cada nível é uma camada de transformação, completamente diferente da que está acima ou abaixo, mas somente aqui, onde nada há senão pura informação, idéia e potencial criativo, todos os níveis são reduzidos a sua origem comum.

Reflita sobre este exercício por um momento a fim de absorver suas lições:

- O corpo tridimensional descrito pelos cinco sentidos é uma miragem.
- Cada partícula sólida de matéria é composta de mais de 99,999% de espaço vazio.
- O vazio entre dois elétrons é proporcionalmente tão vazio quanto o espaço entre duas galáxias.
- Se você for fundo o bastante no interior da matéria e da energia, chegará à origem do universo. Todos os eventos no espaço-tempo têm uma fonte comum fora da realidade que percebemos.
- Além do quantum, o seu corpo existe como puro potencial criativo, um processo de camadas múltiplas controlado pela inteligência.

Examine agora sua mão com uma nova compreensão — ela é o ponto de partida para uma vertiginosa incursão na dança da vida, onde os dançarinos desaparecem se você se aproxima demais e a música se dissolve no silêncio da eternidade. A dança é eterna, e a dança é você.

EXERCÍCIO 2: FECHANDO AS BRECHAS

Agora que atingimos o nível do espaço quântico subjacente a toda a existência física, quero que você se sinta mais confortável lá. Geralmente nós pensamos no espaço como algo frio e vazio, mas o espaço quantum é pleno — ele é a continuidade que liga tudo no universo. Quando o espaço quantum está ativo, dá nascimento a um evento espaço-tempo; quando está inativo, é apenas um espaço quântico. Mas isto não significa que o campo tenha brechas — imagine a Terra cercada por linhas de força magnética se irradiando dos pólos magnéticos norte e sul. Cada ímã ou magneto existente no planeta participa deste campo. São afloramentos pequenos e separados do magnetismo do planeta, mas mesmo quando não há uma superfície imantada na sua vizinhança imediata, o campo magnético continua cercando você. Um ímã em forma de ferradura é uma manifestação local do campo (um evento espaço-tempo), enquanto que as linhas do magnetismo que envolvem a Terra são uma presença não-local e invisível. Ambos são ligados como aspectos de um mesmo campo de energia subjacente.

Tendo em vista que o seu corpo também emana freqüências eletromagnéticas, você é outra expressão do mesmo campo. As pulsações de sinais nervosos correndo ao longo dos seus membros, a carga elétrica emitida por suas células cardíacas, e o leve campo que envolve o seu cérebro, tudo demonstra que você não está separado de qualquer forma de energia existente no universo. Qualquer aparência de separação é apenas o produto da limitação dos seus sentidos, que não estão sintonizados com essas energias.

Imagine duas velas colocadas a 90 centímetros de distância uma da outra sobre uma mesa à sua frente. Aos seus olhos elas parecem separadas e independentes, e no entanto a luz que projetam enche a sala de fótons; o espaço inteiro entre elas é ligado pela luz, e, assim sendo, não há real separação no nível quântico. Agora leve uma das velas para fora da casa à noite e segure-a de encontro ao pano de fundo das estrelas. Os pontos de luz no céu podem estar a bilhões de anos-luz de distância, e no entanto, ao nível quântico, cada estrela está tão conectada com a sua vela como a segunda vela que estava na sala; o vasto espaço que as separa contém as ondas de energia que as une.

Quando você olha para a vela e para as estrelas distantes, os fótons de luz de uma e das outras alcançam a sua retina. Lá desencadeiam relâmpagos de descargas eletroquímicas que pertencem a uma freqüência vibratória diferente da luz visível e que mesmo assim são parte do mesmo campo eletromagnético. Assim, você é outra vela — ou estrela — cuja concentração local de matéria e energia é uma manifestação no campo infinito que cerca e ampara você.

Pense a respeito dessa ligação orgânica entre tudo o que existe. As lições deste exercício são

- Não importa o quão separadas as coisas pareçam aos nossos sentidos, nada é separado no nível quântico.
- O campo quântico existe dentro, em volta e através de você. Você não está olhando para o campo — em cada onda e partícula, o campo é uma extensão do seu corpo.
- Cada uma de suas células é uma concentração local de informação e energia dentro da totalidade de informação e energia do seu corpo. Da mesma forma, você é uma concentração local de informação e energia na totalidade que é o corpo do universo.

Quando você passa a usufruir desse conhecimento, nada em seu meio ambiente lhe parecerá ameaçador. Como resultado, o medo da separação afrouxará suas garras, e o fluir incessante da consciência irá se contrapor à entropia e ao envelhecimento.

EXERCÍCIO 3: RESPIRANDO O CAMPO

O campo quântico transcende a realidade cotidiana, e no entanto é extremamente íntimo de sua experiência. Recuperar uma palavra na sua memória, sentir uma emoção, dominar um conceito — estes são eventos que mudam o campo inteiro. O eminente físico britânico *Sir* James Jeans uma vez observou: "Quando um elétron vibra, o universo sacode." Não há um sinal de atividade em qualquer de suas células que passe sem ser notado no campo quântico.

No seu nível mais depurado, todo processo fisiológico é registrado no tecido da natureza. Em outras palavras, quanto mais refinado for um processo, mais conectado será com a atividade básica do cosmos. Eis um exercício respiratório simples que poderá proporcionar-lhe uma experiência notavelmente vívida deste fenômeno.

Sente-se confortavelmente em uma cadeira com os olhos fechados. Inspire delicada e lentamente pelas narinas, imaginando, ao fazê-lo, que está puxando o ar de um ponto infinitamente distante. Veja o ar vindo gentilmente até você dos limites do universo. Sinta-o como uma onda fria que enche o seu corpo.

Agora exale, lenta e tranqüilamente, enviando cada átomo de ar de volta à sua fonte infinitamente distante. Pode ajudar se você visualizar um fio que se estenda de você às distantes fronteiras do cosmos; ou pode ser uma estrela bem à sua frente que está mandando sua luz de um ponto infinitamente distante — em qualquer dos casos, imagine o fio ou a estrela como sua fonte de ar. Se você não conseguir visualizar, não se preocupe; basta sustentar a palavra *infinito* na sua mente enquanto respira. Qualquer que seja a técnica que use, o objetivo é *sentir* cada respiração vindo até você do campo quantum, o que, em um nível sutil, é o que está acontecendo realmente. Restabelecer a lembrança de sua conexão com o campo quântico irá despertar a lembrança da renovação no seu corpo.

EXERCÍCIO 4: REDEFININDO

Tendo absorvido o conhecimento de que o seu corpo não é uma escultura isolada no espaço e no tempo, redefina a si próprio, repetindo as seguintes afirmações silenciosamente:

Posso usar o poder da minha consciência para experimentar um corpo que é

Fluido	ao invés de	sólido
Flexível	ao invés de	rígido
Quantum	ao invés de	material
Dinâmico	ao invés de	estático
Composto de informação e energia	ao invés de	reações químicas aleatórias
Uma rede de inteligência	ao invés de	uma máquina irracional
Novo e sempre se renovando	ao invés de	entrópico e envelhecendo
Sem limites de tempo	ao invés de	limitado pelo tempo

Outro bom conjunto de afirmações para a sua redefinição:

- Eu não sou os meus átomos, eles vêm e vão.
- Eu não sou os meus pensamentos, eles vêm e vão.
- Eu não sou o meu ego, a minha auto-imagem muda.
- Eu sou acima e além disso; eu sou a testemunha, o intérprete, o self além da auto-imagem. Este self não tem idade nem limites de tempo.

Repetir estas afirmações é mais do que um lembrete mental. Como um processo e não como um objeto, o corpo humano está constantemente cheio de mensagens de todo o tipo; as imagens verbais que ouvimos na nossa cabeça são apenas uma versão da informação sendo trocada de célula para célula a cada segundo. Tendo em vista que a consciência de todas as pessoas é colorida por suas experiências passadas, o fluxo de informação dentro de nós é influenciado por registros inconscientes dos quais praticamente não nos damos conta. Examinaremos em detalhe como esses registros inconscientes interrompem o fluir suave das mensagens, criando a perda de informação que resulta no envelhecimento.

Por enquanto, basta que você saiba que pode modificar esses registros ao proporcionar ao seu inconsciente novas crenças e pressuposições para trabalhar. Cada pensamento que você tem ativa uma molécula mensageira no seu cérebro. Isto significa que cada impulso mental é transformado automaticamente em informação biológica. Ao repetir essas novas afirmações de crença, afirmando a si próprio que seu corpo não é definido pelo velho paradigma, você está permitindo que novas informações biológicas sejam produzidas; assim, via a ligação mente-corpo, a maneira pela qual você sente a si próprio, redefinida, está sendo recebida por suas células como uma nova programação. É desta forma que as brechas entre o seu eu antigo, isolado, e a sua imagem como um ser sem idade e sem limites de tempo começam a ser fechadas.

PARTE DOIS

ENVELHECIMENTO E CONSCIÊNCIA

A CONSCIÊNCIA tem o poder de modificar o envelhecimento, porém ela é uma faca de dois gumes — tanto pode curar quanto destruir. O que faz a diferença é o modo como a sua consciência se torna condicionada, ou treinada, por várias atitudes, pressuposições, crenças e reações. Quando estes padrões mentais são destrutivos, a pessoa se vê levada, por sua mente, a ter um comportamento negativo; quando os padrões mentais são construtivos, a pessoa é motivada a ter um comportamento engrandecedor. Antes de ser treinada, a consciência é apenas um campo de energia e informação: a mente possui a faculdade de ter os pensamentos antes que os pensamentos estejam realmente presentes. Comparado com qualquer expressão de matéria e energia, seja um átomo ou uma galáxia, o campo quântico é incomparavelmente mais poderoso, por ter o potencial de gerar infinitas combinações de eventos espaço-tempo que jamais ocorreram.

Da mesma forma, por ter sido sempre capaz de gerar novos impulsos mentais, que por sua vez geram novas informações biológicas, a sua consciência é muito mais poderosa do que qualquer pensamento isolado que você já possa ter tido. Reter este potencial criativo é a marca do não-envelhecimento; desistir dele em favor de hábitos, rituais, crenças rígidas e comportamento retrógrado é a marca do envelhecimento. Na antiga China, o *Tao Te Ching* proclamou a mesma verdade: "Tudo o que for flexível e fluente tende a crescer, tudo o que for rígido e bloqueado definha e morre."

As impressões da experiência passada prendem a nossa mente em padrões previsíveis que deflagram um comportamento igualmente previsível. A vida interior de todas as pessoas é complexa, com turbilhões de pensamentos de padrão tanto negativo quanto positivo, mas o fato de que a consciência pode ser treinada é simples; é o que de mais fundamental nos acontece depois do nascimento. Como a cera quente pode ser marcada por um anel de sinete, a consciência em estado bruto, informe, é capaz de reter uma impressão, e uma vez que a impressão foi marcada, a consciência se acomoda em torno dela.

A ILUSÃO DA NÃO-ESCOLHA

Na infância somos muito impressionáveis; a nossa consciência é como cera mole, ainda não maculada pela experiência. Na velhice a mesma consciência já foi condicionada milhares de vezes, e como cera velha que já foi muito usada, a mente se torna quebradiça e endurecida. É difícil encontrar um pedacinho que não tenha sido condicionado por múltiplas camadas de experiência. Os corpos velhos refletem esta rigidez subjacente, que é sentida em todas as células.

O número de impressões que incorporamos é impressionante — psicólogos comportamentalistas estimam que só as orientações verbais oriundas de nossos pais na primeira infância, que ainda rodam dentro de nossas cabeças como velhas fitas amortecidas, ultrapassam 25 mil horas de puro condicionamento. Para cada um de nós, o processo de aprendizado que nos ensina a envelhecer é complexo e interminável. Envolve atitudes passadas pela família, pelos nossos pares e pela sociedade desde os nossos primeiros dias. O que foi que sua mãe disse quando descobriu suas primeiras rugas? Ela as viu como o símbolo temido da juventude perdida? Ela ainda se sentia bonita e desejável? Como foi que seu pai se sentiu acerca da aposentadoria? Foi o fim de sua existência útil ou o patamar de melhores tempos? Os seus bisavós eram benevolentes e sábios orientadores ou estranhos distantes que inspiravam medo? Os sinais da idade avançada que exibiam eram vistos como senilidade ou simplesmente como mudança?

O efeito do condicionamento é sempre o mesmo: a escolha se torna restrita. Por exemplo, o ato de comer é uma escolha que a maioria de nós exerce livremente diversas vezes por dia. Mas para quem sofre de um distúrbio nervoso chamado anorexia, a escolha torna-se gravemente limitada. Na consciência dos anoréxicos há profundas marcas da baixa auto-estima, sentimentos de culpa, ódio reprimido e imagens do corpo deficientes. Estas marcas podem ser extraordinariamente intricadas, mas o resultado final é graficamente simples. A pessoa não pode mais comer normalmente. A mera visão da comida desencadeia o condicionamento submerso; surgem sensações de náusea que passam a liquidar com todo o apetite. Se o distúrbio progrediu a um ponto extremo, os anoréxicos se vêem virtualmente paralisados, compelidos pelo seu velho condicionamento para jejuar, mesmo quando há abundante disponibilidade de alimentos.

Ao defrontar com quem apresenta um distúrbio dessa ordem, o médico ouve sempre a mesma queixa angustiada: "Tenho que me comportar assim; eu preciso fazer o que estou fazendo." Esta convicção é ilusória, pois os elos do condicionamento podem ser partidos. Enquanto existir, contudo, esta ilusão é extraordinariamente convincente, e sob a sua influência, o mecanismo fisiológico da fome é distorcido em reações anormais. A mesma mecânica se aplica ao nosso tema, envelhecimento. Dentro de todo mundo reside a convicção oculta, "Eu tenho que envelhecer", que opera com tanta força sobre nós que nossos corpos se conformam a ela.

Sempre que pareça não haver possibilidade de escolha, alguma forma de ilusão estará agindo. Há milhares de anos, o maior dos sábios da Índia, Shankara, declarou: "As pessoas envelhecem e morrem porque vêem as outras envelhecer e morrer." Foram necessários alguns séculos para se começar a entender esse extraordinário *insight*. Como processo físico, o envelhecimento é universal, e, segundo todas as aparências, inevitável. Uma locomotiva a vapor não se desgasta e acaba com o tempo por ver as outras locomotivas fazendo a mesma coisa. O único condicionamento que afeta qualquer máquina é o uso; certas partes se gastam mais depressa do que outras por absorverem mais impactos ou atritos. Nossos corpos também absorvem impactos e atritos; vários órgãos e tecidos se desgastam antes dos outros. Esse quadro físico parece tanto com o quadro do desgaste das máquinas que ficamos cegos para a questão levantada por Shankara, muito mais profunda — o corpo que envelhece reage ao condicionamento social.

Há sociedades em que as pessoas compartilham estilos muito diferentes de condicionamento. Nas últimas décadas os antropólogos se surpreenderam ao descobrir quantos povos chamados de primitivos são imunes aos sinais de envelhecimento que o Ocidente aceita há muito tempo. S. Boyd Eaton, co-autor de um livro fascinante sobre a saúde do homem primitivo, *The Paleolithic Prescription*, aponta pelo menos 25 sociedades tradicionais pelo mundo afora onde o câncer e as doenças cardíacas, dois males há muito tempo associados ao envelhecimento, são quase desconhecidos.

Essas sociedades são o nosso melhor campo de testes para a hipótese de que o envelhecimento dito "normal" é, na verdade, um conjunto de sintomas nascidos do condicionamento anormal. Eaton cita culturas nativas de muitos lugares — Venezuela, as Ilhas Salomão, Tasmânia e o deserto africano — cujos membros desfrutam de baixa pressão arterial durante todas as suas vidas, o que contraria por completo a tendência encontrada nos Estados Unidos e na Europa Ocidental, onde a pressão de quase todos sobe um pouco a cada década e quase a metade da população mais idosa precisa ser tratada de hipertensão.

Ficar surdo é outro sinal de velhice que as sociedades modernas há muito aceitam como "normal" e inevitável. O fenômeno pode estar ocorrendo antes mesmo de o envelhecimento se instalar; um estudo feito com os primeiranistas do terceiro grau no Tennessee revelou que 60% já tinham sofrido significativa perda da audição. Cerca de 25 milhões de americanos adultos apresentam uma perda auditiva suficiente para qualificá-los a receber um auxílio financeiro por incapacidade. No entanto, certas tribos bosquímanas da Botsuana e os maabans do sul do Sudão não demonstram perda significativa da audição quando envelhecem. Da mesma forma, embora os níveis de colesterol tendam a subir com a idade nos países industrializados, tribos como a dos hadzas, da Tanzânia, e dos índios tarahumara do norte do México raramente apresentam níveis de colesterol superiores a 150; este nível, que é 60 pontos abaixo da média americana, protege fortemente esses povos de ataques do coração prematuros. Aqui também os níveis reduzidos persistem por toda a vida, enquanto que na nossa cultura o nível do colesterol tende a aumentar, lenta, mas seguramente, à medida que envelhecemos. Uma ampla variedade de culturas conseguiu escapar a um ou mais desses "males da civilização", uma designação imprópria, pois sociedades altamente civilizadas são marcadas também pela boa saúde. O câncer de mama que ataca uma em cada nove mulheres americanas é extremamente raro tanto na China quanto no Japão; o câncer do cólon, uma séria ameaça aos homens nos Estados Unidos, também é extremamente raro nesses dois países, assim como em muitas tribos indígenas africanas.

Quando japoneses, africanos ou chineses do Taiwan se transferem de seus ambientes para os Estados Unidos, a exposição à civilização e a um estilo de vida "melhorado" é, com freqüência, desastrosa. A taxa de ataques do coração, câncer do cólon e hipertensão, que representava uma fração da americana, começa a aumentar; tipicamente quando chega a segunda geração, não resta mais qualquer vantagem. Mas será isto apenas uma mudança de dieta e estilo de vida? Para respaldar esta explicação, os estudiosos apontam para os japoneses que vivem no Havaí, considerado um ponto culturalmente a meio caminho entre o Ocidente e o Oriente, tanto na dieta quanto no estilo de vida. Por comerem menos gordura do que a consumida nos Estados Unidos continental, mas mais do que é costumeiro no Japão, os imigrantes japoneses que moram no Havaí têm índices de ataques do coração que também ficam a meio caminho dos dois extremos encontrados no Japão e nos Estados Unidos.

Esta explicação aceita há tanto tempo, contudo, foi abalada quando parte dos dados disponíveis foi examinada de forma mais minuciosa. Como o psicólogo Robert Ornstein e David Sobel relatam no livro *The Healing Brain*, se se examinar todo o espectro de japoneses que emigram para a Califórnia, verifica-se a existência de um subgrupo que continuou a ter baixas taxas de doenças cardíacas não correlacionadas com sua dieta ou os níveis de colesterol no sangue. Este grupo era composto de homens que conservavam estreitos laços com a cultura japonesa, a despeito de terem emigrado para a América. As várias maneiras pelas quais sua consciência permanecia japonesa (por crescerem em bairro japonês, freqüentarem escolas com outras crianças japonesas, falarem a sua língua mãe e observarem costumes tradicionais e vínculos sociais) contribuíram para produzir corações saudáveis, não importando se o nível de colesterol no sangue deles estivesse alto ou baixo.

O que conservou esses homens saudáveis foi um vínculo social que é invisível, mas muito poderoso. Eles continuaram a compartilhar em sua consciência o Japão tradicional, o que é uma forma de preservar a mente expandida que não pode deixar de ter efeitos fisiológicos. Seguindo a mesma linha, estudos acerca dos operários da indústria automobilística dispensados do emprego em épocas difíceis em Michigan revelaram que os homens que se sentiam fortemente apoiados pela família, parentes e amigos tinham menos probabilidades de desenvolver sintomas físicos ou mentais. Analogamente, ao se perguntar a mulheres grávidas se elas se sentiam apoiadas pela família e amigos, descobriu-se que 91% das complicações sérias ocorridas durante a gravidez ocorreram entre as que disseram que levavam vidas estressantes e tinham pouco apoio social.

Apoio social é um fenômeno complexo, abrangendo todas as interações de linguagem, costumes, estrutura familiar e tradição social que unem as pessoas. O resultado é que a consciência é programada; os vínculos sociais têm lugar ao nível da mente. Você percebe que a outra pessoa é como você e acredita que ela o vê da mesma forma. O que você e essa pessoa compartilham é um self maior, uma psique interconectada tão sensível e intricada quanto uma psique individual.

Centenas de livros foram escritos acerca do processo de envelhecimento na pressuposição de que envelhecer é algo que acontece com as pessoas. Agora, contudo, estamos vendo que se trata de algo que o condicionamento social nos ensinou a fazer. Esta diferença é extremamente importante. Se envelhecer é algo que está acontecendo com você, então você é, basicamente, uma vítima; mas se envelhecer é algo que você aprendeu, você está em posição de desaprender o comportamento que o está fazendo envelhecer, adotar novas crenças e ser conduzido para novas oportunidades.

Há um aforismo tornado famoso pelo falecido Norman Cousins: "A crença cria a biologia." Nenhuma afirmação mais verdadeira já foi feita a respeito do envelhecimento. Nossa expectativa herdada de que o corpo deve se desgastar com o tempo, associada a crenças profundas de que fomos destinados a sofrer, envelhecer e morrer, cria o fenômeno biológico que chamamos de envelhecimento. Vida é consciência em ação. A despeito dos milhares de horas que programam as nossas reações, continuamos a viver porque a consciência encontra novos caminhos para fluir. O lado positivo da consciência — sua capacidade de curar — sempre está disponível.

APRENDENDO A NÃO ENVELHECER
O elo entre crença e biologia

Embora a consciência seja programada de inúmeras formas, a mais convincente é a que chamamos de crenças. Uma crença é algo a que você se aferra porque pensa que é verdade. Mas, ao contrário de um pensamento, que forma ativamente palavras ou imagens no seu cérebro, a crença geralmente é silenciosa. A pessoa que sofre de claustrofobia não precisa pensar, "Esta sala é pequena demais", ou "Tem gente demais aqui dentro". Posta dentro de uma sala pequena e apinhada de gente, seu corpo reage automaticamente. Em algum ponto de sua consciência existe uma crença oculta que gera todos os sintomas físicos do medo sem que seja preciso pensar nisso. O fluxo de adrenalina que faz com que seu coração dispare, molha de suor a palma de suas mãos, torna sua respiração ofegante e causa tonteira é deflagrado a um nível mais profundo da mente pensante.

As pessoas que têm fobias lutam desesperadamente para conseguir pensamentos que diminuam o medo que sentem, mas tudo é em vão. O hábito do medo mergulhou tão fundo que o corpo se lembra de obedecer a ele, mesmo quando a mente resiste com todas as suas forças. Os pensamentos dos claustrofóbicos — "Não há razão para sentir medo"; "Aposentos pequenos não são perigosos"; "Todas as outras pessoas parecem perfeitamente normais, por que não consigo vencer este problema?" — são objeções racionais, mas o corpo age obedecendo a comandos que atropelam os pensamentos.

Nossas crenças quanto ao envelhecimento têm exatamente esse mesmo poder sobre nós. Aqui vai um exemplo: nos últimos vinte anos os gerontologistas realizaram experiências no sentido de provar que permanecer ativo toda a vida, inclusive aos setenta e tantos anos, faz cessar a perda de músculo e de tecido ósseos. A notícia espalhou-se entre os aposentados, que deveriam continuar a caminhar, correr, nadar e fazer seus trabalhos domésticos; sob o slogan "Use-o ou perca-o", milhões de pessoas esperam agora permanecer fortes quando tiverem uma idade avançada. Com esta nova crença instalada, aconteceu algo que antigamente pareceria impossível.

Audaciosos gerontologistas da Tufts University visitaram um asilo, selecionaram um grupo dos residentes mais frágeis e os puseram num regime de exercícios com pesos. Seria o caso de se temer que o exercício assim introduzido subitamente seria capaz de tornar exaustas ou mesmo matar aquelas pessoas, mas na verdade deu-se o contrário. No espaço de oito semanas a massa muscular teve um aumento de 300%, a coordenação e o equilíbrio melhoraram, e, acima de tudo, foi recuperado o sentido da vida ativa. Algumas das pessoas submetidas à experiência voltaram a poder se levantar sozinhas para ir ao banheiro de noite, um ato de dignidade pessoal importantíssimo. O que torna estas realizações realmente espantosas, contudo, é que a pessoa mais jovem do grupo tinha 87 anos e a mais velha 96.

Estes resultados sempre foram possíveis; nada de novo foi acrescentado à capacidade do corpo humano. Tudo o que aconteceu foi que uma crença foi alterada, e quando isto aconteceu, o processo de envelhecimento também se alterou. Se você está com 96 anos e tem medo de movimentar seu corpo, ele irá se consumir. Para entrar numa sala de musculação nessa idade é preciso crer que aquilo fará bem ao seu corpo; você tem que estar livre de medos; tem que acreditar em si próprio. Quando digo que o envelhecimento é resultado de uma crença, não estou sugerindo que seja possível livrar-se dele simplesmente através do pensamento. É exatamente o contrário — quanto mais forte a crença, mais enraizada no corpo ela será e mais imune ao nosso controle consciente.

De acordo com o sistema de crenças a que você e eu aderimos, a natureza nos prendeu em corpos que envelhecem contra a nossa vontade. A tradição do envelhecimento remonta aos primórdios da história registrada e mesmo à pré-história. Animais e plantas envelhecem, cumprindo uma lei universal da natureza. É difícil crer que o envelhecimento seja o resultado de um comportamento aprendido, pois a biologia não pode ser negada.

No entanto, a crença essencial de que o envelhecimento é um processo fixo e mecânico — algo que simplesmente nos acontece — é apenas uma crença. Como tal, ela nos cega para todos os tipos de fatos que não se ajustam ao sistema de crenças ao qual nos agarramos. Quantas das afirmações seguintes você acredita que sejam fatos?

- a) Envelhecer é natural — todos os organismos envelhecem e morrem.
- b) Envelhecer é inevitável — não pode ser impedido.
- c) Envelhecer é normal — afeta todo mundo mais ou menos da mesma forma.
- d) Envelhecer é genético — provavelmente viverei tanto quanto meus pais e avós.
- e) Envelhecer é doloroso — causa sofrimento físico e mental.
- f) Envelhecimento é universal — a lei da entropia faz com que todos os sistemas organizados se desgastem e entrem em declínio.
- g) Envelhecimento é fatal — todos nós envelhecemos e morremos.

Se você aceitar como fato qualquer uma ou todas as afirmações acima, é sinal de que está sob a influência de crenças que não se coadunam com a realidade. Cada uma delas contém uma pequena verdade objetiva, mas que também pode ser refutada.

- a) O envelhecimento *é* natural, mas há organismos que nunca envelhecem, tais como as amebas unicelulares, as algas e os protozoários. Há partes suas também que não envelhecem — suas emoções, seu ego, tipo de personalidade, QI e outras características mentais, por exemplo, assim como vastas porções do seu DNA. Fisicamente, não faz sentido dizer que a água e os minerais existentes no seu corpo estão envelhecendo, pois o que são "água velha" ou "sal velho"? Somente estes componentes constituem 70% do seu corpo.

b) O envelhecimento é inevitável, mas a abelha, em certas épocas do ano, é capaz de mudar seus hormônios e reverter por completo sua idade. No corpo humano as modificações nos hormônios podem não ser tão dramáticas, mas há amplitude suficiente para que em um determinado dia seu perfil hormonal possa ser mais jovem do que no dia, mês ou ano anterior.

c) O envelhecimento é normal; não há, contudo, uma curva de envelhecimento que possa ser aplicada a todas as pessoas. Há quem escape inteiramente de certos sintomas da idade, enquanto que há também quem seja vítima deles muito tempo antes da velhice se instalar.

d) O envelhecimento tem um componente genético que afeta a todos, mas não ao grau que se costuma supor. Ter pais que viveram além dos 80 anos acrescenta apenas cerca de três anos à expectativa de vida de uma criança; menos de 5% da população tem genes tão bons ou tão ruins que tornem significativamente mais longa ou mais curta a sua vida. Por comparação, ao adotar um estilo de vida saudável, pode-se retardar os sintomas do envelhecimento em até trinta anos.

e) O envelhecimento muitas vezes é doloroso, tanto física quanto mentalmente, mas isto é o resultado não do envelhecimento em si, e sim das muitas enfermidades que acometem os idosos; um grande número dessas enfermidades pode ser evitado.

f) O envelhecimento parece ser universal, porque todos os sistemas organizados se desgastam com o tempo, mas nossos corpos resistem a esse desgaste extremamente bem. Sem influências negativas internas ou externas nossos tecidos e órgãos poderiam facilmente durar de 115 a 130 anos antes que a idade, e somente a idade, fizesse com que parassem de funcionar.

g) Finalmente, o envelhecimento é fatal, porque todo mundo tem que morrer, mas na vasta maioria dos casos, talvez tanto quanto 99%, a causa da morte não é idade avançada e sim câncer, ataque do coração, derrame, pneumonia e outras enfermidades.

É extremamente difícil determinar como seria observar o corpo envelhecendo por si só. Dois carros deixados ao relento irão enferrujar aproximadamente na mesma proporção; o processo de oxidação ataca a ambos por igual, transformando seu aço e ferro em óxido de ferro de acordo com uma lei da química facilmente explicada. O processo de envelhecimento não obedece a leis tão simples assim. Para alguns de nós ele é constante, uniforme e lento, como uma tartaruga se arrastando para o seu destino. Para outros, envelhecer é como se aproximar de um penhasco — há um longo e seguro platô de saúde, seguido por acentuado declínio no último ano ou nos últimos dois anos da vida. E ainda para outros, a maior parte do corpo permanecerá saudável, exceto por um elo mais fraco, como, por exemplo, o coração, que falha muito mais rápido do que outros órgãos. Seria preciso acompanhar uma pessoa pela maior parte da sua vida adulta para descobrir como ela estaria envelhecendo, e aí então seria tarde demais.

O fato de o envelhecimento ser tão subjetivo resultou frustrante para a medicina, que considera extremamente difícil diagnosticar e tratar muitas das doenças mais importantes associadas à idade avançada. Duas jovens podem ingerir a mesma quantidade de cálcio, exibir níveis hormonais igualmente saudáveis, e, ainda assim, só uma delas apresentar um quadro de osteoporose incapacitante após a menopausa. Irmãos gêmeos com genes idênticos podem passar pela vida com quadros clínicos notavelmente parecidos e, no entanto, apenas um deles acabar desenvolvendo o mal de Alzheimer, artrite ou câncer. Duas das condições clínicas mais comuns na idade avançada, pressão arterial e nível de colesterol altos, são igualmente imprevisíveis. O corpo que envelhece se recusa a se comportar de acordo com leis e regras mecânicas.

Após décadas de intensa investigação, não existe uma teoria adequada acerca do envelhecimento humano. Mesmo as nossas tentativas de explicar como os animais envelhecem resultaram em mais de trezentas teorias diferentes, muitas das quais contraditórias. Nossos conceitos de envelhecimento têm sido drasticamente modificados no decorrer das duas últimas décadas. No início dos anos 70, os médicos começaram a notar pacientes de 60 e 70 anos cujos corpos ainda funcionavam com o vigor e a saúde da meia-idade. Essas pessoas se alimentavam moderadamente e cuidavam dos seus corpos. A maioria não fumava, tendo abandonado o vício algum tempo depois das primeiras advertências médicas sobre os riscos de câncer de pulmão, no início dos anos 60. Nunca tinham sofrido ataques do coração. Embora exibissem alguns dos sinais aceitos da velhice — pressão arterial e colesterol elevados e tendência à obesidade, vista cansada e audição reduzida — não havia nada de senil naquela gente. A "nova velhice" — como veio a ser chamada — havia nascido.

A "velha velhice" fora marcada por declínios irreversíveis em todas as frentes — física, mental e social. Por séculos e séculos as pessoas esperavam atingir a idade avançada — se é que viessem a atingir — frágeis, esclerosadas, socialmente inúteis, doentes e pobres. Para reforçar esta perspectiva melancólica, havia fatos igualmente melancólicos: apenas uma de cada dez pessoas vivia até os 65 anos antes deste século.

Por muito tempo no passado, o corpo humano viu-se exposto à influência mortal de um meio ambiente extremamente hostil: nutrição inadequada, uma vida inteira voltada para o trabalho braçal e incontroláveis epidemias criavam condições que aceleravam o envelhecimento. Faça uma consulta aos documentos relativos aos imigrantes que passaram pela Ilha Ellis na virada do século; algumas das fotografias o horrorizarão. Os rostos de mulheres de 40 anos pareciam desfigurados e tensos, literalmente como se tivessem 70 anos — e uns 70 anos bem velhos, por sinal. Garotos adolescentes pareciam homens de meia-idade bastante maltratados. Sob o bisturi de um cirurgião seus corações, pulmões, rins e fígados teriam parecido idênticos aos de um homem contemporâneo com duas vezes a sua idade. Envelhecer é a reação do corpo a condições impostas sobre ele, tanto de fora quanto de dentro. As dunas de areia da idade mudam de lugar sob os nossos pés, adaptando-se ao modo como vivemos e a quem nós somos.

A nova velhice entrou em cena após mais de meio século de condições de vida melhorada e intenso progresso da ciência médica. A expectativa de vida média americana de 49 anos em 1900 saltou para 75 anos em 1990. Colocando este significativo aumento sob uma perspectiva adequada, o tempo de vida que ganhamos em menos de um século é o mesmo que as pessoas tiveram como o total de sua existência durante mais de quatro mil anos: dos tempos pré-históricos ao alvorecer da Revolução Industrial, o tempo médio de vida permaneceu abaixo de 45 anos. Somente 10% da população em geral chegavam aos 65, mas hoje 80% vivem por tanto tempo.

O MISTÉRIO DO ENVELHECIMENTO

A despeito da evidência de que o envelhecimento é um fenômeno cambiante, fluido, ainda nos encontramos envolvidos na crença de que o envelhecimento pode ser entendido estritamente como um processo biológico. Quando você olha para o seu corpo e nota o quanto ele mudou fisicamente desde que você era jovem, o envelhecimento parece um fenômeno óbvio. Na verdade, é tudo menos isto.

Vinte anos atrás eu era um jovem residente trabalhando em um imenso e lúgubre hospital de veteranos nas cercanias de Boston. Em dias normais eu examinava dezenas de pacientes, em sua maioria ex-combatentes que tinham servido em duas guerras mundiais. Os anos que haviam decorrido desde então tinham cobrado um preço demasiado evidente. Mesmo quando eu fechava os olhos, o que ouvia e sentia nos corpos deles era inconfundível. Suas mãos tremiam quando eu lhes tomava o pulso e seus pulmões chiavam sob o estetoscópio. O batimento firme de corações jovens cedera a vez a um ritmo mais fraco e ameaçador.

Eu sabia que um processo invisível de destruição estava tendo lugar sob a tênue camada de suas peles secas e enrugadas. Os vasos sangüíneos estavam endurecendo e a pressão arterial subindo. Se eu pudesse alcançar as três artérias coronarianas, constataria que uma ou mais certamente estaria entupida, obstruída por placas de gordura. A principal artéria do corpo, a aorta, poderia ter ficado tão dura quanto um cano de chumbo, enrijecida por depósitos de cálcio, enquanto que as delicadas arteríolas da cabeça provavelmente estariam tão delgadas que o menor contato faria com que se esfarelassem, desencadeando um derrame. Os ossos das vértebras e dos quadris deveriam estar ficando porosos também, esperando para quebrar assim que a pessoa levasse um tombo na escada. Espalhados por todo o corpo, tumores ocultos estariam sendo mantidos sob controle pelo metabolismo mais lento dos idosos, que misericordiosamente retarda a disseminação do câncer.

Tudo isto pode parecer um quadro preciso, mesmo que melancólico, do processo de envelhecimento, mas na verdade *eu não estava vendo pessoas velhas; eu estava tratando de pessoas doentes.* Por todo o país os médicos cometiam o mesmo erro. Às voltas com o tratamento de várias doenças, esquecemos como é envelhecer quando a doença não se faz presente. Mais que isto, os poucos pesquisadores que se interessaram pelo processo de envelhecimento tendiam a trabalhar em hospitais de veteranos, como aquele em que cliniquei. Por definição, o envelhecimento "normal" que observaram era normal, porque uma pessoa normal não está hospitalizada. Ninguém sonharia em definir a infância estudando pacientes em uma enfermaria de crianças, e no entanto a velhice em grande parte foi definida desse modo.

Levando-se em conta a população como um todo, somente 5% das pessoas acima de 65 anos estão internadas em instituições, sejam hospitais, clínicas de repouso ou sanatório para doentes mentais. Surpreendentemente, este número não é significativamente mais elevado do que nos outros grupos mais jovens. É óbvio que há muitas razões além da idade avançada para alguém terminar numa instituição. Esses lugares são uma espécie de asilo para viúvos, gente sem teto, alcoólatras, indivíduos mentalmente incapazes e indigentes. Um médico não passa um dia em um hospital típico de cidade grande sem ver um carro da polícia encostar com um carregamento de párias desafortunados varridos das ruas para se tornarem estatísticas sem rosto que os pesquisadores usam para definir a velhice.

"Tema a velhice", avisou Platão há mais de dois mil anos, "porque ela não vem sozinha." É uma verdade. À medida que ficamos mais velhos, o que mais nos incomoda normalmente não é a idade em si e sim os males que a acompanham. Na selva, poucos animais morrem simplesmente por terem ficado velhos demais. Outros fatores, tais como doenças, fome, exposição a intempéries e a predadores matam a maioria das criaturas, isto antes de elas atingirem seu limite potencial de vida. Observe só um bando de pardais diante da sua janela nesta primavera; na primavera seguinte, a metade já terá morrido de várias causas. Assim, para todos os propósitos práticos, é irrelevante que os pardais possam viver mais de uma década se mantidos a salvo numa gaiola.

Expectativas de vida longa podem ser encontradas entre os pássaros (em cativeiro as águias chegam aos 50 anos e os papagaios passam dos 70), o que parece estranho, considerando seu metabolismo acelerado e ritmo cardíaco disparado. Mas o processo de envelhecimento não é lógico. O próprio papel do envelhecimento no quadro geral da evolução das espécies intriga os biólogos, já que a natureza teria muitos outros meios para terminar com a vida dos animais. Por exemplo, a mortalidade está embutida no sistema de competição por alimento. Alguns animais têm que morrer para que outros possam viver, de outro modo a sobrevivência dos mais aptos não teria sentido. Entre ursos e cervos, por exemplo, os machos lutam pelo seu território durante a estação da reprodução; quando os machos mais fortes ganham o direito de cruzar com as fêmeas, ganham também o direito de uso do melhor território — que é rico em alimentos — enquanto que os perdedores têm que se contentar com terrenos bem mais pobres, onde muitos lutam pela vida à beira da inanição e acabam por morrer rapidamente.

Se o animal selvagem tem a sorte de sobreviver e atingir sua expectativa natural de vida, seu corpo não será apenas velho, estará crivado de doenças. Câncer, doenças do coração, artérias endurecidas, artrite e derrames são enfermidades que se destacam entre as criaturas velhas. Os leões idosos sofrem das coronárias e as águias velhas têm cataratas. O envelhecimento aparece tão misturado com outros fatores que é extremamente difícil separá-lo.

A mesma confusão ocorre nos seres humanos. Embora nos orgulhemos de ter escapado das aflições da vida selvagem, o homem contemporâneo raramente morre de velhice. Em 1938 a revista médica britânica *The Lancet* publicou o relato de um experiente patologista que afirmava jamais ter examinado o corpo de quem tivesse morrido exclusivamente de velhice. O candidato mais próximo foi um homem de 94 anos de idade que morrera murchando aos poucos, sem uma enfermidade evidente. Mas as aparências eram enganadoras: na autópsia descobriu-se que ele sofria de pneumonia lobular, uma das causas mais comuns de morte entre os velhos.

Embora o senso comum nos diga que envelhecemos simplesmente porque nos desgastamos, nenhuma teoria que explique o envelhecimento só pelo desgaste jamais foi examinada detidamente. Os corpos que envelhecem simplesmente parecem se desgastar como máquinas de lavar roupa ou tratores muito usados. "Como vai a velha máquina?" pergunta o médico ao seu paciente idoso, como se o coração do paciente fosse um relógio de corda. Diferentemente das máquinas, contudo, que se desgastam com muito uso, o corpo humano é capaz de ficar bem melhor se for muito usado. Um bíceps bem exercitado não deteriora; ao contrário, fica mais forte. Os ossos da perna ganham massa proporcionalmente ao peso que se coloca sobre elas, motivo pelo qual a osteoporose é praticamente desconhecida em sociedades tribais onde a atividade física durante toda a vida é a norma. Mais ainda, se o uso fosse a verdadeira causa do envelhecimento, seria uma boa estratégia descansar na cama a vida inteira. Na verdade, o repouso prolongado é desastroso para a fisiologia — um paciente internado num hospital e obrigado a repouso total num leito por algumas semanas sofrerá nos seus músculos e ossos tanto quanto alguém que tivesse envelhecido uma década.

Qualquer teoria puramente física do envelhecimento não pode deixar de ser incompleta. Consideremos a artrite, um dos sintomas mais comuns da idade avançada. Na escola de medicina nos ensinaram que a artrite comum (ou osteoartrite) é um distúrbio degenerativo. Ou seja, é causada simplesmente pelo uso. Após toda uma vida de uso, a cartilagem amortecedora existente nas grandes juntas de sustentação de peso se deteriora, o que explica por que os joelhos e as juntas dos quadris, que sustentam o peso do corpo, tendem a ser os locais favoritos da artrite. A membrana sinovial, a suave forração que protege os ossos no ponto em que se encontram, torna-se inflamada ou deteriora-se, o que ocasiona a dor, a inchação e a ardência causada pela artrite. Às vezes o líquido sinovial seca, e os ossos se atritam uns contra os outros, criando esporões. Este tipo de degenerescência persegue a humanidade desde a Idade da Pedra. A imagem familiar do homem pré-histórico com os ombros encolhidos hoje é vista como uma distorção daquilo que os saudáveis homens das cavernas na realidade deveriam ser. Parece que os arqueólogos foram enganados pelo fato de que muitos dos esqueletos intactos encontrados apresentavam deformações causadas pela artrite na espinha.

Como possível causa da artrite, o desgaste causado pelo uso apela para o senso comum, mas deixa de explicar muitas coisas. Algumas pessoas nunca se tornam artríticas, muito embora sujeitem suas juntas a extrema tensão. Outras pessoas desenvolvem o problema após uma vida de trabalho burocrático sedentário, para não mencionar certos pontos favoritos para a doença, como, por exemplo, os dedos, que não têm que sustentar nenhum peso. Teorias mais recentes da artrite voltam-se para os hormônios, a genética, a falência do sistema imunológico, a alimentação e outros fatores; no fim, nenhuma causa definida é conhecida.

No entanto, os fatores emocionais têm sido fortemente ligados a outro tipo importante de artrite, a reumatóide. Esta enfermidade parece incidir com mais freqüência em mulheres com marcante tendência a reprimir as emoções, que adotam a passividade e a depressão como um modo de lidar com o estresse, em vez de ficarem com raiva ou enfrentarem seus problemas emocionais. A doença pode piorar sob o estresse, e, por razões inexplicáveis, também pode desaparecer, talvez em obediência a uma corrente mais profunda de mudança.

TRÊS IDADES DO HOMEM

A complexidade das forças que operam dentro de um corpo que envelhece torna-se ainda mais óbvia quando se faz uma pergunta aparentemente fácil: qual é a sua idade?

Antes que você se apresse a responder, considere que há três modos distintos e separados de medir a idade de alguém:

Idade cronológica — quantos anos você tem segundo o calendário
Idade biológica — qual a idade do seu corpo em termos de sinais críticos da vida e processos celulares
Idade psicológica — a idade que você sente que tem.

Somente a primeira é fixa, e, no entanto, é também a menos confiável das três. Uma pessoa de 50 anos pode ser quase tão saudável como quando tinha 25, enquanto que outra de 50 pode ter um corpo de 60 ou mesmo de 70 anos. Para saber realmente qual é a sua idade, a segunda medida — a idade biológica — entra em ação; ela nos diz como o tempo afetou seus órgãos e tecidos comparado com outras pessoas da mesma idade cronológica.

O tempo não afeta uniformemente o seu corpo, contudo; praticamente cada célula, tecido e órgão envelhece dentro de seu próprio calendário, o que torna a idade biológica muito mais complexa do que a cronológica. Um maratonista de meia-idade pode ter os músculos da perna, o coração e os pulmões de alguém com a metade da sua idade, mas seus joelhos e rins podem estar envelhecendo rapidamente devido ao estresse excessivo, sendo que sua visão e audição podem estar declinando de acordo com seus próprios caminhos. Você se torna único à medida que os anos passam. Aos 20 anos, quando o desenvolvimento muscular, os reflexos, o impulso sexual e muitas outras funções básicas estão atingindo o seu ponto máximo, a maioria das pessoas pareceriam iguais aos olhos de um fisiologista. Jovens corações, cérebros, rins e pulmões exibem firmeza e cores saudáveis; evidências de tecido anômalo, enfermo ou moribundo são raras ou inexistentes. Mas aos 70 anos, não há dois corpos que sejam remotamente parecidos. Nessa idade o seu corpo será como o de nenhuma outra pessoa no mundo; as modificações sofridas espelharão a sua vida única.

A idade biológica tem seus limites como instrumento de medição. Considerado puramente como biologia, o processo de envelhecimento se desenvolve tão lentamente que seus efeitos fatais raramente se equiparam ao de doenças de ritmo mais acelerado. A maioria dos órgãos vitais é capaz de funcionar bem a 30% de sua capacidade. Assim, se nossos corpos perdessem 1% do seu funcionamento por ano após os 30, seriam precisos 70 anos, ou 100 de idade, para que o envelhecimento ameaçasse um determinado órgão com um iminente colapso. Mas as influências sociais e psicológicas sempre estão agindo, nossos estilos de vida nos submetem a várias condições e as diferenças nas formas de envelhecimento mostram-se muito cedo na vida.

Dois pacientes vítimas de derrame com cinqüenta e tantos anos e com idênticas condições clínicas podem, e freqüentemente isto ocorre, exibir processos de recuperação absolutamente diferentes — um pode se recuperar do derrame rapidamente, reagir bem à terapia física e com facilidade recuperar os movimentos e a fala perdida, logo retornando à vida normal. O outro pode reagir fracamente ao tratamento, deixar-se vencer pela depressão e desistir de todas as atividades; em pouco tempo poderá envelhecer e morrer. O fator determinante aí será a idade psicológica, que é a mais subjetiva e misteriosa das três medidas, embora também seja a que contém as maiores possibilidades de reverter o processo de envelhecimento.

Sabe-se que a idade biológica pode ser alterada — o exercício físico regular, por exemplo, pode reverter dez dos efeitos mais típicos da idade biológica, inclusive pressão arterial alta, excesso de gordura, taxa de açúcar inadequada e decréscimo da massa muscular. Os gerontologistas descobriram que as pessoas idosas que concordam em adotar hábitos mais saudáveis aumentam sua expectativa de vida em dez anos. Assim, a flecha do tempo pode se deslocar para a frente rápida ou lentamente, parar ou até mesmo voltar para trás. Seu corpo pode tornar-se mais jovem ou mais velho, biologicamente, dependendo de como você o trata.

No entanto, a idade psicológica ainda é mais flexível. Tal como a idade biológica, a idade psicológica é completamente subjetiva — não há duas pessoas exatamente com a mesma idade psicológica porque não existem duas pessoas com exatamente as mesmas experiências. Vejamos o que diz Anna Lundgren, de 101 anos de idade, que, quando criança, fez uma observação muito importante que influenciou o modo como veio a envelhecer nos oitenta ou noventa anos seguintes: "Lá na Noruega, quando eu era uma garotinha, aos 55 ou 65 anos as pessoas simplesmente se sentavam. Eu nunca me senti tão velha assim. Isso é ser velho. Não me sinto assim nem hoje em dia." O quão velho você se sente não tem fronteiras e pode ser revertido numa fração de segundo. Uma velha relembrando seu primeiro amor pode subitamente parecer e falar como se tivesse 18 anos de novo; um homem de meia-idade, ao saber que sua bem-amada esposa morreu pode definhar e cair num processo de solitária senilidade em questão de semanas.

Assim, em vez de responder com um número fixo à pergunta "Quantos anos você tem?", precisamos chegar a uma escala móvel que mostre a rapidez com que as nossas três idades se movem em relação uma à outra. Peguemos dois homens de 50 anos de idade:

A, divorciado recentemente, sofre de depressão aguda, apresenta quadro de doença cardíaca e excesso de peso; B é feliz, bem casado, saudável, otimista e satisfeito com seu emprego.

Tendo em vista os vários fatores em ação, a verdadeira idade de A e de B é melhor expressa por um gráfico de três fileiras:

```
IDADE CRONOLÓGICA              A/B
IDADE BIOLÓGICA          B→          A→
IDADE PSICOLÓGICA    ←B        A→
       ANOS      30  35  40  45  50  55  60
```

As setas apontam na direção do envelhecimento e seu comprimento indica a rapidez com que está se dando o processo. Embora A e B tenham cronologicamente 50 anos, A está sob tantas influências negativas que seu corpo é 10 anos mais velho biologicamente e está envelhecendo depressa; em termos de idade psicológica ele está mais ou menos ao par com sua idade de calendário, mas aí também está envelhecendo bastante depressa. O quadro é muito diferente para B, que é mais jovem em ambas as escalas, a biológica e a psicológica. Sua boa saúde física e mental indica que ele está envelhecendo biologicamente e na verdade ficando mais jovem psicologicamente.

Acima de tudo, A está em pior forma de que B. Dependendo de quão graves forem a sua depressão e sua condição cardíaca, a idade composta dele pode chegar aos 60 anos, mas este número é artificial. Não leva em conta o fato de que todos os fatores que o tornam muito mais velho que sua idade cronológica são reversíveis. Dentro de dez anos ele poderá ser tão feliz, otimista e ajustado quanto B, e neste caso sua idade composta declinaria.

Quando os gerontologistas tentam predizer a longevidade, todos os seguintes fatores psicossociais devem ser levados em conta para determinar com precisão se o processo de envelhecimento está sendo acelerado ou retardado.

FATORES NEGATIVOS QUE ACELERAM O ENVELHECIMENTO

O asterisco (*) denota os fatores mais importantes

* Depressão
  Incapacidade de expressar as emoções
  Sentir-se incapaz para modificar-se e modificar os outros
  Viver sozinho
  Solidão, ausência de amigos íntimos
* Falta de uma rotina diária regular
* Falta de uma rotina de trabalho regular
* Insatisfação com o trabalho
  Ter que trabalhar mais de 40 horas por semana
  Dificuldades financeiras, dívidas
  Preocupação habitual ou excessiva
  Arrependimento por sacrifícios feitos no passado
  Irritabilidade, enraivecer-se com facilidade *ou* ser incapaz de exprimir a raiva que sente
  Criticar demais a si mesmo e aos outros

FATORES POSITIVOS QUE RETARDAM O ENVELHECIMENTO

* Casamento feliz (ou relacionamento satisfatório)
* Satisfação no trabalho
* Sensação de felicidade pessoal
  Capacidade de rir com facilidade
  Vida sexual satisfatória
  Capacidade de fazer e manter amigos íntimos
* Rotina diária regular
* Rotina de trabalho regular
  Tirar pelo menos uma semana de férias por ano
  Sentir-se capaz de controlar a própria vida pessoal
  Tempo de lazer agradável, hobbies satisfatórios
  Capacidade de exprimir os sentimentos facilmente
  Visão otimista do futuro
  Sentir-se financeiramente seguro, viver de acordo com suas disponibilidades

Como se pode ver, há muito mais nesta questão de idade psicológica do que o clichê que diz: "Você é tão velho quanto pensa que é", e modificar a sua idade psicológica envolve os inter-relacionamentos pessoais e fatores sociais. Entre os principais, há diversos aos quais já nos referimos. A importância de uma rotina diária e de trabalho regular é enfatizada por quase todos os estudos de longevidade. A satisfação no trabalho aparece como o mais confiável dos indicadores de que uma pessoa apresenta baixo risco de um ataque cardíaco, enquanto que o contrário a coloca na faixa do risco extremamente alto. Viver sozinho é precário, enquanto ser bem casado indica que a pessoa envelhecerá devagar.

As combinações desses fatores tornam-se extremamente intricadas, refletindo a complexidade da vida da pessoa. Os gerontologistas fizeram um grande esforço na tentativa de quantificar esses fatores, com resultados plausíveis. Quem viveu sozinho por quatro anos, por exemplo, teria uma idade psicológica ligeiramente diferente de quem tenha vivido sozinho por oito anos. O valor relativo atribuído a ter uma rotina diária regular é considerado três vezes mais importante do que ter uma vida sexual satisfatória, enquanto que ser otimista quanto ao futuro cancela, ponto por ponto, a característica negativa de não ter um hobby.

Mas eu tenho as minhas reservas a respeito de qualquer tentativa de quantificar os traços constitutivos de uma pessoa; a despeito da precisão desses fatores, eles perdem a essência da vida pessoal, que é a sua capacidade de mudar e se transformar, de sentir tanto alegria quanto tristeza e de passar por súbitas reversões e iluminações abruptas. Quando penso em mim mesmo, minha imagem não é a de uma coleção fixa de atributos — as coisas estão sempre mudando por dentro, às vezes drasticamente.

A lista não é capaz de quantificar qualidades intangíveis como, por exemplo, ser capaz de se dar e de ter consideração com os outros. De um modo geral, esta é uma limitação da moderna psicologia, com sua exagerada confiança em números e dados impessoais. Um estudo incomum, contudo, resolve elegantemente essa questão. Larry Scherwitz, psicólogo da Universidade da Califórnia, gravou as conversas de quase 600 homens, um terço dos quais sofria de doenças cardíacas, o resto sendo saudável. Ouvindo as fitas, ele contou quantas vezes cada homem usava as palavras referentes a si próprio, *eu, mim, meu*. Comparando os números encontrados com a freqüência das doenças cardíacas, Scherwitz determinou que os homens que mais usavam os pronomes da primeira pessoa eram os que ofereciam maior risco. Além disso, seguindo os objetos da pesquisa por diversos anos, ele descobriu que quanto mais um homem falava sobre si próprio, mais chances tinha de sofrer um infarto.

Contar o número de vezes que a pessoa disse "eu" foi uma maneira engenhosa de quantificar a auto-absorção, e, segundo o meu ponto de vista, é bastante razoável admitir-se que quanto menos se abre o coração para os outros, mais se sofre. O antídoto, na conclusão de Scherwitz, era ser mais generoso: "Ouça com atenção quando os outros falam. Dê o seu tempo e a sua energia para o próximo; deixe as pessoas seguirem seus próprios caminhos; aja por outros motivos que não exclusivamente o atendimento de suas necessidades." Com estas palavras, ele ultrapassou a questão dos dados quantificáveis relativos a amor e compreensão, o que se ajusta muito bem à nossa intuição, que diz que uma pessoa aberta e amorosa envelhece bem.

Há algo de muito valioso que a pesquisa quantificada nos mostrou até agora: a idade biológica reage à idade psicológica. Se você examinar a lista de influências psicossociais positivas, palavras subjetivas tais como *feliz, satisfeito* e *prazeroso* indicam como esses fatores são realmente pessoais. Ao alimentar sua vida interior, você está usando o poder da consciência para derrotar o envelhecimento na sua origem. Por outro lado, mudanças na consciência na direção da apatia, impotência e insatisfação empurram o corpo para um rápido declínio.

O VALOR DA CAPACIDADE DE ADAPTAÇÃO

É bastante assustador observar uma pessoa idosa abrir mão da sua vontade de viver, e é extremamente difícil mostrar a essa pessoa o que ela está fazendo. Quando a vida se torna sem sentido, a energia que sustenta o corpo parece escoar silenciosamente, como uma bateria vazando. Mas se examinarmos mais detidamente, seremos capazes de provar que este esgotamento da vitalidade, da curiosidade e da vontade de viver é controlável e não tem nada a ver com o envelhecimento normal. O corpo se realimenta; ele renova as próprias energias automaticamente após períodos de carência. Não importa o quão agudo tenha sido o estresse, uma vez que o corpo tenha reagido, retornará ao seu estado de equilíbrio. Esta tendência de permanecer em equilíbrio é completamente necessária à vida e, comprovadamente, um mecanismo chave para a sobrevivência.

Em 1957, Flanders Dunbar, professor de medicina na Universidade de Colúmbia, publicou um estudo de centenários e "nonagenários lépidos". Ele descobriu que capacidade de adaptação psicológica em face do estresse era dominante entre eles. Mais do que qualquer outra, esta característica os destacava da população em geral. Embora todo mundo tenha seus momentos de dor, choque, tristeza e desapontamento, alguns de nós reagem a eles muito melhor do que outros. Dunbar alinhou seis características que, em sua opinião, podiam ser encontradas nos "pré-centenários" com a melhor chance de viver até os 100 anos:

1. Reagir criativamente à mudança. Mais do que qualquer outra, esta característica faz com que os pré-centenários se destaquem das pessoas comuns.
2. Livrar-se da ansiedade. A ansiedade é grande inimiga da nossa capacidade de improvisar e criar.
3. Capacidade constante de criar e inventar.
4. Grande capacidade de adaptação.
5. Capacidade de integrar as coisas novas à própria existência.
6. O desejo de continuar vivo.

Como acontece com todos os modelos proféticos, este também erra. Deve-se aceitar que algumas pessoas vegetem e cheguem aos 100 anos, mesmo sendo rígidas e nada criativas, não dando a mínima para continuarem vivendo. Mas as qualidades positivas são muito mais comuns nos centenários, e, como descrição do tipo de velhice mais desejável, a lista de Dunbar é extremamente útil. Seus pré-centenários são especiais porque revelam que assim como as pessoas têm sistemas imunológicos fortes ou fracos, nós todos variamos no modo como nos adaptamos mentalmente. Para alguns, a jornada da vida, por mais que pareça difícil, é enfrentada com elástica capacidade de recuperação ao invés de quebradiça fragilidade; são como o junco que cede à tempestade, não como os carvalhos que permanecem rígidos e se partem.

A capacidade de adaptação pode ser definida simplesmente como liberdade para pensar ou agir sem condicionamentos. Permanecer aberto às mudanças, aceitar o novo e dar as boas-vindas ao desconhecido, é uma escolha que envolve talentos pessoais definidos; pois, deixada por conta da inércia, a mente tende a reforçar seus velhos hábitos e cada vez se deixar prender mais e mais pelos condicionamentos.

QUESTIONÁRIO SOBRE A CAPACIDADE DE ADAPTAÇÃO

Se você quer saber se aprendeu quais são as características que tornam uma pessoa adaptável, responda às perguntas seguintes para saber a que ponto se aplicam a você, de acordo com esta tabela:

Quase nunca se aplica	0 ponto
Às vezes se aplica	1 ponto
Geralmente se aplica	2 pontos
Aplica-se quase sempre	3 pontos

1. Quando sou confrontado com um problema pela primeira vez e não tenho idéia de como pode ser resolvido, assumo a atitude de que a solução certa aparecerá.
2. Tudo na minha vida acontece na hora certa.
3. Sinto-me otimista quanto ao futuro.
4. Quando alguém me rejeita, eu me sinto magoado, mas aceito como uma decisão que cabia à outra pessoa.
5. Sinto a falta dos parentes e amigos que morreram, mas a dor acaba passando e eu sigo em frente — não tento trazer de volta o que não pode voltar.
6. Meus ideais são maiores do que eu.
7. Quando estou discutindo com alguém, eu defendo minha posição, mas acho fácil reconhecer aquilo em que o outro lado tem razão.
8. Voto no homem, não no partido.
9. Dedico parte do meu tempo a causas dignas, mesmo que impopulares.
10. Sou considerado um bom ouvinte. Não interrompo os outros quando falam.
11. Se alguém se mostra muito envolvido emocionalmente em um assunto, eu ouço a pessoa sem expressar meus pontos de vista.
12. Tendo que escolher entre um emprego de salário alto que seja muito tedioso, e um do qual eu goste pela metade do dinheiro, eu escolheria o que gosto.
13. Meu estilo de chefiar é permitir que as pessoas ajam com independência, em vez de tentar controlá-las. Interfiro o mínimo possível.
14. Acho fácil confiar nos outros.
15. A minha tendência é não me preocupar; os altos e baixos das situações difíceis me afetam menos do que a maioria das outras pessoas.
16. Em uma situação competitiva, sou um bom perdedor. Direi algo como "Valeu", ou "Eu não estava num dos meus melhores dias".
17. Ter razão sempre não é tão importante para mim.
18. Sinto-me à vontade brincando com crianças pequenas; entro no mundo delas com facilidade.

19. Não penso muito nos meus estados de espírito.
20. Posso sentir com facilidade o que uma outra pessoa estiver sentindo.
21. As pessoas quietas me deixam tranqüilo. E as nervosas não me enervam.

Escore total: _____

Avaliando o seu escore:
50 pontos ou acima:
   Você é uma pessoa com excelente capacidade de adaptação que dedicou muito tempo ao seu crescimento pessoal. Ou outros o procuram em busca de orientação ou conselhos. Você valoriza muito sua capacidade de permanecer à vontade quando sob pressão e aceitar prontamente novos desafios. Você se orgulha de sua capacidade de resolver bem os seus conflitos.

30-40 pontos:
   Você se adapta razoavelmente aos desafios do dia-a-dia, mas provavelmente foi limitado o esforço que dedicou a esta área. É o tipo de pessoa que os outros consideram tranqüila, mas provavelmente tem mais preocupações e arrependimentos relativos a questões que não enfrentou. Os conflitos o perturbam, e você tende a se submeter à influência de pessoas com emoções mais fortes do que as suas.

20-30 pontos:
   Você tem idéias definidas sobre o que seja certo ou errado num comportamento e atribui grande prioridade à defesa do seu ponto de vista. O trabalho no seu crescimento pessoal não tem sido altamente prioritário até agora. Com certeza você é bem organizado e decididamente trata-se de uma pessoa voltada para a conquista dos seus objetivos. Envolvido numa situação de conflito ou competição vai querer, realmente, estar do lado vitorioso.

Abaixo de 20 pontos:
O seu sentido de self precisa de uma dose considerável de trabalho. Dominado por um ou ambos os pais quando criança, você teme ser rejeitado e se aborrece ou mostra-se crítico quando os outros discordam de você. Tem o seu modo de fazer as coisas e não gosta de surpresas. Com toda a probabilidade é obsessivamente ordeiro, com muitas preocupações ocultas, ou então muito desorganizado, reagindo fortemente a um evento externo após outro.

O objetivo deste teste não é fazer com que a pessoa se sinta superior nem inferior, mas sim despertar o crescimento consciente. O denominador comum de todas as pessoas com boa capacidade de adaptação é que elas geralmente trabalham numa base diária para manter aberta sua consciência. A maior parte deste livro é devotada a este esforço, e na minha opinião não há objetivo mais alto na vida do que tentar conservar íntegra a sua consciência até que o impacto pleno da realidade — com toda a sua beleza, verdade, maravilha e sacralidade — seja intencionalmente experimentado. A redução da consciência ocorre quando a vida é vivida e apreciada sem o esforço acima referido. Esta tendência quase sempre é tão sutil que podem ser precisos meses ou anos para que os resultados daninhos sejam evidentes. Os indícios, contudo, são muito óbvios para quem se dê ao trabalho de olhar. As mudanças etárias ocorridas na mente e no corpo são o produto final do processo de adotar, impensadamente, suposições, crenças e opiniões rígidas. Algumas pessoas, por exemplo, absorveram a noção de que vão perder a memória em idade avançada, uma expectativa freqüentemente reforçada naqueles que acreditam na "velhice velha".

Assim que completam 55 ou 60 anos, essas pessoas começam a se preocupar com qualquer lapso de memória que tenham, por menor que seja, a despeito do fato de lapsos de memória acontecerem ocasionalmente a todo mundo, jovens e velhos. Memória é um negócio engraçado. Você não pode se obrigar a lembrar de nada, mas pode fazer com que se esqueça. Uma das maneiras de fazer isto é bloquear a memória com ansiedade. Lembra da última vez em que esteve metido numa situação de emergência e teve de telefonar para casa? Correu para um telefone público, superansioso, e, quando pegou o aparelho, a pergunta surgiu na sua cabeça. "Qual é o meu número? Esqueci meu telefone!" Você só vai se lembrar quando se acalmar e permitir que a neblina da ansiedade se retire, possibilitando que a lembrança surja espontaneamente.

Algumas pessoas são tão ansiosas a respeito de envelhecer que não conseguem se controlar e permitem que essa ansiedade se infiltre em qualquer situação que requeira que se lembrem de alguma coisa — o nome de um amigo, o endereço de alguém, o lugar onde deixaram as chaves. Elas começam a tentar monitorar sua memória ("Muito bem, será que vou esquecer isto?"), o que só serve para tornar as coisas piores, e elas acabam enredadas num ciclo vicioso: ficam tão persuadidas de estarem ficando senis que acabam perdendo a memória, ao não relaxarem o suficiente para que ela funcione.

O desenvolvimento de qualquer traço de caráter se inicia cedo na vida e começa a se exibir lá pela meia-idade. O melhor método para se assegurar de que você será adaptável na velhice é ser adaptável quando ainda jovem. Isto foi demonstrado num estudo clássico iniciado 50 anos atrás por George Vaillant, psicólogo de Harvard. Ele reuniu 185 jovens, estudantes de Harvard durante a Segunda Guerra Mundial, e acompanhou seus quadros clínicos durante quase quarenta anos. Vaillant descobriu que mesmo que alguém parecesse estar com a saúde perfeita, seria provável que morresse cedo se reagisse mal ao estresse, caísse vítima da depressão ou fosse psicologicamente instável. Dos homens que tinham a melhor saúde apenas dois ficaram doentes crônicos ou morreram aos 53 anos. Dos 48 homens com a pior saúde mental, contudo, 18 — quase dez vezes mais do que no outro grupo — tornaram-se doentes crônicos ou estavam mortos com aquela idade.

Vaillant descobriu que o envelhecimento prematuro — definido como declínio físico irreversível — era retardado pela boa saúde mental e acelerado pela saúde mental deficiente. Os anos mais importantes no processo, descobriu ele, ficavam entre os 21 e os 46, porque este é o período em que a pessoa geralmente consegue — ou não — estabelecer um sentido firme do self, indiferentemente aos mais terríveis traumas e abusos que possa ter sofrido na infância. Uma vez que a semente seja plantada, os resultados do estado da saúde mental mostram-se fisicamente aos 50 anos. Os últimos anos da meia-idade são a década crítica chamada com freqüência de "zona perigosa", porque é quando aparecem os ataques do coração prematuros, a hipertensão arterial e muitos tipos de câncer.

Colocando a questão de modo mais geral, Vaillant descobriu que o processo de envelhecimento é aprendido. As pessoas com boa saúde mental ensinam seus corpos a envelhecer bem; pessoas deprimidas, inseguras e infelizes ensinam seus corpos a envelhecer mal. Embora Vaillant tenha observado que o estresse era encontrado com freqüência naqueles que se tornavam cronicamente doentes e morriam jovens, teve o *insight* de perceber que o estresse não faz as pessoas adoecerem; é desistir de sua capacidade interior de adaptação que faz isso. A maior ameaça à vida e à saúde é não ter uma motivação para viver. As crianças exibem uma vitalidade tremenda e vão ao encontro de cada novo dia correndo e com os braços abertos. Isto é natural para elas e permanece natural até que aprendam os hábitos e atitudes que obscurecem e toldam a curiosidade espontânea e a admiração inata.

Vaillant foi um dos primeiros pesquisadores a determinar que a depressão freqüentemente conduz ao envelhecimento prematuro, à doença crônica e à morte prematura. Geralmente, na raiz da depressão há uma espécie de entorpecimento emocional; a pessoa sente que não tem alegria dentro de si porque esta emoção positiva foi bloqueada por lembranças infelizes. Os traumas antigos ocultam-se dentro dela, e quando novos sentimentos tentam eclodir, são filtrados pelos traumas. Mesmo uma experiência maravilhosa, como a de ter um filho, não pode sobreviver se tiver que ser filtrada por uma desesperança anterior. Dar à luz gera uma torrente de hormônios poderosos, os quais são responsáveis por uma onda de energia que impregna todo o corpo. Em uma mulher com lembranças saudáveis de sua primeira infância, este surto de energia é experimentado como um forte vínculo ao seu filho; ao mesmo tempo, o corpo renova sua energia após a exaustão causada pelo trabalho de parto. Em questão de poucos dias todo o sistema mente-corpo voltou a expressar o júbilo e o poder da maternidade. No entanto, na mulher cujas lembranças da primeira infância são tristes e associadas à mágoa emocional, a torrente de nova energia nessa época desencadeia a antiga programação. A alegria e o poder são transformados em apatia e fadiga. A depressão pós-parto é o resultado de velhas lembranças querendo começar vida nova.

Embora a vasta maioria das pessoas deprimidas seja tratada com drogas antidepressivas, estas medicações não curam a tristeza, o trauma e o entorpecimento que estão no fundo de tudo e que são a verdadeira causa dos distúrbios. Quando a droga é retirada, a depressão floresce de novo. Muito embora seja mais demorado, requeira mais *insight* e coragem, o meio mais efetivo de se tratar a depressão é através da psicoterapia. Com freqüência faz-se pouco da clássica "psicanálise de divã", mas aconselhar o paciente deprimido, desnudar sua mágoa interior e liberá-la às vezes realiza uma cura duradoura, que nenhuma droga pode pretender. Isto significa que o envelhecimento prematuro, que Vaillant afirmou estar tão intimamente associado à depressão e à instabilidade mental, pode ser tratado também de modo análogo. Na verdade, todos nós estamos aprendendo e desaprendendo a envelhecer, só que não nos vemos desse jeito.

A ABERTURA DA CONSCIÊNCIA

Enquanto eu escrevia este capítulo, minha família recebeu a visita de um tio de minha esposa, que veio de Nova Déli para nos ver. Gostamos muito de tio Prem, ou Prem tio, como seria chamado na Índia. Com 75 anos e aposentado do seu emprego numa grande empresa, ele sobe e desce a escada com muito mais agilidade do que eu. Prem tio foi um astro do tênis na sua juventude e ainda joga todos os dias. Homem de prazeres simples e satisfeito com o seu quinhão, vê a vida com invejável serenidade e felicidade.

Ponho de lado os livros que ando consultando e pergunto a ele o que o conserva tão jovem. Aqui está a resposta de Prem tio:

— Bem, você sabe, não sou um homem de extremos. Nasci assim. Nunca comi demais. Hoje de manhã comi uma banana com cereal e fiquei satisfeito. Como pouco à noite e nunca bebo mais de uma dose de conhaque de vez em quando. Segundo, durmo muito bem. Devo isto à minha dieta, porque se janto muito o meu sono fica perturbado. Terceiro, não me incomodo com trivialidades. Deixo isto para minha mulher — ele ri —, sabe como é, quem está fazendo aniversário e quando devemos ir a algum lugar. Quarto, eu jogo tênis e adoro.

Prem tio é uma prova viva do seu método, mas, mais importante, ele na verdade não tem nenhum método. O modo como envelheceu é simplesmente o resultado de quem ele é. Uma outra pessoa com hábitos completamente diferentes, mas com igual aceitação de si próprio, envelheceria tão bem quanto ele. Na nossa sociedade podemos recolher centenas de sugestões externas sobre como devemos viver, mas a experiência ensina repetidamente que são as sugestões internas as que temos de seguir. Prem tio não optou por um determinado estilo de vida por causa de uma autoridade externa. Ele desenvolveu um modo de vida moderado, sadio e sensato inteiramente sozinho. Muita gente que envelhece com sucesso faz o mesmo. São pessoas que seguem seus instintos, descobrindo o que funciona para elas.

O fato de a sobrevivência bem-sucedida ser tão individual não é um fator incidental — ele está entre os mais importantes. Em uma sociedade onde somos automaticamente treinados a procurar uma autoridade em busca de conselhos abalizados, e onde as sugestões internas são abafadas por um monte de diretrizes externas, o indivíduo que vence o sistema é uma raridade. Os cientistas sociais lançaram-se à tarefa de medir essa gente, e os resultados revelam surpreendentes similaridades. Em 1973, em uma importante conferência de gerontologia na Universidade de Duke, foram divulgados três trabalhos descrevendo o tipo de pessoa que pode chegar a uma idade avançada saudável — entre 85 e 100 anos de idade (menos que 5% da nossa atual população). Bernice Neugarten, numa pesquisa na área de psicologia da Universidade de Chicago, concentrou-se na "satisfação da vida", o que implica cinco fatores. A pessoa:

1. Sente prazer com suas atividades diárias
2. Vê um significado em sua vida
3. Considera ter alcançado seus objetivos mais importantes
4. Tem uma auto-imagem positiva e se considera com méritos
5. É otimista

A partir de sua pesquisa em Harvard, o psicólogo George Vaillant adotou uma segunda perspectiva bem similar (conforme já vimos), em que trata de saúde mental. Os indivíduos de vida mais longa, acreditava ele, são também mais bem adaptados em sua vida psicológica, o que é caracterizado por:

1. Ter uma vida familiar estável
2. Considerar seu casamento satisfatório
3. Raramente viver só
4. Continuar a crescer na carreira
5. Não ter doença mental incapacitante
6. Não ser alcoólatra
7. Ter poucas doenças crônicas

A terceira maneira de ver a questão veio de Eric Pfeiffer, psiquiatra em Duke, que por muitos anos dirigiu um projeto de estudo a longo prazo de americanos idosos. Em harmonia com os outros trabalhos, Pfeiffer disse que o uso da capacidade mental e física da pessoa em sua plenitude era o melhor modo para se envelhecer bem. As pessoas que envelhecem com êxito são as que "permanecem em treinamento" por toda a sua vida de adulto em três áreas importantes: atividade física, psicológica e intelectual e relacionamentos sociais. Se traduzirmos todas essas descobertas em termos mais amplos, teremos o perfil das pessoas que envelhecem bem psicológica e, por conseqüência, biologicamente.

O envelhecimento acontece na mente; assim sendo, só é variável nos seres humanos. Após vinte anos qualquer cachorro é um cachorro velho; após três, qualquer camundongo é um camundongo velho; depois de cem anos qualquer baleia azul será uma baleia azul muito velha. Em todas estas criaturas, o único número que importa é o que traduz a idade biológica. Já com o ser humano, todo mundo sabe que há jovens de 80 anos e velhos de 25. *Sir* Francis Bacon, o grande homem da Renascença, tinha uma opinião cáustica acerca de gente velha que "desaprova muito, pensa demais, se arrisca pouco e se arrepende logo". Este é o tipo de velhice que todo mundo quer evitar. Para nossa sorte, não há nada em nossa constituição física que nos obrigue a ser assim. Se você não quiser envelhecer, pode decidir não envelhecer.

Belinda, uma paciente minha de 80 anos de idade, é o produto de longos invernos em New Hampshire e de fazendas de solo pedregoso. Foi criada por pais que não tiveram tempo de envelhecer e que viveram ativamente até os 80 anos. Educaram a filha para que valorizasse qualidades como autoconfiança, fé, sinceridade e dedicação à família. Belinda escapou de muitos dos sofrimentos típicos da terceira idade. Não tem que tomar remédios para a hipertensão, como mais da metade dos velhos toma (ou devia tomar — a maioria das pessoas não gosta e não toma este tipo de remédio); ela não teve um só infarto leve ou ataque de coração e não apresenta sinal de diabetes.

Como médico de Belinda, não creio que isto seja acidental. O dia de hoje é a juventude da sua terceira idade, e o que você faz hoje exercerá influência sobre o que acontecerá daqui a trinta ou quarenta anos. A boa saúde de Belinda é o resultado direto do seu estilo de vida muito tempo antes de ela ter descoberto sua primeira ruga. Isto é cientificamente confirmado pela evidência de que as doenças da velhice, como hipertensão arterial, doenças cardíacas e arteriosclerose podem ser constatadas através de alterações microscópicas em nossos tecidos quando temos dez anos de idade ou até menos.

— Por que você acha que envelheceu tão bem? — perguntei uma vez a Belinda.

— Conservei-me longe de encrencas — retrucou ela — e trabalhei duro todos os dias da minha vida.

Muitos velhos têm um "segredo" que explica sua longevidade. A crença de Belinda em trabalho árduo é compartilhada por muitos outros idosos, mas na verdade quase todo "segredo" de longevidade resulta de traços invisíveis na consciência da pessoa. Muita gente é alimentada no nível mais básico de sua consciência, e muita gente não o é. Em termos puramente físicos, a vida de Belinda, de trabalho duro sob sol e chuva no clima hostil da Nova Inglaterra, poderia muito bem ter feito com que envelhecesse antes do tempo. Algumas pessoas se deixam desgastar pelo excesso de trabalho, enquanto que outras florescem por causa dele. A diferença reside nos complexos fatores sociais e psicológicos a que os nossos corpos estão constantemente reagindo. Precisamos examinar mais a fundo essas áreas para que as três idades do homem — cronológica, biológica e psicológica — formem um quadro coerente.

A CONSCIÊNCIA COMO UM EFEITO DE CAMPO

Tendo em vista que grande parte de nossa programação interna é inconsciente, não nos damos conta de que a influência mais poderosa que temos sobre como envelhecemos deriva simplesmente de nossa consciência. A fim de ganhar controle sobre o processo de envelhecimento, primeiro é preciso ter consciência dele, e não existem duas pessoas com a mesma consciência. É óbvio que o que está fora da nossa consciência não pode ser controlado, e já que o envelhecimento acontece tão devagar, ele permanece fora da consciência da maioria das pessoas, exceto naqueles momentos isolados de reconhecimento em que percebemos que a juventude está desaparecendo: alguma coisa sacode a nossa consciência para nos dizer que não nos sentimos tão vigorosos ou fortes ou sexualmente atraentes quanto nos sentimos um dia. Esses momentos aflitivos, contudo, não são envelhecedores. É quando não estamos conscientes, quando não vemos nada do que está acontecendo, que o processo fisiológico escapa do nosso controle.

Não ter consciência de um processo físico não significa que ele foi interrompido. Neste sentido a sua consciência intencional pode ser perfeitamente substituída por uma espécie de percepção inconsciente — a capacidade do seu cérebro de supervisionar funções nas quais você não esteja pensando no momento. No esquema da natureza foi prevista uma compensação para os nossos lapsos de controle consciente. O sistema nervoso humano foi planejado de modo tal que funções vitais como a respiração e os batimentos cardíacos possam funcionar sozinhas ou serem controladas voluntariamente. Já mencionei antes Swami Rama, o iniciado indiano que exerce notável controle sobre funções corporais que se imaginava serem totalmente automáticas. Em um caso, ele fez com que a temperatura da pele de um lado da sua mão direita ficasse mais quente, enquanto que do outro lado ficava mais fria. O ritmo da alteração prosseguiu em cerca de 4 graus por minuto, até que um lado da mão ficou vermelho de tão quente e o outro cinzento de tão frio; a diferença total de temperatura chegou a 10 graus aproximadamente.

Que poder era esse? Na tradição espiritual indiana há um ramo da prática esotérica chamada Tantra que ensina complicados exercícios destinados a controlar reações involuntárias. No budismo tibetano há ensinamentos similares; jovens monges devem demonstrar o controle que exercem sobre seus corpos sentando-se num lago gelado e fazendo derreter o gelo ao redor deles com o calor que geram em um estado de meditação intensa. Indígenas americanos, sufis e todas as culturas xamanistas pelo mundo contêm este tipo de prática; no entanto, não importa o quão esotéricos esses exercícios se tornem, a força que manipulam não é mística: é o mesmo poder da consciência que você usa quando decide mudar da respiração involuntária para a voluntária ou qualquer outra função autônoma.

Essa troca na consciência acontece sem você ter que pensar nela; desta forma, não nos damos conta do poder implícito que está sendo expresso. Na verdade, assim que você se concentra em qualquer função, tem lugar uma transformação. Por exemplo, se alguém coloca um peso de uns dois quilos na sua mão e o levanta e abaixa para você cem vezes, seu braço não ganhará qualquer força muscular. Se você, no entanto, realizar voluntariamente a mesma ação, sinais completamente diferentes estarão sendo enviados do córtex motor do seu cérebro. Não apenas o seu bíceps, como também seu coração e os tecidos pulmonares receberão maior estímulo e as áreas específicas do seu cérebro que controlam a coordenação motora. A atividade de ter seu braço movido passivamente é análoga a um comportamento inconsciente, indesejado; já a atividade de exercitar-se representa o comportamento consciente, desejado. O segundo modo de atividade abrange o intricado processo chamado de aprendizagem, o qual se encontra na raiz do crescimento, em oposição ao envelhecimento. Assim, cada vez que você exercita seu bíceps, está ensinando a ele a ser mais forte, e seu cérebro, pulmões, coração, glândulas endócrinas e até mesmo o sistema imunológico estão se adaptando a um novo modo de funcionamento. De maneira contrária, se você movimentar seu corpo sem consciência, a passividade tomará o lugar do aprendizado. Bíceps, coração, pulmões, glândulas endócrinas e sistema imunológico acabarão por perder suas funções, em vez de ganhar.

Quando você começa a afirmar o seu controle sobre qualquer processo físico, o efeito é holístico. O sistema mente-corpo reage a cada estímulo como reage a um evento global, isto é, estimular uma célula é estimular todas. Há um paralelo em termos quânticos, já que uma reação em qualquer lugar do espaço-tempo, inclusive passado, presente e futuro, causa uma modificação em todo o campo quântico. Como coloca um prêmio Nobel: "Se você faz cócegas no campo aqui, ele ri ali adiante." O fato de que a consciência se comporta como um campo é agora considerado crucial para compreender o envelhecimento.

Numa escala mais ampla, Walter M. Boritz, um importante médico de Stanford especializado em envelhecimento, cunhou o termo *síndrome do desuso* para descrever como a negligência em dar atenção às necessidades básicas do corpo, particularmente a necessidade de atividade física, pode destruir a saúde e levar a um envelhecimento rápido e prematuro. É um princípio bem conhecido da fisiologia que qualquer parte do corpo que deixar de ser usada começará a se atrofiar e definhará.

Boritz deu um passo a frente e descobriu que este efeito se estendia a todo o corpo, disseminando-se além do sistema cardiovascular. Quando uma pessoa desiste da atividade física, em essência ela como que convida toda a sua fisiologia a atrofiar. Como resultado, aparece uma constelação de problemas: (1) coração, artérias e outras partes do sistema cardiovascular tornam-se mais vulneráveis; (2) os músculos e o esqueleto tornam-se mais frágeis; (3) a obesidade torna-se um alto risco; (4) a depressão se instala; e (5) sinais de envelhecimento prematuro indicam que o corpo está biologicamente mais velho que seus anos cronológicos. Esses são os cinco componentes da síndrome do desuso de Boritz, os quais podem ser observados em um número incontável de pessoas idosas hoje em dia.

Os sinais de deterioração física constantes desta lista não nos surpreendem. O que parece estranho é que a inatividade por si só levasse à depressão, há muito tempo considerada um distúrbio do comportamento ou da personalidade. No entanto, estudos realizados no programa espacial russo nos dão conta de que jovens cosmonautas sujeitos à inatividade forçada dos vôos espaciais são presa fácil da depressão; quando postos num programa regular de exercícios, a depressão é evitada. O mecanismo do cérebro que controla a depressão parece residir numa classe de neuroquímicos chamados de catecolaminas. Em pacientes deprimidos, cujo nível de catecolaminas é anormalmente baixo, os níveis saudáveis podem ser restaurados administrando-se drogas antidepressivas, mas o modo natural de se conseguir isto é através de exercício regular.

Sendo holístico, o exercício envia mensagens químicas para trás e para frente entre o cérebro e vários grupos de músculos; parte deste fluxo de informações bioquímicas estimula a produção de catecolaminas. Assim, sempre que um médico prescreve um antidepressivo, declara Boritz, está querendo fornecer um substituto para a receita interna do corpo, que seria o exercício. A notícia de que o exercício retarda o envelhecimento foi bastante divulgada, mas o seu efeito preventivo sobre a depressão já não é tão bem conhecido. O que é muito mais fascinante, contudo, é que a lógica subjacente — a função precede a estrutura — pode ser ampliada para dizer que a consciência precede a função. Em outras palavras, as partes do corpo que envelhecem (perdendo sua estrutura) não são apenas as que não estão sendo usadas (perdendo sua função); a pessoa também retirou sua consciência dessas partes.

O HOMEM QUE APRENDEU A ENVELHECER

Permita-me mostrar como os componentes aprendidos e biológicos do envelhecimento formam um padrão pessoal que define como uma pessoa irá envelhecer. Um paciente meu chamado Perry, com 67 anos de idade, é corretor de imóveis aposentado. Sua mulher ficou preocupada quando ele começou a parecer "diferente do seu normal". Quando ela o trouxe para exame, Perry estava apático e não reagia às perguntas. Sua mulher comentou que quando chegava em casa tarde, depois de ter ido visitar uma amiga ou de volta das compras, muitas vezes encontrava-o olhando para a televisão fixamente, praticamente sem perceber que ela havia entrado na sala.

Quando perguntei a Perry como se sentia, ele foi evasivo: "Só estou ficando velho", disse. "Não há nada de errado comigo que não pudesse ser corrigido se eu tivesse menos vinte anos de idade." Mas na verdade o Perry de vinte anos atrás já estava cultivando as sementes dos hábitos e crenças que o transformaram no que ele é hoje em dia. Como muitas pessoas da sua geração, Perry sobrevivera a seus pais, que tinham morrido aos 70 e 72 anos, respectivamente, após uma vida de trabalho árduo em fábricas de sapatos de Boston. As expectativas dele para si próprio eram fortemente marcadas por tê-los visto envelhecer. Seu pai foi "posto numa prateleira" aos 65 anos e aposentou-se em cima de uma cadeira de balanço. Com pouco interesse em construir uma vida nova para si, engordou, passou a beber um pouco mais que antes e leu os jornais. Menos de três anos depois de se aposentar sofreu um ataque do coração. Os médicos o aconselharam a desistir de todas as atividades, condenando-o assim a uma vida de inválido. Após um ano, contudo, seguiu-se um segundo enfarte, e este foi fatal.

A mãe de Perry, por outro lado, permaneceu ativa toda a sua vida. Como muitas mulheres do seu tempo, também tomava conta do marido e da família, fazendo todo o trabalho da casa ao mesmo tempo em que se conservava num emprego de contadora. Não obstante tudo o mais que possa ser dito de sua vida, a verdade é que ela manteve uma forma física muito melhor que a de seu marido; não teve problemas de coração ou pressão arterial e teve a sorte de nunca ter fumado (um hábito que não era considerado distinto para uma mulher fina). No entanto, ela ficou apática e solitária após a morte do marido, parecendo ter perdido o seu objetivo de vida. Sem ninguém para tomar conta e não querendo ser um fardo para os filhos, tornou-se semi-reclusa. Veio a morrer após uma série de enfartes.

A visão que Perry tinha do seu envelhecimento fora programada a partir dessas duas histórias de vida, e embora fosse possível que ele não se visse conscientemente terminando como seus pais, parecia prestes a repetir o envelhecimento deles, adotando inconscientemente suas crenças. Ele perdera o controle do seu processo de envelhecimento ao perder o contato com a sua própria consciência.

Perry e a mulher me procuraram porque sou endocrinologista, querendo saber se ele estaria sofrendo da tireóide; entre os distúrbios que podem reproduzir o processo de envelhecimento está a deficiência da tireóide (hipotiroidismo), que causa uma redução anormal do metabolismo, tornando suas vítimas lentas e apáticas, fazendo seu cabelo ficar grisalho e a pele cheia de rugas. Esta imitação do envelhecimento natural desaparece uma vez que os níveis normais do hormônio em falta, a tiroxina, sejam recuperados. Perry exibia níveis adequados, contudo, devendo a explicação do seu comportamento ser lançada na conta de outras influências.

Sempre que alguém parece estar envelhecendo tão celeremente que os sinais de senilidade, fragilidade e incapacidade se fazem presentes, é importante investigar seu estilo de vida. Muitas vezes são ignorados problemas que aparecem na rotina diária da pessoa, especialmente quando ela "só está agindo de acordo com a sua idade". Estima-se que de um terço à metade dos casos de senilidade resultam dos seguintes (tratáveis) fatores:

Desnutrição
Efeitos secundários de remédios
Fumo
Abuso de álcool
Desidratação
Depressão
Inatividade

Todos estes fatores têm sua origem na consciência, resultando seja de negligência ou do hábito. Sozinhos ou em combinação, qualquer um deles pode afetar dramaticamente a aparência e o modo de agir. Na velhice "velha" dos pais de Perry praticamente ninguém teria prestado muita atenção à destrutividade desses fatores. Os idosos se esqueciam de comer bem, deixavam de beber líquidos, fumavam e bebiam mais ainda para atenuar sua solidão e ficavam sentados em silêncio pela casa porque era isso o que significava ser velho.

Os médicos rotineiramente receitavam medicamentos para controle de pressão arterial, comprimidos para dormir e tranqüilizantes em diferentes combinações para pacientes idosos, sabendo muito bem que a maioria deles provavelmente estaria misturando aqueles remédios com álcool ou então tomando dosagens erradas. Os médicos fechavam os olhos para a questão do fumo (ou chegavam a recomendá-lo: um homem recentemente me contou que quando era criança, sua avó foi ver o médico da família por causa de uma sinusite e foi aconselhada a fumar cigarros mentolados! Obediente, ela fumou seu primeiro cigarro aos 60 anos e fumou até sua morte, quinze anos depois). Dar conselhos nutricionais era algo que não fazia parte dos deveres do médico, e os pacientes idosos tinham que estar seriamente desnutridos ou desidratados, às vezes ao ponto de entrarem em coma, para que fosse procurada a intervenção de um médico. Mesmo hoje em dia, quando se sabe que a falta de vitaminas essenciais pode criar sinais de senilidade, particularmente a falta da vitamina B12, esta informação não é transmitida a muitos dos anciãos.

Consideremos agora a condição de Perry com a lista transcrita acima em mente. Como sua mulher me relatara que ele ficava sentado pela casa a maior parte do dia, a inatividade física já era um fato estabelecido. Ao ser interrogado, Perry revelou que começara a beber mais desde a sua aposentadoria e freqüentemente começava bem cedo, todos os dias. Quando trabalhava ele tinha se imposto uma regra de nunca beber antes das cinco, mas, como admitiu pesarosamente: "Minha autodisciplina está liquidada. Acho que acontece."

Estando na fronteira da hipertensão, ele estava tomando

remédio para controlar a pressão sangüínea, exatamente qual remédio ele não sabia (vim a verificar depois que se tratava de um betabloqueador); ele não tivera a dosagem alterada em dois anos. "Tento não tomar os comprimidos, a menos que minha pressão suba", confidenciou ele. Perguntei-lhe como sabia se a sua pressão tinha subido. "Sabe como é, quando fico tenso, ou a patroa fica me amolando." Na verdade, a hipertensão, apesar do nome, não coincide com sentir-se tenso e na verdade não tem sintomas explícitos; quanto à medicação, para ter efeito, deve ser tomada todos os dias. Isto é particularmente verdade em se tratando de betabloqueadores, que requerem um período no qual o corpo se ajuste a eles.

Um enorme número de problemas de envelhecimento preveníveis podem ser imputados ao uso indiscriminado de remédios. A menos que se esteja alerta para este perigo, a mistura de remédios torna-se um hábito cada vez mais forte à medida que se envelhece. Comprimidos para dormir e diuréticos (largamente prescritos para pressão arterial alta) estão entre os remédios mais comuns entre os usados por gente velha. Os tranqüilizantes também são extremamente comuns, juntamente com a aspirina e diversos outros analgésicos tomados para artrite.

Além de abusar destes remédios por tomá-los com freqüência excessiva, as pessoas idosas quase sempre se descuidam acerca de ter as dosagens dos remédios que tomam acompanhadas regularmente por um médico; muitos tendem a esquecer quando devem parar de tomar a medicação e para que sintoma se destina cada remédio. Muitos entre os idosos americanos bebem, e a combinação de remédio com álcool quase sempre é perigosa. Assim, a medicação prescrita para alguém deve ser totalmente analisada ao primeiro sinal de sintomas mentais ou físicos causados por abuso ou emprego incorreto de remédios.

No caso de Perry tive fortes suspeitas de uma depressão de baixo nível oculta — é bem possível que quem fica assistindo televisão o dia inteiro e não se dá conta de quando sua mulher entra na sala esteja levemente ou clinicamente deprimido. O ancião típico, sentado quietinho num canto, no passado aceito como uma imagem do envelhecimento normal, provavelmente era uma pessoa deprimida. Tornar-se silencioso, desligado, apático, ansioso e desamparado como uma criança são sinais comuns desta condição. A fadiga crônica com freqüência é uma manifestação física da depressão, na média de 50% dos casos. Certas depressões agudas (denominadas genericamente como depressão involutiva) incidem especificamente sobre pessoas idosas, por razões ainda não conhecidas. No entanto, a maior parte dos casos de depressão pode ser associada a problemas sociais e pessoais. Uma pessoa que se sente inútil, descartada, negligenciada ou que se julga um fardo para a família, dificilmente deixará de cair em depressão.

Nestes casos a solução não reside na medicina e sim na mudança pessoal. Ellen Langer, psicóloga de Harvard, demonstrou que internos de abrigos para pessoas idosas apresentam melhoras notáveis quando alteram suas vidas do modo mais simples possível — passando a ter uma plantinha para cuidar, sendo autorizadas a organizar seus próprios cardápios ou passando a arrumar seus quartos. Em vez de serem dependentes passivos e solitários desempenhando o papel de "velhinhos de asilo", essa gente recupera um sentido de utilidade e valor.

Para Perry, o último fator oculto em sua condição poderia ser a desidratação, que começa a prejudicar o discernimento antes que se perceba que há um problema. Não beber água suficiente durante o dia é uma das coisas mais comuns na terceira idade, e embora seja aceita quase sem publicidade, a desidratação crônica é uma causa importante do envelhecimento evitável. Algumas autoridades chegam ao ponto de considerar a desidratação como uma das maiores causas de óbito na idade avançada.

Quando os fluidos do corpo caem abaixo de certo nível, a sua fisiologia começa a entrar num estado tóxico; o equilíbrio eletrolítico vital é prejudicado, e eventualmente o mesmo acontece com o equilíbrio químico do cérebro. Um elenco de dificuldades pode resultar, literalmente, em qualquer coisa desde insuficiência renal e ataques do coração a perdas de memória, tonteira, letargia e demência senil. Quando a pessoa se torna menos alerta e mais esquecida de beber água, instala-se um ciclo vicioso. O mesmo é verdade para quase todas as causas de falsa senilidade — quanto mais tempo são negligenciadas, mais difícil será para a pessoa enxergar o problema.

Mas a mulher de Perry estava preocupada, mesmo que ele não estivesse, e ela prometeu lembrá-lo acerca dessas coisas. Umas seriam mais fáceis que outras: como era ela quem fazia toda a comida, seria mais cuidadosa com a dieta dele (adicionar um comprimido de vitaminas não pode fazer mal e, de repente, pode até ajudar); podia providenciar para que ele bebesse mais água e usasse seus medicamentos adequadamente. Esta atenção extra poderia ajudar a levantar seu moral, mas eu estava mais preocupado com o álcool e a depressão. Na minha cabeça, Perry estava andando numa corda bamba. Sua auto-imagem predominante era contida em duas palavras alarmantes: "Estou velho." É difícil imaginar uma frase mais frustrante, ou com mais possibilidade de induzir alguém a fugir usando a válvula de escape do álcool ou optando pelo beco sem saída da depressão.

O envelhecimento como um todo é um círculo vicioso. Quando alguém espera ser desligado, isolado e inútil após uma certa idade, cria as condições que irão justificar as suas crenças. Nossas mais profundas presunções são a causa das nossas mudanças físicas. Seria ingênuo, então, achar que apenas por listar algumas causas preveníveis conseguiríamos prevenir o envelhecimento. O que adianta dizer a alguém como Perry para deixar de beber se ele se sente desesperado? Toda essa questão de envelhecer é um atoleiro de sentimentos ocultos que as pessoas acham difícil enfrentar — quanto mais não seja, beber é um anestésico misericordioso, comparado a viver com medo e sem esperanças. É muito mais fácil seguir a própria programação interna do que se aventurar em território novo. Mas com o tempo, a nossa programação escondida nos rouba as possibilidades de escolher mais e mais, tornando difícil romper com os fortes laços do comportamento autodestrutivo. A este respeito, o envelhecimento é muito parecido com estar viciado numa droga: a pessoa acha que continua controlando o que faz quando na verdade é o seu comportamento que a está controlando. Como observador externo, eu podia ver isso em Perry: ele estava se transformando num moribundo diante dos meus olhos e a tragédia era que ele não era capaz de ver o que estava fazendo a si próprio. A consciência, uma vez que se torna condicionada, assume a forma de hábito; a repetição automática reforça os padrões destrutivos, e, a menos que um novo aprendizado tome lugar, a inércia irá empurrar o corpo morro abaixo ano após ano.

A CONSCIÊNCIA E A REVERSÃO DO ENVELHECIMENTO

O lado positivo do caso de Perry era que quase tudo que estava lhe acontecendo podia ser corrigido criando-se um novo modo de consciência. Para tanto, aproveitamo-nos do fato de que a consciência está sempre gerando informações biológicas. Mesmo com uma modificação mínima no nível de consciência, energia e informações passam a se mover segundo novos padrões. A razão pela qual os hábitos antigos são tão destrutivos é o fato de não se permitir que os novos padrões floresçam — a consciência condicionada assim é sinônimo de morte lenta.

Por outro lado, aumentando a consciência, trazendo-a para um novo foco e rompendo com os padrões antigos, pode-se alterar o processo de envelhecimento. Uma brilhante demonstração disto foi dada em 1979 pela psicóloga Ellen Langer e seus colegas em Harvard, que efetivamente reverteram a idade biológica de um grupo de velhos, graças a uma mudança simples, mas engenhosa, na sua consciência. Todos tinham 75 anos ou mais, gozavam de boa saúde e foram convidados para fazer um retiro de uma semana em uma estância rural. Foram informados de que seriam submetidos a uma bateria de exames mentais e físicos, mas, além disso, foi feita uma exigência pouco usual: eles não seriam autorizados a levar jornais, revistas, livros ou fotos de família com datas mais recentes que 1959.

O objetivo deste estranho pedido tornou-se claro quando chegaram lá — a estância havia sido organizada como uma réplica da vida como ela era vinte anos antes. Em vez de revistas de 1979, as mesas de leitura tinham números do *Life* e do *Saturday Evening Post* de 1959. A única música que se ouvia tinha vinte anos de idade, e, para combinar com este *flash back*, pediu-se aos homens para que se comportassem como se estivessem no ano de 1959. Toda a conversa deveria se referir a acontecimentos e pessoas daquele ano. Cada detalhe daquela semana no campo seria concebido para fazer com que cada pessoa se sentisse, parecesse, falasse e se comportasse como se tivesse uns 50 anos de idade.

Durante este período, a equipe de Langer fez extensivas medições da idade biológica dos homens do grupo. Os gerontologistas não foram capazes de fixar as marcas precisas que definem a idade biológica, mas foi compilado um perfil geral para cada homem, usando as medidas da força física, postura, percepção, cognição e memória de curto prazo, assim como a audição, a visão e o paladar.

A equipe de Harvard queria mudar o contexto no qual aqueles homens se viam. A premissa da experiência era que, ao se verem como velhos ou como jovens, estariam influenciando diretamente no próprio processo de envelhecimento. Para recuar até 1959, os pesquisadores fizeram com que cada homem do grupo usasse crachás de identificação com fotos tiradas vinte anos antes — o grupo aprendeu a identificar uns aos outros através desses retratos, em vez de pela sua aparência atual; todos foram instruídos a falar exclusivamente como se estivessem em 1959 ("Será que o presidente Eisenhower apoiará o Nixon nas próximas eleições?"); deviam se referir às esposas e filhos como se tivessem vinte anos menos e, embora todos fossem aposentados, era para falar de suas carreiras como se estivessem em plena atividade.

Os resultados desta representação foram notáveis. Comparado a um grupo de controle que fez um retiro, mas continuou a viver no ano de 1979, o grupo que fez de conta recuar no tempo melhorou em memória e destreza manual. Mostraram-se mais ativos e auto-suficientes acerca de coisas tais como se servirem às refeições e limpar os próprios quartos, comportando-se muito mais como gente de 55 do que de 75 anos (muitos deles tinham se tornado dependentes de membros mais jovens da família na realização de tarefas rotineiras).

Talvez a mudança mais notável tenha relação com aspectos do envelhecimento antes considerados irreversíveis. Avaliadores imparciais a quem se pediu que estudassem fotos do antes-e-depois dos homens acharam que seus rostos pareciam visivelmente mais jovens cerca de três anos. As medidas dos comprimentos dos dedos, que tendem a encurtar com a idade, indicaram que seus dedos tinham ficado mais compridos; juntas enrijecidas se tornaram mais flexíveis e a postura ficou mais ereta. A força muscular, medida pelo aperto da mão, melhorou, assim como a audição e a visão. O grupo de controle também exibiu algumas melhoras (Langer explicou o ocorrido dizendo que o fato de terem feito uma viagem e sido tratados especialmente fez com que se sentissem mais jovens também). Mas o grupo de controle declinou em certos aspectos, como destreza manual e comprimento dos dedos. A inteligência é considerada fixa nos adultos, no entanto metade do grupo experimental demonstrou aumento de inteligência nos cinco dias do seu retorno a 1959, enquanto que um quarto do grupo de controle declinou nos testes de QI.

O estudo da professora Langer tornou-se um marco ao provar que os chamados sinais irreversíveis do envelhecimento podem ser revertidos através de intervenção psicológica. Ela atribuiu este sucesso a três fatores: (1) pediu-se aos homens que se comportassem como se fossem mais jovens; (2) eles foram tratados como se tivessem a inteligência e a independência de pessoas mais jovens (diferentemente do modo como muitas vezes eram tratados em casa); (3) pediu-se aos homens que seguissem instruções complexas a respeito de sua rotina diária. Como os três fatores foram sobrepostos, Langer não teve certeza absoluta sobre qual deles teria sido o mais importante. Ela especulou que resultado semelhante na reversão do envelhecimento talvez pudesse ter sido obtido se tivessem dado aos homens uma tarefa complexa para desempenhar, como, por exemplo, compor uma ópera — uma tarefa que Verdi se impôs quando chegava aos 80 anos.

Tenho pensado nos resultados obtidos pela professora Langer por alguns anos, desde a primeira vez em que escrevi a seu respeito sobre o tema do tempo subjetivo. O velho paradigma nos diz que o tempo é objetivo, mas na verdade os nossos corpos reagem ao tempo subjetivo, como registrado nas lembranças e sentimentos íntimos. Langer capacitou aqueles homens a viajarem no seu tempo interior; voltaram atrás vinte anos psicologicamente, e seus corpos os seguiram. O modo mais simples pelo qual posso explicar isto é dizendo que dois aspectos da consciência foram modificados: concentração e intenção. A consciência sempre tem esses dois componentes. A concentração focaliza a consciência em uma percepção local. A intenção produz uma mudança nessa localização. No experimento de Langer, os homens concentraram-se fortemente no ano de 1959; isto desencadeou um surto novo de informações biológicas, porque tudo que viam, ouviam ou falavam tinha que guardar relação com uma única e específica localização. Ao mesmo tempo, eles tiveram de agir com uma determinada intenção — ser exatamente como eram vinte anos antes.

Não há mágica em nenhum dos dois fatores; todos nós nos concentramos em várias coisas durante o dia; todos nós realizamos a toda hora diversos desejos e intenções.

A mágica está em como o corpo segue esta mudança de consciência ao cruzar a barreira do tempo. Não é viável ou realista tentar viver no passado, mas há dicas valiosas que podem ser seguidas aqui: mais uma vez vemos que *a qualidade de vida depende da qualidade de concentração*. Seja o que for aquilo em que você se concentre, vai se tornar a coisa mais importante da sua vida. Não há limites para os tipos de mudanças que a consciência pode produzir. Na nossa sociedade não usamos o poder de concentração para produzir resultados; não estamos ligados na energia e nas informações que começam a ser geradas dentro de nós a cada vez que experimentamos uma mudança na nossa consciência. Nos exercícios seguintes exploraremos como usar intencionalmente o poder da consciência em nosso benefício, para que ela não se veja presa ao condicionamento que cria o processo de envelhecimento.

NA PRÁTICA
Usando o poder da consciência

Os exercícios a seguir são destinados a comprovar que você pode conscientemente dirigir o fluxo de energia e informação no seu corpo. Há importantes benefícios a serem ganhos uma vez que você comece a usar deliberadamente a sua consciência:

- Você pode recorrer a níveis de informação mais sutis na forma de dicas corporais antes ignoradas. Seu corpo lhe dirá do que precisa e quando — o que é exatamente o oposto de se deixar levar pelo hábito, o que nunca se ajustará precisamente às reais necessidades do corpo.
- Você pode se concentrar em partes do corpo que estão expressando desconforto. Simplesmente ao localizar sua consciência sobre uma fonte de dor, você pode fazer com que tenha início o tratamento, pois o corpo envia naturalmente energia de cura para onde a atenção for atraída.
- Você pode ativar desejos e intenções para cumprir com mais eficiência. Uma intenção é basicamente uma necessidade disfarçada, e o sistema mente-corpo está ajustado para fazer frente a todas as necessidades, direta e espontaneamente. (O que é muito diferente dos desejos compulsivos que a antiga programação embutiu em nós.)

Quando as três áreas estão funcionando adequadamente, o condicionamento começa a se dissolver nos níveis celulares mais profundos; isto tem que acontecer para impedir que o corpo envelheça. Há numerosos ensinamentos espirituais em todas as áreas relacionadas com o poder da consciência, e as técnicas dos xamãs indígenas americanos podem diferir extremamente das técnicas dos monges tibetanos ou dos iogues hindus. De um modo geral, contudo, a consciência é usada como um poder curativo: restaura o equilíbrio onde quer que seja permitida fluir livremente.

Fazer com que a consciência entre em contato com os padrões imobilizados do velho condicionamento começa a desmantelar esses padrões, pois, em última análise, tudo o que podemos sentir ou pensar é simplesmente um aspecto da nossa consciência. O desconforto do corpo se manifesta como dor, entorpecimento, espasmo, inflexibilidade e trauma, e tudo isso é como um nó que a consciência por si só é capaz de desfazer. Através da prática e da dedicação, você pode curar qualquer desequilíbrio no sistema mente-corpo através da consciência, uma vez que sejam aprendidas as técnicas adequadas de relaxamento e libertação.

Seguem-se alguns procedimentos iniciais para localizar a atenção e concretizar intenções. Mais adiante veremos técnicas mais profundas e eficazes, mas mesmo nestes estágios, as conexões que são formadas entre mente e corpo são extremamente úteis para fugir dos velhos caminhos que criam o envelhecimento.

EXERCÍCIO 1: PRESTANDO ATENÇÃO AO SEU CORPO

Embora todos nós saibamos como prestar atenção a algo fora de nós, e sintamos nossa atenção se concentrar num ponto dolorido do corpo, como uma dor de dente ou um espasmo muscular, há muitas indicações sutis que escapam de nós na vida diária. A consciência tem muitos níveis e deve-se permitir que ela flua de um para outro, pois fluir é o seu estado natural. Neste primeiro exercício, pede-se que você dirija sua atenção para cada área do corpo; ao fazê-lo, o ato de prestar atenção libera estresses armazenados em nível profundo. Como uma criança, o seu corpo quer atenção e se sente reconfortado quando a recebe.

Sente-se com os olhos fechados em uma poltrona ou cadeira confortável, ou então deite-se. (Escolha um cômodo tranqüilo, livre de ruídos que possam distrair sua atenção.) Concentre-se nos dedos do pé direito. Crispe-os até senti-los tensos e aí libere a tensão e sinta o relaxamento que flui para dentro deles. Não se apresse nem para sentir a tensão nem para sentir o relaxamento; demore-se para sentir o que está acontecendo. Deixe escapar então um suspiro longo e profundo, como se estivesse respirando com os dedos dos pés, deixando toda a fadiga armazenada e a tensão escaparem junto com a sua expiração. Não bufe ou sopre; limite-se a permitir que o ar se libere em uma longa expiração, como um suspiro de alívio, sem reter nada. Se gemer, melhor ainda, é um sinal de profunda libertação.

Repita agora o procedimento com a parte de cima do pé direito, primeiro colocando nela sua atenção, depois tensionando os músculos (arqueando o pé) e finalmente relaxando-os. Quando sentir que a parte superior do pé está relaxada, deixe escapar um suspiro como se estivesse respirando pelos artelhos.

Uma vez dominada esta técnica básica, concentre-se em todas as partes do corpo na seguinte ordem. Lembre-se de que não se trata apenas de uma técnica de relaxamento muscular; sua atenção precisa demorar-se confortavelmente em cada ponto do corpo.

> *Pé direito*: dedos, peito do pé, sola, tornozelo (dois estágios: primeiro flexionando para trás, depois flexionando para a frente)
> *Pé esquerdo*: dedos, peito do pé, sola, tornozelo (dois estágios: primeiro flexionando para trás, depois flexionando para a frente)
> *Nádega direita e parte superior da coxa*
> *Nádega esquerda e parte superior da coxa*
> *Músculos abdominais* (diafragma)

Parte inferior das costas, parte superior das costas
Mão direita: dedos, punho (dois estágios: flexionando para trás, flexionando para a frente)
Mão esquerda: dedos, punho (dois estágios: flexionando para trás, flexionando para a frente)
Ombros (dois estágios: flexionando para a frente e depois flexionando para cima, na direção do pescoço)
Pescoço (dois estágios: flexionando para a frente, depois flexionando para trás)
Face (dois estágios: contraindo o rosto numa careta bem forçada, depois tensionando o sobrecenho e a testa).

Este exercício parece um bocado complicado quando descrito verbalmente, mas flexionar várias partes do corpo simplesmente segue o modo natural dos músculos e juntas se moverem. Após uma sessão, você será capaz de sentir todo o seu corpo sem esforço.

Versão reduzida: um circuito completo do corpo conforme a descrição acima leva cerca de quinze minutos. Se você estiver pressionado pela falta de tempo, opte pela versão reduzida, que envolve apenas os dedos dos pés, o diafragma, dedos das mãos, ombros, pescoço e rosto.

EXERCÍCIO 2: INTENÇÃO FOCALIZADA

Este exercício demonstra que ter uma intenção basta para se obter um resultado. Quando adequadamente focalizada — o que significa, sem esforço, naturalmente — a consciência tem a capacidade de realizar comandos bastante específicos. Uma intenção não tem que ser um pensamento expresso verbalmente; na verdade, nossas intenções mais profundas são centradas no corpo. Nossas necessidades mais fundamentais — amor, compreensão, encorajamento, apoio — permeiam cada célula. Os desejos que surgem em sua mente freqüentemente são abafados por motivos do ego, que não são necessidades verdadeiras; as pessoas se vêem envolvidas na luta por dinheiro, objetivos profissionais e ambições políticas de uma forma desvinculada da necessidade fundamental de conforto e bem-estar que todo organismo saudável tem. Muitos de nós somos alienados de nossas necessidades básicas, tão programados para correr atrás do que o ego deseja que temos de aprender de novo o mecanismo básico do verdadeiro funcionamento da atenção e da intenção.

Há muitas maneiras de se conseguir a realização pessoal além daquelas voltadas para o exterior que a nossa cultura nos ensina. A lição mais valiosa neste sentido é que *a intenção procura automaticamente a sua realização se deixada por sua conta.* Todas as células do seu corpo buscam realizar-se através de alegria, beleza, amor e estima. É difícil perceber quando a mente organiza sua própria agenda em separado para satisfazer outros tipos de desejos, desejos que não envolvem amor, alegria ou satisfação. No entanto, milhões de pessoas se programaram para atingir tais objetivos.

Nos três procedimentos aqui descritos, você irá experimentar o modo sem esforço pelo qual as intenções podem ser realizadas, desviando-se do ego e da mente racional (para melhores resultados, faça o exercício 1 a título de aquecimento, a fim de trazer o seu corpo para um estado receptivo). Mesmo que as intenções de que estamos falando sejam simples, elas lhe darão confiança na sua capacidade para dirigir sua consciência, o que é importantíssimo se você quer mudar padrões profundos de envelhecimento, pois o envelhecimento em si é uma intenção a que suas células estão obedecendo sem o seu controle.

1. Pegue um pedaço de cordão com cerca de meio metro de comprimento e amarre um pequeno peso numa de suas pontas para formar um pêndulo (um chumbo de pescaria, uma arruela comum ou um parafuso de dois centímetros e meio servem). Segure o cordão com a mão direita e escore o cotovelo sobre a mesa ou o encosto da cadeira para que consiga firmar bem o pêndulo. Sente-se confortavelmente e certifique-se de que o pêndulo não está se mexendo.

Agora olhe para o peso e projete a intenção de que o pêndulo se mexa de um lado para o outro. A forma mais simples de intenção é visualizar como você quer que o peso se mova, mas pode verbalizar palavras como *de um lado para o outro*, se desejar. Conserve a atenção no pêndulo e a intenção firmemente na cabeça, mas certifique-se de não mexer com o braço. Em poucos segundos você ficará surpreso ao ver que o pêndulo se mexe sozinho. Se os movimentos no princípio forem erráticos, não tente corrigi-los — espere até que o movimento desejado seja alcançado automaticamente.

Mude agora sua intenção para fazer o pêndulo mexer para a frente e para trás. Mais uma vez visualize este movimento e sustente esta visualização. O pêndulo, tipicamente, hesitará por uns poucos segundos, se movimentará de forma errática e depois tomará a direção desejada.

Após observá-lo por alguns segundos, mude sua intenção para que ele passe a se mover em círculos. Novamente ele irá parar, ficará se movendo erraticamente por um ou dois segundos e depois passará a fazer exatamente o que você visualizou. Quanto mais você se esforçar para conservar o braço imóvel, mais rápido o pêndulo se moverá. É curioso que quando se faz este exercício em grupo, o efeito produzido é enorme; já vi algumas centenas de pessoas sentadas, como que hipnotizadas, com seus pêndulos mudando instantaneamente de direção a cada mudança de intenção, movendo-se freqüentemente em arcos amplos e rápidos. Embora este exercício seja muito simples, o efeito pode ser excepcional.

2. Sentado confortavelmente, mantenha a mão direita aberta, palma para cima. Tenha a intenção de fazer com que a palma fique mais quente. Para ajudar, imagine que está segurando a chapa de um fogão em brasa ou um carvão incandescente. Sustente essa imagem na sua mente. Em questão de poucos segundos a sensação de calor vai começar a aparecer. Agora levante a mão esquerda e aponte os dedos da sua mão direita para ela, dedos esticados e juntos. Tenha agora a intenção de fazer com que o calor saia da sua mão direita para a palma da esquerda. Para ajudar, movimente a mão direita para trás e para a frente, como se estivesse pintando a sua outra mão

com o calor (mas não deixe que as duas mãos se toquem). A maioria das pessoas sente o calor transmitir-se de uma mão para outra; outras sentirão uma leve coceira ou um prurido na palma da mão esquerda. Este exercício é muito eficiente se você dirigir uma outra pessoa na sua realização. Se estiver sozinho, familiarize-se primeiro com as instruções para que possa tentar fazer a experiência sem interrupção.

3. Sente-se confortavelmente, segurando um termômetro comum entre o polegar e o indicador da mão direita. Feche os olhos e concentre-se na sua respiração por um momento. Enquanto seu corpo vai relaxando, continue a acompanhar sua respiração, depois observe qual a temperatura que o termômetro marca. Você vai mudá-la exclusivamente através da sua intenção.

A intenção do frio. Respirando pela boca, sinta o ar frio em sua garganta quando ele entra e sai. Pense na palavra *frio* enquanto faz isto. Imagine agora que o termômetro é um pedaço de gelo que mal consegue sustentar entre os dedos. Após mais ou menos um minuto, veja a temperatura que o termômetro marca — provavelmente terá caído de dois a cinco graus. Se não tiver havido mudança, retome o exercício por mais um ou dois minutos antes de consultar o termômetro de novo.

A intenção do calor. Respirando pelo nariz, sinta o calor no centro do seu peito por um momento. Pense agora na palavra *quente* e imagine que o termômetro está em brasa e que você mal consegue segurá-lo. Após um minuto, mais ou menos, dê uma olhada no termômetro — provavelmente terá subido de dois a cinco graus. Se não houver mudança, retome o exercício por mais um ou dois minutos antes de consultar o termômetro de novo.

Os dois últimos exercícios são baseados em experiências clássicas realizadas há mais de cinqüenta anos pelo pioneiro neurologista russo A. R. Luria. A "cobaia" mais famosa de Luria foi um jornalista chamado S., um homem dotado de uma memória fotográfica quase perfeita. S. era capaz de assistir a uma entrevista sem tomar notas e depois repetir cada palavra pronunciada por qualquer número de pessoas; podia memorizar longas relações de números colocados em ordem aleatória e relembrar os menores detalhes de qualquer lugar em que tivesse estado presente.

Além disso, S. era capaz de usar visualizações simples para alterar todos os tipos de funções involuntárias. Se ele se imaginasse encarando o sol, suas pupilas se contrairiam; se se imaginasse sentado no escuro, suas pupilas se dilatariam. Ele era capaz de aumentar ou reduzir a temperatura de suas mãos usando o método descrito acima. Uma vez dominado isso, pode-se tentar o método dele para alterar os batimentos do coração. Se quisesse que seu coração batesse mais depressa, S. visualizava-se correndo atrás de um trem que saía de uma estação; se quisesse reduzir seu ritmo cardíaco, imaginava-se deitado numa cama tirando um cochilo.

Luria considerava notáveis essas realizações, assim como no futuro outros pesquisadores também achariam notáveis os feitos de Swami Rama. No entanto, o que estava sendo demonstrado em ambos os casos era *biofeedback* sem máquinas. Em vez de usar um osciloscópio ou um *bip* para indicar que uma intenção estava sendo realizada, S. e Swami Rama confiavam nos circuitos de *feedback* dos próprios corpos.

Embora não costumemos nos dar conta disso, o corpo está constantemente regulando a temperatura, taxa de batimento cardíaco e outras funções autônomas, ouvindo suas próprias mensagens internas. A menor mudança em qualquer das funções é registrada, não importa o quão debilmente, na consciência do nosso sistema nervoso. Como demonstram esses exercícios, tais sinais silenciosos podem ser conscientemente alcançados. A consciência é um campo, e enviando uma intenção para o interior desse campo, muda-se o fluxo da informação biológica. Isto registra-se na mente consciente como uma leve sensação, intuição ou apenas uma maneira silenciosa de saber. A reação varia de pessoa para pessoa, mas com a prática a sensibilidade à consciência torna-se mais forte.

Tratando-se de envelhecimento, esta sensibilidade é necessária, porque o novo paradigma nos diz que envelhecer é um processo que dá início a uma distorção no campo da consciência. O fluxo de informações que corria facilmente no corpo torna-se bloqueado por estresses, lembranças, traumas antigos e erros aleatórios. Embora tais problemas possam ser sutis, a consciência não deixa de registrá-los; o coração, o fígado, os rins ou qualquer outro órgão *sabem* quando estão funcionando mal. Os distúrbios na inteligência das células acabam por se registrar na mente como desconforto ou dor, ou simplesmente como aborrecimentos. O que estamos aprendendo aqui é refinar tais percepções de modo que elas venham a ser registradas num estágio mais precoce. Quanto mais cedo uma função distorcida for detectada, mais facilmente poderá ser corrigida exclusivamente através da consciência. O envelhecimento generalizado é um sinal muito evidente que o corpo sofreu perda de energia e informação em algum ponto importante, geralmente no cérebro, no sistema imunológico ou nas glândulas endócrinas.

Câncer, diabetes e senilidade são manifestações típicas de disfunção em estágio avançado. Há casos raros em que os pacientes usaram o poder da consciência para se curar inclusive de distúrbios muito graves — seja como for, é mais simples corrigir o problema num estágio mais precoce. O primeiro estágio de qualquer disrupção fisiológica tem lugar na consciência; assim sendo, é natural que o melhor meio para se recuperar o equilíbrio nestes casos seja através do uso da atenção.

EXERCÍCIO 3: UM GATILHO PARA A TRANSFORMAÇÃO

Toda intenção serve como gatilho para uma transformação. Assim que você decide que quer algo, o seu sistema nervoso reage para atingir o objetivo desejado. Isto se aplica a intenções simples, como, por exemplo, a de se levantar para pegar um copo d'água, e também a intenções complexas, como ganhar uma partida de tênis ou tocar uma sonata de Mozart. Tanto num caso quanto no outro, a mente consciente não tem que dirigir cada sinal neurológico e movimento muscular para realizar seu objetivo. A intenção insere-se no campo da consciência, desencadeando a reação adequada.

Quando vou dormir, minha intenção de dormir desencadeia uma complexa série de processos bioquímicos e neurológicos. A ciência médica é incapaz de reproduzir esta conexão; ela é controlada ao nível da inteligência. A conexão pode ser cruamente manipulada apenas a partir do nível molecular (por exemplo, posso dormir após ingerir um comprimido, mas o tipo de sono resultante não será natural; haverá interrupções na seqüência normal dos estágios do sono, particularmente do sono REM ou sono dos sonhos).

Quando você tem uma intenção, o seu cérebro pode suprir apenas as reações que aprendeu; se você for um bom jogador de tênis ou pianista, sua reação treinada produzirá resultados muito diferentes daqueles conseguidos por alguém menos preparado que você. No entanto, o talento mais profundo reside em administrar a intenção em si. As pessoas que têm melhores resultados em qualquer empreendimento geralmente seguem um padrão de administrar seus desejos sem lutar indevidamente com o meio ambiente — elas se colocam no fluxo. Se você se reportar à questão da adaptabilidade abordada anteriormente, verá uma boa descrição de como as pessoas mais bem-sucedidas resolvem seus problemas — elas permitem que a solução apareça sozinha, confiando na sua capacidade de enfrentar os difíceis desafios. Ao criarem um mínimo de ansiedade, conflito, preocupação e falsas expectativas, elas promovem um uso altamente eficiente das suas energias físicas e mentais. A resultante facilidade do funcionamento do sistema mente-corpo está diretamente correlacionada com envelhecer bem — quanto mais naturalmente você existe no fluxo da sua consciência, menos você desgasta o seu corpo.

Tal como ocorre quando se trata de suas capacidades, as pessoas variam enormemente no modo como usam suas intenções. Quando a professora Ellen Langer e seus colegas proporcionaram a um grupo de idosos o desafio de agirem como se fossem vinte anos mais jovens, deram aos homens desse grupo um foco comum de intenção. A chave para reverter a idade deles foi que seus corpos responderam às orientações externas vindas do passado.

No exercício seguinte, pede-se que você participe de uma espécie de viagem interior no tempo usando uma imagem visual do seu passado; o objetivo é ver o quão rapidamente seu corpo se adapta a esta intenção com sentimentos de renovada juventude.

Sente-se confortavelmente ou deite-se com os olhos fechados. Preste atenção por um momento à sua respiração, acompanhando tranqüilamente a subida e descida do seu tórax, sentindo o ar passar pelas narinas. Sinta seus braços ficando pesados ao lado do corpo. Quando estiver relaxado, evoque aos olhos de sua mente um dos momentos mais maravilhosos da sua infância. Deve ser uma cena de alegria muita vívida e, de preferência, você deve estar no centro de alguma dificuldade.

Por exemplo, uma dessas cenas para mim teve lugar num jogo de críquete, quando eu era criança. No verão meu pai nos levava para férias na região montanhosa do norte da Índia, e eu me lembro vividamente de uma que se chamava Shillong, aninhada em meio ao frescor de verdes montanhas. Ainda posso ver a campina plana cercada por ondulações do terreno, onde tinham lugar os nossos jogos. Certa vez fiz uma jogada que decidiu a partida, e foi este o momento que escolhi para reviver em minha memória. Sinto o peso do bastão nas minhas mãos e o choque violento quando acerto na bola. Vejo a bola ganhando altura, em contraste com o verde e os telhados vermelhos dos bangalôs distantes. Sinto o ar frio e a excitação no meu corpo quando começo a correr. Meu coração bate forte, minhas pernas se retesam num esforço enorme. Aos olhos da minha mente eu abro os braços, saudando aquele momento vitorioso. Com cada fibra do meu corpo estou participando dele, não apenas rememorando-o, e a intensidade do desejo de estar de novo lá em Shillong, naquele dia da minha infância, me faz sentir leve, maior, feliz, absorto numa experiência tão gratificante que é capaz de deter o tempo.

Descubra o seu próprio momento e veja o quão poderoso ele é para você. Os detalhes são importantes; por isto as experiências internamente físicas são as mais fáceis de usar. Sinta o ar e o sol na sua pele; descubra se você estava sentindo frio ou calor. Observe cores, texturas, rostos. Nomeie tudo e todos que aparecerem na sua cena. Repare como todos estavam vestidos e como agiam. Mas, o mais importante, recapture a sensação do seu corpo naquele momento. Ao entrar de novo no fluxo de um momento mágico, você desencadeia uma transformação no seu corpo. Os sinais enviados pelo seu cérebro são ativados tão facilmente por lembranças e imagens visuais quanto por visões e sons concretos. Quanto mais vívida a sua participação, mais perto você chegará de reproduzir a química do seu corpo naquele momento da juventude. Os velhos canais nunca se fecham, apenas deixam de ser usados. Assim sendo, ao mudar o contexto da sua experiência interior, você pode voltar atrás no tempo, usando a bioquímica da memória como veículo.

EXERCÍCIO 4: AS INTENÇÕES E O CAMPO

O novo paradigma nos diz que a nossa realidade subjacente, o campo, é contínua, e assim sendo, está igualmente presente em todos os pontos no espaço-tempo. A sua consciência e cada intenção dela resultante estão enredadas nesta continuidade. Isto significa que quando você tem um desejo, na verdade está enviando uma mensagem que alcança todo o campo — a menor das suas intenções repercute em todo o universo quântico. Já vimos que quando se tem uma intenção relacionada com o corpo, ela é executada automaticamente. A mesma coisa deverá ocorrer então com as intenções que você manda para fora do corpo — o campo tem o poder organizador de realizar automaticamente qualquer intenção.

Todo mundo conhece exemplos ocasionais quando um desejo inesperadamente se concretiza, quando algo que você desejava surge de repente — um telefonema de um velho amigo, um dinheiro inesperado, uma oferta de emprego, um novo relacionamento. Nessas ocasiões a sua conexão com o campo são claras. Quando os seus desejos não se realizam, a sua consciência sofreu algum bloqueio ou desconexão da fonte dela no campo. *O normal é ter todos os desejos realizados se a sua consciência estiver aberta e clara.* Não é preciso nenhum ato especial da providência para realizar desejos; o campo universal da existência foi planejado para operar assim; caso contrário você não seria capaz de retorcer os dedos dos pés, piscar os olhos ou cumprir qualquer comando da mente-corpo. Toda ação voluntária depende da transformação invisível de uma intenção abstrata em um resultado material.

O seu corpo é o resultado material de todas as intenções que você já teve. No último exercício nós recorremos a um momento do passado, usando a intenção para criar uma certa reação mente-corpo. Se você imaginou a sua experiência com bastante intensidade, todos os tipos de reação involuntária — pressão, batimento cardíaco, respiração, temperatura corporal e assim por diante — começaram a reproduzir exatamente o que você sentiu no passado. Você reviveu não apenas uma imagem visual, mas sim toda a reação fisiológica que acompanhou a imagem. Milhões de reações holísticas desse tipo entraram na criação da fisiologia que você agora experimenta. Só que como você não sabe conscientemente usar essas intenções em seu benefício, seu corpo contém impressões armazenadas de traumas e estresses que contribuem para acelerar o processo de envelhecimento.

No capítulo seguinte descreverei como remeter essas impressões antigas, mas aqui é importante aprender a mecânica da intenção que evita o envelhecimento. Uma intenção é um sinal enviado por você para o campo *e o resultado que você recebe do campo é a mais alta satisfação que pode ser enviada ao seu sistema nervoso.* Quando duas pessoas querem a mesma coisa, nem sempre obtêm o mesmo resultado; isto é porque a qualidade da intenção muda quando é remetida para o campo e aí é refletida de volta como resultado. Por exemplo, se você tem um forte desejo de ser amado, o amor que você quer e que receberá é fortemente condicionado pela sua experiência: o amor de são Paulo é totalmente diferente do amor experimentado por uma criança vítima de maus-tratos. Mesmo assim, quando quer que um desejo se torne realidade, a mecânica tem certas analogias para cada pessoa:

1. Um certo resultado é pretendido.
2. A intenção é específica e definida; a pessoa tem certeza do que quer.
3. Pouca ou nenhuma atenção é dada aos detalhes dos processos fisiológicos envolvidos. Na verdade, a atenção aos detalhes inibe o fluxo dos impulsos de informação que produzem o resultado, retardando ou impedindo o sucesso. Em outras palavras, a pessoa assume uma atitude de não interferência.
4. A pessoa espera um resultado e tem confiança. Não há, contudo, ansiedade quanto a esse resultado (se você ficar ansioso para dormir, por exemplo, muito provavelmente não vai conseguir). Preocupação, incerteza e dúvida são os três obstáculos básicos que nos impedem de fazer uso eficiente do poder contido em cada intenção. O poder ainda está lá, mas nós o voltamos contra ele próprio. Em outras palavras, quando você duvida que um desejo se realizará, você está essencialmente expedindo uma intenção de autoderrota que será computada pelo campo como um comando para cancelar seu primeiro desejo.
5. Há um *feedback* referencial envolvido no processo. Em outras palavras, cada intenção realizada ensina a você como proceder para conseguir resultados melhores ainda na intenção seguinte. Quando o resultado ocorre, confirma o poder da intenção ao nível da consciência, aumenta a confiança e torna o sucesso mais forte — o efeito é auto-reforçante. Isto muda a dúvida e a transforma em certeza. (As pessoas cujos desejos não se realizam também experimentam um *feedback*, só que para reforçar o fracasso.)
6. No fim do processo, não há dúvida de que o resultado foi obtido de modo definido e consciente que se estende para além do indivíduo até uma realidade mais

ampla — para alguns, Deus ou a Providência, para outros o Self ou o Absoluto. Preferi usar um termo mais científico, *o campo*, mas sem excluir qualquer dos nomes espirituais com mais tradição. Em todos os casos, o mundo material é uma expressão de uma inteligência não-manifesta e imensamente superior que responde aos desejos do homem.

Estes seis passos mostram a característica mais importante da inteligência interior — ela tem em si poder de organizar. Este poder organizador é o vínculo que conecta intenção e resultado. Sem ele, não poderia haver causa e efeito. A "sopa quântica" permaneceria caótica, já que sem poder organizador não pode haver padrões, ordem, leis naturais, estruturas físicas ou processos bioquímicos.

Para tirar vantagem deste conhecimento, você pode usar o seguinte exercício com qualquer desejo. Não se preocupe se não teve muito sucesso em conseguir realizar suas intenções no passado. Entender claramente a mecânica da intenção é o passo mais importante para conseguir qualquer coisa. Ao realizar este exercício, você estará abrindo um caminho para o sucesso; basta confiar que o campo automaticamente realizará todos os impulsos enviados para ele. De uma forma ou de outra, todo desejo atinge seu objetivo; apenas a sua perspectiva limitada no espaço-tempo prejudica a sua percepção do resultado que está sendo produzido.

1. Sente-se calmamente e use qualquer dos métodos já explicados para relaxar seu corpo e ficar mais tranqüilo interiormente.
2. Pense no resultado que você deseja. Seja específico. Você pode visualizar o resultado ou expressá-lo verbalmente.
3. Não se deixe atrapalhar pelos detalhes. Não force a mão ou se concentre. Sua intenção deve ser tão natural quanto tencionar levantar o braço ou pegar um copo d'água.
4. Espere o resultado e acredite nele. Saiba que é certo.
5. Entenda que dúvidas e preocupações só servirão para interferir no seu sucesso.

6. Esqueça o desejo. Você não tem que pôr a mesma carta no correio duas vezes; basta saber que a mensagem foi expedida e o resultado está a caminho.
7. Esteja aberto para o *feedback* que receberá do seu próprio íntimo ou do meio ambiente. Saiba que todo e qualquer resultado se deve a você.

Este último passo é extremamente importante. Sendo tão condicionados por uma visão materialista do mundo, todos nós tendemos a esperar por resultados materiais. No entanto, quem deseja riqueza na verdade pode estar querendo a segurança que imagina que a riqueza trará, e se for esta a intenção dominante em sua consciência, o campo poderá favorecer um resultado mais voltado para a sensação de segurança que para fortuna material. O *feedback* produzido por uma intenção é capaz de manifestar-se de muitos modos inesperados, mas o fato é que algum resultado sempre será produzido, não importa o quão fraco seja.

No que diz respeito ao envelhecimento, a maioria de nós deseja evitar a deterioração mental e física; podemos ter uma intenção específica, como, por exemplo, não contrair o mal de Alzheimer ou câncer, mas estas intenções podem não ser efetivas, já que são formas disfarçadas de desejos mais profundos, como não querer sofrer e morrer. Minha sugestão é ter a intenção de permanecer no mais jovem nível de funcionamento possível. Pode-se também tencionar, tanto no caso do funcionamento físico quanto do mental, melhorar a cada dia, e, para reforçar os resultados desta intenção, pode-se resolver registrar tudo o que se conseguir fazer melhor a cada dia. Não entre com quaisquer expectativas restritivas — talvez um dia você venha a notar que conseguiu lavar a roupa com mais entusiasmo ou admirou um pôr-do-sol. A consciência se dissemina por milhares de direções e conservar abertos todos os canais é uma medida valiosa.

Aqui está uma forma que sua intenção pode tomar:

Hoje tenciono experimentar

1. Mais energia
2. Mais vivacidade
3. Mais entusiasmo jovial
4. Mais criatividade
5. Melhoria contínua em todos os níveis de minha capacidade física e mental

A seguinte intenção pode ser acrescentada como um desejo abrangente:
Tenciono que minha inteligência criativa interior venha, espontaneamente, orquestrar e guiar meu comportamento, meus sentimentos e minha reação a todas as situações, de tal modo que todas as cinco intenções acima citadas venham automaticamente a ser concretizadas.

Finalmente, é útil lembrar a si próprio que pode confiar nesta abordagem porque você está recorrendo à natureza fundamental da sua fisiologia, que opera o tempo todo: "As sugestões que faço a mim mesmo são o meu melhor *feedback*, e quanto mais responder a elas, mais amplificarei a força da minha intenção para conseguir o resultado que desejo."

PARTE TRÊS

DERROTANDO A ENTROPIA

O MATERIAL básico do corpo humano é extremamente frágil. Se isolarmos uma célula e a colocarmos ao ar livre num dia cálido de verão, ela definhará e morrerá em questão de minutos. Dentro de cada célula existe uma microscópica porção de material genético, o DNA, que é menos resistente ainda. A despeito do fato de se ocultarem no núcleo das células, os seus genes são danificados diariamente pela radioatividade, luz ultravioleta, toxinas químicas e poluição, mutações aleatórias, raios X e até mesmo pelo próprio processo da vida. Átomos de oxigênio altamente reativos, chamados de radicais livres, são liberados quando o alimento é metabolizado nas células, e entre os muitos elementos químicos pelos quais eles são atraídos e danificam está o DNA.

O mundo é um lugar perigoso para nele se sobreviver, e se formos além dos perigos localizados no nosso planeta, veremos que uma força cósmica está sempre pronta para destruir a vida. É a entropia, a tendência universal para a ordem romper-se e se transformar em desordem. A entropia começa sua existência no mesmo instante em que se deu o Big Bang; desde a criação do universo, o calor, a luz e todas as outras formas de energia vêm se dissipando, espalhando-se à medida que o universo se expande. Esta tendência de se disseminar, de deslocar energia para áreas menos concentradas, é a entropia. Entropia é uma estrada de mão única. Quando um carro velho começa a enferrujar e a se decompor, o processo não pode ser revertido automaticamente. Pelo mesmo princípio, um corpo envelhecido não pode automaticamente voltar a ser jovem.

Onde quer que matéria e energia acumulem-se em padrões ordeiros, a entropia é desafiada. Os físicos sempre sustentaram que essas "ilhas de entropia negativa" são temporárias, embora algumas delas — planetas, estrelas, galáxias — resistam há muito tempo. Eventualmente as estrelas irão se extinguir, os planetas haverão de perder o impulso orbital e as galáxias se dissiparão. O planeta Terra é uma ilha de entropia negativa que se alimenta da energia emprestada da luz do sol; quando não houver mais luz do sol, sucumbiremos à entropia, perdendo o calor e a vida. A entropia está arrastando todo o cosmos para o seu fim, quando toda energia estará distribuída igualmente pela vastidão do espaço. Esta "morte do calor" encontra-se a bilhões de anos no futuro, mas cada molécula está sendo empurrada na sua direção. Alguns dos núcleos de matéria mais fundamentais, como o próton, têm uma vida tão longa que será preciso uma eternidade para que se desintegrem, enquanto que outras partículas subatômicas como o méson, surgem em sua existência física por alguns milionésimos de segundo antes de saírem de vista novamente. A quebra da ordem é inerente à constituição física do universo e está na essência da razão pela qual os nossos corpos se deterioram e envelhecem com o passar do tempo. Se quisermos derrotar o envelhecimento, teremos primeiro que aprender a derrotar a entropia.

EM OPOSIÇÃO AO CAOS

O corpo humano existe num total desafio à entropia, já que é incrivelmente organizado e capaz de acrescentar à sua ordem uma complexidade ainda maior. Antes de mais nada então, por que motivo estamos vivos? Que força trabalha contra o caos para assegurar as complexidades cada vez mais elevadas da ordem? A criação do DNA humano, com seus bilhões de bases químicas precisamente codificadas, dependeu da capacidade de elementos químicos menos complexos (aminoácidos e açúcar) permanecerem intactos por bilhões de anos, persistindo em construir cadeias de moléculas cada vez mais complexas. Em qualquer ocasião essas estruturas poderiam ter se rompido e se dissolvido na sopa quântica. A força da entropia não faz exceções; empurra absolutamente tudo para a dissolução e o caos.

Em termos puramente materiais, os físicos não descrevem a força que trabalha contra a entropia. No entanto, é óbvio que o universo não apenas se expandiu após o Big Bang: ele evoluiu. Os átomos primordiais de hidrogênio que passaram a existir logo após o Big Bang não ficaram contentes com suas vidas simples; aumentaram sua complexidade ao ponto de formarem átomos de hélio, cuja organização permaneceu estável o bastante para permitir que depois eles continuassem a se transformar em átomos cada vez mais complexos, até chegarem aos superpesados átomos de urânio. A evolução, ou crescimento, cria estruturas mais complexas a partir de estruturas menos complexas.

No entanto, um imenso buraco foi aberto na teoria da evolução pela insistência científica de que toda a cadeia da evolução, começando das algas e bactérias unicelulares e indo até o órgão mais complexo que há na natureza, o cérebro humano, surgiu aleatoriamente. Embora possa ser verdade que a sobrevivência animal dependa de uma seleção aleatória, as falhas mais profundas nesta explicação são óbvias. Sempre que um bebê é concebido, o ovo fertilizado duplica o processo de divisão celular que produziu bilhões de bebês antes desse. O crescimento da célula que se divide em duas, de duas para quatro, em oito e assim por diante, é a evolução em ação. Não há nada de aleatório nisso; por que então dizer que o processo que criou a vida é randômico? Claro que há uma força contrária empurrando a evolução, criando a vida, afastando a ameaça da entropia.

Esta força contrária é a inteligência, que, ao nível quântico, é muito mais que um fenômeno mental. É a inteligência que conserva íntegra a conformidade de cada célula no seu

DNA, e muitos cientistas acreditam agora que o mesmo é verdade para todo o universo. Em seu livro *The Cosmic Blueprint*, o físico britânico Paul Davies apóia-se em muitas descobertas teóricas para sustentar a nova visão de que o universo se organiza e reage a seus eventos internos de modo muito parecido com o procedimento das células. O cosmos não está apenas se expandindo como um balão, mas também crescendo como uma entidade viva. "O universo revela-se em uma luz nova e mais inspiradora", escreve Davies, "desdobrando-se a partir do seu começo primitivo e progredindo passo a passo para estados sempre mais elaborados e complexos." Uma coisa que progride mostra sinais de inteligência, por mais relutante que a ciência seja quanto ao uso deste termo.

Inteligência é sinônimo de poder criativo. Atinge o caos e, da sopa quântica, forma lindas simetrias. Instila vida em moléculas mortas. Quando a entropia ganha, a inteligência sai. As duas forças estão em guerra constante. Como ambas existem desde o Big Bang, o que determina o resultado de sua luta? Nasce um bebê, o que é uma vitória monumental para a inteligência, mas o bebê um dia começa a envelhecer, o que é uma vitória para a entropia. Não é exato afirmar que envelhecimento e entropia são a mesma coisa — há uma diferenciação sutil, mas necessária, a ser feita aqui. Criação e destruição coexistem. Em cada célula algumas reações químicas são criativas — produzindo novas proteínas, por exemplo, a partir dos aminoácidos — enquanto outras são destrutivas — como, por exemplo, o processo de digestão, que quebra alimentos complexos em compostos mais simples, ou o processo do metabolismo, que queima açúcar e libera a energia armazenada nele.

Sem destruição, a vida não poderia existir. Assim sendo, o envelhecimento não é simplesmente a destruição do corpo. Este é um ponto deixado de lado por aqueles que equiparam a vida a nada além de um jogo de forças materiais aleatórias. A entropia na verdade está do lado da vida; comporta-se como um jogador em um complexo equilíbrio de forças. Sem a inteligência, o equilíbrio seria imediatamente rompido.

Por exemplo, existe uma terrível disfunção endócrina chamada progéria, a qual é causada por uma deformação em apenas um das centenas de milhares de genes de um bebê recémnascido. Doença extremamente rara, a progéria leva a um envelhecimento rapidamente acelerado. Rugas, calvície, perda de massa muscular e endurecimento das artérias são sintomas que aparecem muito cedo. Aos 12 anos de idade a criança que sofre de progéria já pode ter sofrido alguns ataques ou ter se tornado uma candidata a uma ponte de safena. A morte sobrevém geralmente antes dos 20 anos.

Progéria é entropia drástica e horrivelmente acelerada, e que acontece porque um gene, uma partícula minúscula do padrão de inteligência do corpo, apresenta um defeito. As forças da disfunção são libertadas ao se alterar o equilíbrio que cada célula tem que manter para permanecer viva. A mesma lição se aplica ao envelhecimento normal. Enquanto o corpo puder se renovar de acordo com o que está previsto no seu projeto de ordem, a entropia será neutralizada. Quando uma velha célula do estômago ou da pele morre, ela é substituída. Sempre que uma partícula de alimento for metabolizada, os restos serão excretados e novo alimento chegará.

Podemos chamar este equilíbrio entre criação e destruição de *não-mudança dinâmica*. Em outras palavras, a mudança tem lugar num quadro de estabilidade. No que diz respeito aos nossos corpos, este estado de não-mudança dinâmica é crucial. O desequilíbrio em qualquer das duas direções significa desastre — a falta de mudança leva à morte; excesso de mudança leva à completa desordem (como quando as células cancerosas começam a se dividir indiscriminadamente até que invadem e dominam os tecidos vitais e causam sua própria destruição, juntamente com o resto do corpo).

Toda célula sabe como derrotar a entropia chamando a inteligência em seu auxílio sempre que um distúrbio começar a ocorrer. O exemplo mais crítico é proporcionado pelo próprio DNA. Durante muito tempo visto como um elemento químico inerte que permanecia inalterado no núcleo da célula, sabe-se agora que o DNA tem uma notável capacidade de autoreparação. Ante o assalto de radicais livres e outras influências daninhas, um mínimo de sete diferentes erros podem aparecer num filamento de DNA. (Pode-se pensar no DNA como uma fita de computador cuja informação fica confusa quando a fita se parte, torce ou forma pregas.) Se os seus genes aceitarem passivamente essa avaria, como qualquer outro elemento químico, a informação codificada na sua hélice dupla se tornaria cada vez mais truncada, tornando a vida organizada impossível. Mas o DNA aprendeu a se reparar. Ele pode sentir exatamente que tipo de avaria ocorreu, e, graças a enzimas especiais, os elos que faltam são emendados e recolocados em seus lugares. Esta assombrosa demonstração de inteligência foi diretamente associada ao envelhecimento humano. Se se fizer um gráfico de expectativa de vida de vários animais, começando pelos musaranhos de vida curta e camundongos, e prosseguindo com vacas, elefantes e o homem, a curva resultante vai corresponder exatamente à capacidade do DNA de cada animal para se auto-reparar. O musaranho de cauda longa, por exemplo, tem uma expectativa de vida muito pequena, geralmente inferior a um ano, enquanto que os seres humanos têm a maior expectativa de vida de todos os mamíferos, num máximo conhecido de 115 a 120 anos.

No início dos anos 70, dois jovens gerontologistas, Ron Hart e Richard Setlow, expuseram o DNA de vários animais à luz ultravioleta para criar uma espécie de avaria específica (as moléculas adjacentes no filamento de DNA fundem-se de maneira não-natural). Em seguida eles mediram a extensão do reparo que foi realizado durante o período de uma hora, e, na verdade, as células do musaranho foram mais lentas do que as do camundongo, que vive um pouco mais. A média foi melhorando com as vacas e os elefantes e culminou com os seres humanos, com a mais rápida velocidade de reparos genéticos conhecida. Mais tarde, o Dr. Edward Schneider, do *National Institutes On Aging*, verificou que as células velhas se restauram com muito menos eficiência do que as novas. A grande conclusão é de que o envelhecimento resulta da incapacidade do DNA de fazer frente aos danos que são constantemente infligidos sobre eles milhões de vezes por ano.

Se é assim que o equilíbrio de forças se rompe dentro de nós, por que a natureza permite que continue? Se a célula humana é mais do que 99% eficiente no seu auto-reparo, por que a evolução não preencheu o déficit de 1%? Esta é uma pergunta desconcertante, pois para respondê-la seria preciso conhecer o próprio segredo da vida. O que podemos dizer é que, no decurso de uma vida, cada uma de nossas células sofre mais danos do que é capaz de reparar. O envelhecimento é o resultado deste déficit. Se a célula se restaurasse com perfeição de cada vez, ela se manteria nova como no dia em que nascemos e jamais ficaríamos velhos. Isto implica dizer que ao prevenir tantos erros genéticos quanto possível, estaríamos também prevenindo o resultado desses erros — o processo de envelhecimento.

Conforme foi visto ao nível da inteligência, as suas células querem ser novas a cada instante. Mas as células velhas ficam cheias do lixo de erros passados que tomaram a forma física de resíduos tóxicos, pigmentos grumosos, moléculas encadeadas e DNA danificado. Essas minúsculas quantidades de matéria tornada rígida não fluem mais ou se modificam, o que é necessário para a vida. Neste capítulo examinaremos o esquema vivo do corpo, que é feito de inteligência, para descobrir como permite que tais erros aconteçam. Não há necessidade biológica que os justifique, e existem muitas técnicas para corrigi-los e evitá-los.

Ao contrário do musaranho, do camundongo, da vaca ou do elefante, você não é prisioneiro de uma taxa de reparo genético fixa. De acordo com o novo paradigma, todo o seu corpo é um campo da consciência, e a atividade no interior de suas células é diretamente influenciada pelo modo como você pensa e age. Você fala com o seu DNA através das mensagens químicas que envia do seu cérebro, mensagens estas que afetam diretamente a produção de informação do DNA. Um legado duradouro dos últimos vinte anos de pesquisa mente-corpo é a noção muito precisa que temos agora de como tem lugar a transformação de inteligência em fisiologia. Não temos mais dúvidas quanto ao fato de que invisíveis partículas de pensamento e emoção alteram a química fundamental de cada célula. Deste conhecimento decorre a esperança de que o erro do envelhecimento pode ser abolido na sua fonte, ou seja, nas profundezas da consciência celular.

AS RUGAS NO CAMPO QUÂNTICO
A transformação de mensagens em moléculas

Para seguir a trilha da entropia do campo visível ao campo quântico, podemos examinar um dos sintomas do envelhecimento: as rugas. Quando estiver diante do espelho do banheiro, considere as minúsculas rugas que se formam com a idade no canto dos seus olhos ou em torno dos seus lábios. As linhas do seu rosto traçam velhas e familiares emoções, e o mapa da ansiedade, raiva, frustração, realização, felicidade e alegria vai ficando mais profundamente gravado na sua pele a cada ano que passa. "As rugas só deveriam indicar a existência de sorrisos", comentou Mark Twain; mas mesmo que fosse assim, como se formam as rugas?

Para um biologista celular, a causa das rugas reside na estrutura da pele. A sua pele é composta de muitos tipos de tecido — vasos sangüíneos, nervos, folículos pilosos, músculos para fazer com que a nossa pele se arrepie e possibilitar que o nosso cabelo fique em pé, células de gordura e duas camadas de células da pele, a derme e a epiderme — tudo cercado por água e tecido conjuntivo. Este tecido conjuntivo é composto basicamente de colágeno, uma proteína dotada de propriedade extremamente útil de ser capaz de aglutinar-se com a água.

O colágeno garante à pele uma espécie de almofada macia e úmida, possibilitando que se estique ou dobre à medida que o corpo se move. O colágeno em si não é feito de células, mas as células próximas o produzem e reparam. Assim sendo, o estado do tecido conjuntivo está sob a supervisão do DNA. Quando a pessoa envelhece, seu colágeno sofre mudanças, tornando-se mais rígido e seco. À medida que perde a sua elasticidade, o colágeno vai deixando de reagir bruscamente quando esticado ou dobrado. Começa a formar vincos, e uma vez que o vinco passe a ser permanente, uma ruga terá sido formada.

A TEORIA DOS RADICAIS LIVRES

Muitas influências físicas podem apressar o envelhecimento do colágeno: o fumo, a exposição excessiva ao sol, deficiência vitamínica, desnutrição, desidratação, baixa atividade da tireóide e predisposição genética, para citarmos apenas algumas. No entanto, não há uma divisão clara entre estas influências e os fatores psicológicos. Uma viúva que chora pelo marido pode ter sua pele desgastada e cheia de rugas muito depressa. A pele de um paciente de câncer submetido à quimioterapia pode envelhecer prematuramente, tanto pelos efeitos colaterais das drogas quanto pelo seu estado de absoluto desequilíbrio emocional.

O que essas diversas influências têm em comum é o fato de poderem promover um tipo específico de erro na estrutura molecular do colágeno. As moléculas separadas do colágeno se unem umas às outras através de um processo chamado ligação cruzada, uma reação química que prende permanentemente os átomos da camada mais externa do colágeno. A causa dessa ligação cruzada reside na tendência destrutiva dos radicais livres, ou seja, átomos de oxigênio altamente instáveis que se unem indiscriminadamente a muitas moléculas vitais do corpo, inclusive o DNA. Em meados dos anos 50, o Dr. Denham Harman, da Universidade de Nebraska, foi o primeiro pesquisador a lançar a teoria de que os radicais livres são uma causa importante, se não a mais importante, do envelhecimento no nível celular.

Esse tipo de reação química é apenas um exemplo do dano que os radicais livres podem infligir. Eles também podem separar moléculas próximas, partir pedaços de moléculas, mutilar informações em várias partes da célula, entupir membranas celulares, promover mutações cancerígenas e prejudicar o funcionamento da mitocôndria (a fábrica de energia existente dentro de cada célula). Alguns pesquisadores especialistas em colesterol acreditam que os radicais livres sejam responsáveis pelo dano que o colesterol causa a nossos corpos. É praticamente impossível fazer, em laboratório, com que as células absorvam o colesterol em sua forma normal, mas uma vez que os radicais livres reagem com o colesterol, oxidando-o (o mesmo processo que faz a manteiga ficar rançosa), as células rapidamente o absorvem. Como tubarões circulando em torno da célula, os radicais livres atacarão praticamente qualquer molécula; a extensão do dano que causam é tão ampla que a teoria do envelhecimento pelos radicais livres cresce em popularidade a cada década.

Os radicais livres proporcionam um excelente exemplo de entropia em funcionamento, pois as mudanças que produzem tendem a ser em um só sentido, irreversíveis e permanentes. Há menos ordem na pele enrugada do que na lisa, e normalmente ela não se auto-repara. Da mesma forma quando você quebra um prato, o dano é irreversível. Isto é porque a entropia segue a seta do tempo. Uma vez que alguma coisa ordenada se rompe, a matéria e energia assim dispersadas não voltarão a se unir automaticamente. O futuro trará apenas mais desordem: os pedaços do prato partido acabarão por se fragmentar em pedaços menores, e a pele envelhecida acabará por definhar e morrer.

Paradoxalmente, os radicais livres são necessários à vida. Eles são variações do átomo de oxigênio extremamente instáveis (peróxido de hidrogênio e oxidrilo são dois exemplos comuns), diferentes do oxigênio por terem uma carga elétrica extra em seu elétron externo. Esta modificação aparentemente mínima faz os radicais livres quererem se ligar de pronto às moléculas próximas, a fim de se livrarem da carga extra e tornarem-se estáveis. Assim sendo, um radical livre é, na realidade, apenas um ponto de parada temporária que leva de uma molécula estável para outra. O ciclo de vida normal dessas partículas instáveis pode ser medido em milésimos de segundo; milhões de fugazes moléculas são emitidos em cada célula quando ela processa o oxigênio através do metabolismo do alimento.

Se os radicais livres são tão perniciosos, por que o corpo os produz? Longe de serem como balas perdidas rondando a célula, os radicais livres se ajustam ao equilíbrio geral do corpo. Em alguns casos, é ótimo que se tenha radicais livres: no sistema imunológico, as células brancas ou leucócitos usam os radicais livres para se unir às bactérias e vírus invasores. Neste papel, a tendência do radical livre de se agarrar a tudo salva a sua vida.

Para se proteger, cada célula produz enzimas com a finalidade de degradar, neutralizar e desintoxicar os radicais livres. Entre elas há vários antioxidantes (como a dismutase e a catalase) capazes de se associar a íons de oxigênio altamente radioativos e torná-los inofensivos antes que possam atacar uma molécula vulnerável. Mais uma vez é o equilíbrio entre a criação e a destruição o que está realmente em jogo, não as moléculas ou as reações químicas envolvidas. Na própria origem da vida, com o aparecimento de simples bactérias, a natureza imaginou como se contrapor aos radicais livres gerando enzimas antioxidantes. Se isto não tivesse ocorrido, o oxigênio em nossa atmosfera poderia facilmente ter destruído as chances de vida na Terra; ao contrário, graças à inteligência celular que nos defende da entropia, o oxigênio tornou a vida possível.

Milhões de pessoas tomaram conhecimento da teoria do envelhecimento pelos radicais livres graças ao sucesso do livro publicado em 1983, de autoria de Durk Pearson e Sandy Shaw, intitulado *Life Extension*. A abordagem deles fundamenta-se na premissa que diz que os radicais livres são o inimigo do corpo, e os leitores, por causa disto, são instados a tomarem uma vasta variedade de antioxidantes. No entanto, o eminente pesquisador japonês chamado Dr. Yukie Niwa, ele próprio ardoroso defensor da teoria dos radicais livres, demonstrou em laboratório que ministrar antioxidantes a uma cultura de células não resulta em grande redução da produção de radicais livres. Seria ainda menos efetivo que a pessoa engolisse esses antioxidantes. Muitos deles seriam anulados pelos sucos digestivos na boca, estômago e intestinos, muito tempo antes de chegar às células que estavam destinados a proteger.

Mesmo assim, os partidários do livro *Life Extension* se enchem com todo o tipo de antioxidantes na forma de vitaminas, suplementos alimentares e remédios prescritos pelos seus médicos. Entre as preferidas estão as vitaminas C e E (duas substâncias que o Dr. Niwa descobriu serem particularmente ineficazes quando aplicadas nas células em seu tubo de ensaio). Ironicamente, essas pessoas tendem a ser muito cônscias das questões de saúde, gente do tipo que costumava crer que os suplementos alimentares deveriam ser banidos do pão, biscoitos, cereais e outros alimentos industrializados. Agora, para seguir os ditames contidos em *Life Extension*, essa mesma gente toma conservantes tais como BHT e BHA em quantidades maciças, se comparadas às quantidades mínimas necessárias para impedir que uma bisnaga estrague na prateleira da padaria.

Os remédios com propriedades antioxidantes e mais exóticos incluem a Hydergine, o L-dopa e a bromocriptina, nenhum dos quais foi originalmente destinado a ser tomado com objetivos antienvelhecimento. São todos remédios poderosos, ricos em efeitos colaterais; cada um deles pode causar danos permanentes se tomado em doses maciças ou durante longo período. Mas a farmácia dos adeptos do *Life Extension* não pára por aqui. Há alguns outros suplementos antienvelhecimento que podem ser considerados como favoritos — betacaroteno, todo o complexo vitamínico B, zinco e selênio — e com eles você considera que está armado com a melhor e mais científica defesa contra a autodestruição do corpo pelos radicais livres.

Mas, antes de mais nada, por que deveríamos acreditar que o nosso corpo é autodestrutivo? Toda essa questão de estender a duração da vida, a meu ver, está equivocada. O dano causado pelos radicais livres é conseqüência e não causa, assim como a bala disparada por uma pistola não pode ser responsabilizada por puxar o gatilho. Em seu estado normal, o corpo controla normalmente os radicais livres.

O seu corpo não está lutando às cegas pela vida contra "maus" elementos químicos; esta idéia é por demais simplista. Se você pudesse ver uma célula enquanto ela produz miríades de radicais livres e miríades de antioxidantes ao mesmo tempo, você veria as duas coisas flutuando no mesmo elemento, não como canhões soltos num convés, mas acompanhadas de perto e controladas pela inteligência suprema do DNA. São conservados em equilíbrio e usados quando necessário. A principal razão pela qual os radicais livres exercem tão forte atração sobre os cientistas é porque são *coisas*; eles atendem à necessidade que temos de objetos físicos que possam ser pesados, medidos e etiquetados.

Não há como negar que o dano causado pelos radicais livres ocorre e suspeita-se que seja vinculado ao envelhecimento, juntamente com o câncer e as doenças cardíacas, as duas principais causas de morte. Entretanto, não foi demonstrado que as pessoas mais velhas tenham obrigatoriamente níveis mais altos de radicais livres em suas células, ou níveis mais baixos de antioxidantes. O que eu gostaria de sugerir é que o dano causado pelos radicais livres não passa de um tipo de desequilíbrio que pode ocorrer no nível da inteligência celular quando a balança se inclina de modo a favorecer a entropia. Se a inteligência do organismo estiver funcionando a toda força, a desordem e o caos não atacam a célula. O princípio básico da extensão da vida — impedir o dano causado pelos radicais livres antes que ocorra — é sensato. Para fazer isto, contudo, precisamos compreender como influenciar diretamente a inteligência da célula.

EXERCÍCIOS FÍSICOS: TRABALHANDO CONTRA A ENTROPIA

Um dos modos mais simples de evitar a entropia é dar ao corpo algo que fazer. Em física, enfrenta-se a entropia com o trabalho, que é definido como a aplicação ordeira de energia. Sem trabalho a energia simplesmente se dissipa. Já vimos que o desleixo (a "síndrome do desuso") promove o envelhecimento prematuro. Não há grupo que corra risco mais elevado de depressão, doença e morte prematura que o de pessoas completamente sedentárias, e a esta altura o valor do exercício regular para todas as faixas etárias já foi bem documentado. Os fisiologistas costumavam acreditar que os exercícios físicos basicamente nos beneficiam quando somos jovens, quando os músculos estão no auge do seu desenvolvimento. No entanto, pesquisas realizadas com idosos demonstraram conclusivamente que quem começa a se exercitar em qualquer idade, inclusive aos cem anos, apresenta o mesmo aumento de força, resistência e massa muscular. (Isto é verdade tanto para homens quanto para mulheres; no passado a maioria das pesquisas sobre exercícios era realizada com homens, mas agora está comprovado que as mulheres precisam ser tão ativas quanto os homens em qualquer idade.)

Uma vantagem especial do exercício é que ele pode reverter os efeitos anteriores da entropia. Pesquisadores da Tufts University, onde o governo federal patrocina um importante centro de estudos do envelhecimento, demonstraram que os sintomas principais do envelhecimento biológico podem ser melhorados através do aumento da atividade (o efeito é intensificado com ênfase secundária numa dieta melhorada). Dois cientistas da Tufts, William Evans e Brian Rosenberg, descreveram essas descobertas em seu livro *Biomarkers*. O título refere-se aos dez itens que marcam a idade e que agora são considerados reversíveis:

Massa corporal (músculos) magra
Força
Taxa do metabolismo basal
Gordura do corpo
Capacidade aeróbica
Pressão arterial
Tolerância do sangue ao açúcar
Proporção colesterol/HDL
Densidade óssea
Regulagem da temperatura do corpo

1. *Massa muscular*. O americano médio perde 3 quilos de músculos em cada década depois da idade adulta jovem; a taxa da perda aumenta após os 45 anos.

2. *Força*. As pessoas mais velhas são menos fortes porque os feixes de músculos e os nervos motores (chamados de "unidades motoras") se deterioram. Entre os 30 e os 70 anos, a pessoa média perde 20% das unidades motoras nas coxas, com perdas similares em todos os grupos musculares, grandes e pequenos.
3. *Taxa do metabolismo basal*. A taxa metabólica do corpo — quantas calorias precisa para se sustentar — declina 2% em cada década após os 20 anos.
4. *Gordura do corpo*. Entre as idades de 20 a 65 anos, o ser humano em média dobra a proporção de gordura comparada com a massa muscular. Vida sedentária e excessos alimentares podem elevar ainda mais essa proporção.
5. *Capacidade aeróbica*. Por volta dos 65 anos, a capacidade do corpo usar eficientemente o oxigênio declina de 30 a 40%.
6. *Pressão arterial*. A maioria dos americanos mostra um constante aumento da pressão arterial com a idade.
7. *Tolerância ao açúcar*. A capacidade do organismo usar a glicose na corrente sangüínea declina com a idade, aumentando o risco do aparecimento do diabetes tipo II.
8. *Proporção colesterol/HDL*. O colesterol total tende a aumentar tanto nos homens quanto nas mulheres até os 50 anos mais ou menos, e o HDL, que é o colesterol "bom" que protege o corpo contra as doenças cardíacas, perde terreno para o LDL, ou seja, o colesterol "ruim" que aumenta o risco dos ataques de coração.
9. *Densidade óssea*. O cálcio tende a se soltar dos ossos com a idade, tornando o esqueleto mais fraco, menos denso e mais quebradiço. Esta tendência, se for longe demais, transforma-se na doença conhecida como osteoporose.
10. *Regulagem da temperatura do corpo*. A capacidade do corpo de manter uma temperatura interna constante de 37 graus centígrados declina com a idade, tornando as pessoas idosas mais vulneráveis tanto ao frio quanto ao calor.

Quando a equipe da Tufts descobriu que todas estas biomarcas podiam ser revertidas nas pessoas de idade, organizou a divulgação de um amplo encorajamento aos exercícios físicos. Evans e Rosenberg consideraram que as duas primeiras biomarcas — massa muscular e força — eram as mais importantes, porque a tendência do corpo de duplicar sua gordura e perder metade dos seus músculos entre 65 e 70 anos cria muitos dos outros problemas do metabolismo. Tradicionalmente, uma das evidências clássicas do envelhecimento é o declínio da massa corporal magra, um termo médico que designa todos os tecidos que não são gordos — isto é, ossos, músculos e órgãos vitais.

A cada década de vida após a jovem idade adulta, o americano médio perde cerca de 3 quilos de massa corporal magra. Muitas pessoas que engordam após a meia-idade pensam que seu problema é o excesso de gordura. Para os pesquisadores da Tufts University, o problema real é uma combinação de excesso de gordura com pouca massa corporal magra, particularmente músculos. Gordura e tecido muscular não têm o mesmo metabolismo; comparativamente, a gordura é muito mais inativa. Ela serve como um tecido de armazenamento de energia, enquanto que o músculo é um tecido destinado a gastar energia.

Se você fosse membro da sociedade pré-histórica, tendo que caçar para sobreviver, ter uma grossa camada de gordura no corpo seria bem útil. A energia assim armazenada dá ao organismo uma reserva de combustível em tempos de fome, e sua capacidade termoisolante preserva o calor do corpo no inverno. Mas por ser muito menos ativa biologicamente, a gordura não serve bem à vida moderna; ela requer muito menos calorias do que o tecido muscular para se manter (o que também é verdadeiro para os outros componentes da massa corporal magra, ossos e órgãos vitais, porém em menor grau). Uma pessoa com mais músculos do que gordura terá uma taxa metabólica mais rápida e assim poderá ingerir maiores quantidades de comida sem ganhar peso.

Os gerontologistas descobriram que o músculo é muito mais responsável pela vitalidade geral do corpo do que a maioria das outras pessoas, inclusive os médicos, supunham. Com base em sua pesquisa, Evans e Rosenberg sustentam que a massa muscular, juntamente com a força, é importantíssima — mesmo que construam sua massa muscular tarde na vida, os velhos podem rejuvenescer significativamente toda a sua fisiologia. Uma vez que a taxa pela qual você perde a massa corporal magra acelera após os 45 anos de idade, a equipe da Tufts concentra seus programas de exercícios completos em grupos compostos por indivíduos com mais de 45 anos, revertendo assim a nossa programação social, que diz que a atividade física vigorosa pertence aos jovens.

Antigamente, um declínio da força muscular era considerado inevitável com a idade. Os feixes de músculos são conectados ao sistema nervoso central através de nervos motores. Juntos, nervos e músculos compõem "unidades motoras", e ao examinarem cortes transversais do tecido muscular, os fisiologistas descobriram que as unidades motoras se perdem com a idade.

O grupo da Tufts provou conclusivamente que esta tendência pode ser revertida. Doze homens de idades entre 60 e 72 foram postos em sessões de trabalho com pesos regularmente supervisionadas, três vezes por semana, durante três meses. Foi pedido que trabalhassem com 80% de sua "repetição máxima", o peso mais pesado que podiam levantar numa tentativa. Ao cabo da experiência, a força dos homens tinha aumentado drasticamente, o tamanho dos seus quadríceps mais que dobrara e seus tendões dos jarretes mais que triplicaram. Ao final do programa esses homens eram capazes de levantar caixas mais pesadas que rapazes de 25 anos que trabalhavam no laboratório não eram capazes. Um programa mais brando destinado a indivíduos acima de 95 anos mostrou-se igualmente bem-sucedido.

Quero dizer com isso que a idéia que temos sobre "ir com calma" quando envelhecemos precisa ser reexaminada. O mesmo regime de exercícios que constrói músculos tem efeito holístico, ajudando a corrigir as outras biomarcas. A pressão arterial e a tolerância ao açúcar melhoraram, o declínio metabólico típico da velhice foi revertido e a capacidade do corpo de regular sua temperatura interna foi estabilizada. A aptidão física também é intimamente relacionada com o bem-estar geral da pessoa; embora não fosse seu objetivo principal, a equipe de pesquisadores descobriu que todos os que se submeteram ao programa de exercícios se sentiram mais jovens e muito melhor consigo mesmos do que há muitos anos.

Quanto exercício é necessário para se obter tais benefícios? No laboratório, o tipo de atividade variou muito, dependendo do que estava sendo estudado: bastaram uns vinte minutos de caminhada três vezes por semana para melhorar a proporção colesterol/HDL, mas para ser mais eficaz, o exercício tem que ser sob medida para o indivíduo, levando-se em conta peso, idade e capacidade física. Se examinarmos o passado, veremos que os benefícios da atividade física realizada durante toda a vida foram evidentes inclusive na antiguidade. Nossos ancestrais caçadores eram altos e eretos. Tinham excelentes ossos e músculos que preservavam em todas as idades (a incidência disseminada da artrite é uma notável exceção; a osteoporose, contudo, era virtualmente desconhecida). Todos permaneceram em forma e fisicamente ativos durante toda a vida. É o caso de comparar isto com os Estados Unidos de hoje, onde os promotores da saúde lutam por divulgar o conceito de estar "em forma para a vida", enquanto que as estatísticas revelam que 40% dos americanos adultos são completamente sedentários (a percentagem é muito mais alta para os idosos) e só 20% podem ser considerados ativos num sentido razoável.

O VALOR DO EQUILÍBRIO

Antes que você conclua que o trabalho árduo é o meio para prevenir a velhice, considere que "trabalho" tal como definido pela física não é sinônimo de suor e esforço violento. O trabalho é necessário para criar a ordem e se opor à força da entropia. O exercício tem um efeito quântico, independente do muito ou do pouco que se faça, por dar ao corpo uma chance para restaurar padrões sutis de funcionamento. A natureza quântica do exercício emergiu lentamente, através de diversas pesquisas. Nos anos 60, o fisiologista sueco Bengt Saltin quis observar os efeitos do repouso absoluto no corpo humano. O conselho padrão dado a pacientes gravemente enfermos sempre fora para que se recuperassem na cama, mas na verdade havia alguma dúvida sobre se este seria um conselho sensato. Saltin pediu que cinco homens ainda jovens, cujas condições físicas variavam de extremamente aptos a sedentários, permanecessem deitados numa cama 24 horas por dia durante três semanas. Ao final desse período, ele ficou assombrado ao descobrir que todos os cinco, independente de sua condição física prévia, sofreram um decréscimo na capacidade aeróbica equivalente a vinte anos de envelhecimento.

Foi uma descoberta surpreendente, porém a parte mais fascinante é que quando cada indivíduo teve autorização para se levantar e ficar fora da cama cinco minutos por dia, quase toda a perda de função foi impedida. Eles não tinham que se mover ou usar os músculos de algum modo. A simples exposição a uma força quântica — a gravidade — permitiu que seus corpos continuassem normais. Em um estudo feito mais tarde nos Estados Unidos, atletas corredoras foram testadas para ver se o exercício físico pesado ajudava a prevenir a osteoporose. A melhor proteção contra a doença, segundo alguns especialistas, não é dar um suplemento de cálcio ou repor o estrogênio, mas sim construir uma boa densidade óssea ainda na juventude. Como os ossos ficam mais fortes à medida que tenham de suportar mais peso, as corridas de longa distância deveriam causar um considerável aumento da densidade óssea nas pernas. A aplicação ao envelhecimento vai além da osteoporose, que é uma forma extrema de afinamento dos ossos. Antes de chegar a este ponto, a idade avançada afina os ossos da maioria das pessoas, e, entre os muito idosos, as fraturas de quadril atacam uma entre cada três mulheres e um de cada seis homens.

No centro de estudos do envelhecimento da Tufts University, a densidade óssea de um grupo de jovens corredoras foi comparada com a de mulheres que não faziam exercícios regularmente. Muito embora fossem 20% mais leves que as não-corredoras, as corredoras tinham ossos das pernas mais fortes. Isto fazia sentido, considerando que os ossos das pernas das atletas trabalhavam mais e suportavam mais peso. Mas os pesquisadores ficaram assombrados ao descobrir que os ossos dos antebraços das corredoras também eram mais densos, a despeito do fato de não terem recebido nenhum peso extra. De algum modo todo o esqueleto recebeu a mensagem para depositar mais cálcio no tecido ósseo, graças aos sinais químicos (provavelmente na forma de hormônios) que foram acionados no nível quântico. O corpo todo *sabia* que estava sendo realizado o exercício.

Em termos quânticos, seja o que for que promova a ordem tem uma ação benéfica ao se opor à entropia. Toda a fisiologia é uma ilha de entropia negativa; assim sendo, nossos esforços precisam ser dirigidos holisticamente para preservar a ordem em todos os aspectos. Tendo em vista que o corpo usa tanto a criação quanto a destruição para conservar em funcionamento seus processos vitais, o trabalho constante não é resposta. O exercício tem que ser equilibrado pelo descanso, porque há extensa destruição do músculo durante o exercício e o músculo precisa ser restaurado em períodos de descanso. Em todas as áreas da vida a chave é o equilíbrio, um termo muito geral que pode ser subdividido em quatro tópicos:

MODERAÇÃO

REGULARIDADE
  = EQUILÍBRIO
REPOUSO

ATIVIDADE

Moderação quer dizer não ir a extremos. Regularidade significa seguir uma rotina consistente. Repouso quer dizer repouso. Atividade é atividade. Essas quatro coisas parecem simples, mas, sendo a única espécie dotada de autoconhecimento, só os seres humanos têm controle consciente sobre elas. O ciclo do repouso e atividade nos animais inferiores é ditado pelo instinto, que os seres humanos têm a liberdade de ignorar. Se deixamos de lado o que manda o instinto para seguir na direção errada, na verdade estaremos acelerando a entropia. Isto torna-se aparente nos piores aspectos da vida moderna, que paradoxalmente mistura o maior conforto da criatura com uma desordem crescente.

Um exemplo notável de como o nosso corpo reflete o desequilíbrio do nosso estilo de vida é a doença do coração, a doença que mais aflige os idosos na nossa sociedade, e que causa mais mortes do que todas as outras combinadas. Nos anos 20, a cardiologia emergiu como uma florescente especialidade na resposta direta à alarmante epidemia de ataques do coração que varria misteriosamente a nossa sociedade. A epidemia agravou-se sem nada que a controlasse por mais cinquenta anos, e quando finalmente cedeu no final dos anos 60, não se pode dizer que tenha havido consenso quanto ao que aconteceu. Até hoje ainda nos perguntamos por que os americanos, ultrapassados apenas pelos finlandeses, sofrem mais ataques coronarianos do que qualquer outro povo no mundo.

William Osler, um dos fundadores da Escola de Medicina Johns Hopkins e o mais famoso médico americano na virada do século, observou que em dez anos de prática em um hospital ele não viu casos de angina do peito, a típica dor que indica a presença de uma enfermidade cardíaca. Em sete anos na Johns Hopkins, Osler testemunhou um total de quatro casos de angina. Hoje em dia, cada cardiologista vê esse mesmo número em uma hora. A incidência de ataques do coração duplicou nos Estados Unidos a cada duas décadas após o ano de 1900. O Dr. Paul Dudley White, o mais eminente cardiologista da geração que se seguiu à de Osler, acreditava que a epidemia se devesse basicamente a duas mudanças que tiveram lugar nos Estados Unidos durante este século — a enorme aceleração do ritmo de vida e um "enriquecimento geral da dieta".

"Enriquecimento" significa basicamente mais gordura.

Dos anos 20 para cá, alimentos como manteiga, cremes e carne de vaca tornaram-se disponíveis não só para os ricos como para todos. O ritmo acelerado de vida deveu-se ao uso crescente do automóvel, que acelerou em muito o tempo em que as pessoas atingiam seus destinos, acrescentando assim um outro ímpeto à "doença de estar com pressa". Sem dúvida que estas duas grandes mudanças ajustaram-se ao desejo generalizado por uma vida melhor. Um imigrante irlandês que pudesse pôr um bife na mesa em lugar do repolho com batatas pensava que estava melhorando o destino de sua família; substituir o cavalo e a carroça por um forde-de-bigode era um objetivo compartilhado por todos.

O consumo maior de carne vermelha e outros alimentos ricos em gorduras saturadas, como leite, queijo, sorvete e ovos, foi decididamente desequilibrado. Localizando-se a incidência de ataques do coração, arteriosclerose, câncer de mama e câncer do cólon no mundo, vê-se que certos países tendem a cair para uma posição de incidência mínima em quase todas estas doenças — Japão, Taiwan, Tailândia, El Salvador, Sri Lanka — enquanto outros sobem para o topo — Estados Unidos, Canadá, Austrália, Alemanha. Agora, se você fizer um gráfico onde apareçam os países de acordo com o seu consumo de leite, carne vermelha, ovos e queijo, ocorrerá a mesma distribuição. Os países com números baixos na estatística dessas doenças são os mesmos onde há muito pouco consumo de alimentos ricos em gordura, enquanto que as sociedades com dietas mais ricas apresentam taxas catastróficas de ataques do coração, endurecimento das artérias e câncer.

Adquirir um estado cardiovascular satisfatório também é muito difícil nesta nossa sociedade preguiçosa, onde prazeres como o rádio, a televisão e o cinema são mais atraentes, pelo menos superficialmente, do que o exercício. Para começo de conversa, o exercício é artificial. Até o século XX, as pessoas eram intensamente ativas, quer gostassem ou não. Antes da sociedade tornar-se mecanizada, o conceito de exercício exclusivamente pelo seu valor como exercício era praticamente desconhecido, já que a vida do dia-a-dia implicava uma enorme quantidade de atividade física. Orientar a mulher de um fazendeiro para que fizesse exercícios aeróbicos seria ridículo. Por volta do ano de 1900, o trabalho humano entrava com 80% do total de calorias gastas para cuidar da terra, a despeito do fato de os tratores e as máquinas de ceifar e debulhar já fossem largamente usados. Hoje, quando quase toda a agricultura é mecanizada, o trabalho humano responde por apenas 1% do total de calorias gastas. Para voltar a ter a atividade normal de que o corpo precisa, todos nós temos que, conscientemente, nos opor à tendência no sentido de desfrutar de uma ociosidade física cada vez maior.

Outras mudanças mais intangíveis podem ser citadas. Antes de 1920 a metade da população vivia em cidades pequenas, principalmente em fazendas; depois de 1920, a maioria passou a viver em cidades. (A migração para áreas urbanas continua, embora haja alguma indicação de reversão desse quadro, com o movimento das famílias de classe média e alta de volta às áreas rurais. Elas não estão voltando para trabalhar em fazendas, contudo, e sim em busca de ar mais puro e menos barulho que nas cidades.) A vida das pessoas não é mais regulada pelo nascer e pelo pôr-do-sol. Nós nos levantamos e deitamos quando bem entendemos; trabalhamos em escritórios, sem contato com o ar livre. Se quisermos, podemos trabalhar a noite toda. Mais importante, não trabalhamos para nós mesmos, quase sempre estamos vinculados a objetivos de alguma outra pessoa. As grandes empresas estipulam horários e prazos, designam tarefas e conservam o processo decisório nas mãos de uns poucos privilegiados.

O fato de a vida moderna tender a ser tão desequilibrada, em desafio às necessidades inatas do organismo não é uma questão perdida sob um ponto de vista fisiológico. O corpo envia mensagens inequívocas quando suas necessidades não estão sendo atendidas. O estômago diz que não está cheio; os músculos tremem quando forçados além de seu limite. As pessoas que são atentas aos instintos dos seus corpos, que tentam fluir com naturalidade ao longo de suas atividades diárias, ao invés de forçar a barra e correr, têm uma chance melhor para estabelecer um ritmo natural, a despeito das poucas exigências físicas da vida moderna.

O benefício global de um estilo de vida equilibrado emergiu em 1965, quando uma equipe de pesquisadores da Southern California, sob a chefia de Nadia Belloc e Lester Breslow, agora reitor de saúde pública na UCLA, decidiu acompanhar os padrões de envelhecimento dos habitantes do condado de Alameda. Um questionário a respeito dos estilos de vida, com 23 páginas, foi entregue a quase sete mil pessoas. A intenção era dispor de informações detalhadas sobre seu estado de saúde e estilo de vida.

Após cinco anos e meio, 371 pessoas tinham morrido. Reexaminando a resposta dada aos questionários, os pesquisadores descobriram que a característica mais importante que distinguia aqueles que tinham sobrevivido não era sua renda pessoal, condição física ou herança genética, mas sim alguns hábitos de vida extremamente simples:

1. Dormir sete ou oito horas por noite
2. Fazer uma refeição matinal quase todos os dias
3. Não comer entre as refeições
4. Peso normal — isto é, não mais que 5% abaixo e não mais que 10 a 20% em excesso (o número mais baixo para as mulheres, o mais alto para os homens)
5. Atividade física regular — ou seja, engajar-se com freqüência em esportes ativos, longas caminhadas, jardinagem ou outro exercício
6. Bebida moderada — ou seja, não tomar mais de dois drinques por dia
7. Nunca fumar

Trata-se de uma lista muito concisa de hábitos equilibrados, do tipo que as crianças aprendem no colo das mães, mas mesmo assim as conclusões são dramáticas. Analisando as estatísticas, Belloc descobriu que um homem de 45 anos que observasse de zero a três hábitos saudáveis podia esperar viver mais uma média de 21,6 anos, enquanto os que seguissem seis ou sete bons hábitos podiam esperar viver mais 33 anos. Em outras palavras, fazer algo simples como ingerir um desjejum pela manhã, não importa que tipo de desjejum, e dormir o bastante acrescenta mais de 11 anos à vida de um homem (por comparação, ter os pais e os avós de ambos os lados vivos até os 80 anos de idade aumenta a expectativa de vida apenas em cerca de 3 anos). Os resultados cumulativos não foram tão dramáticos para as mulheres, mas o mesmo padrão foi observado em todas as faixas de idade. Uma mulher de 45 anos de idade que seguia pelo menos seis bons hábitos podia esperar viver 7,2 anos mais que uma outra que seguisse menos de quatro; número que aumentava até 7,8 anos para a faixa dos 55. Por mais impressionante que sejam estas estatísticas, quando se passa a olhar para a saúde em geral, em vez de apenas focalizar a sobrevivência, os números ficam ainda mais impressionantes. Uma pessoa no final da meia-idade (dos 55 aos 64 anos) que seguia todos os sete hábitos bons era tão saudável quanto jovens adultos de 25 a 34 que seguiam apenas um ou dois.

A tendência se manteve para grupos com mais idade. Se alguém seguisse todos os sete hábitos bons, sua saúde aos 75 anos era comparável à de quem tivesse 30 ou 40 sem ter bons hábitos de vida. O que parece ter importância é a regularidade — o *tipo* de dieta ou de atividade física realizada não foi levado em consideração. (Por comparação, estudos similares também realizados pela Southern California mostraram que as pessoas com mais de 65 anos que tomam grandes dosagens de vitaminas e seguem dietas alimentares rígidas não ganham nenhuma vantagem significativa na sua expectativa de vida.)

Os pesquisadores da UCLA observaram também que os indivíduos mais velhos de um modo geral seguiam um estilo de vida mais saudável, sugerindo que aqueles que não o faziam já tinham morrido mais jovens. Isto corrobora a estimativa da Organização Mundial de Saúde de que dois terços das doenças sofridas na velhice são evitáveis. No topo da lista para aqueles que morreram mais cedo neste estudo estavam a vida sedentária e o fumo.

De um modo geral, o estudo demonstrou que as pessoas que cultivavam bons hábitos na vida poderiam esperar desfrutar uma vantagem de trinta anos sobre as que têm maus hábitos. Quase três décadas depois do estudo da UCLA, ninguém contestou sua conclusão principal: um estilo de vida equilibrado é um dos passos mais importantes para retardar o processo do envelhecimento. O que queremos fazer agora é investigar com mais profundidade a mecânica do equilíbrio para ver se o seu efeito benéfico pode ser melhorado. O corpo humano viceja na ordem, mas a responsabilidade final pela criação da ordem a partir da desordem reside em cada célula. O segredo de manter a destruição ao largo é revelado apenas ao nível invisível, onde a inteligência está constantemente preservando o equilíbrio da vida.

O FLUXO DA INTELIGÊNCIA
Preservando o equilíbrio da vida

As moléculas do corpo, em si, não têm inteligência. Não há nada de mais "esperto" no oxigênio ou hidrogênio só porque está sendo processado através de uma célula humana. As mesmas moléculas encontradas inertes em um torrão de açúcar são encontradas, com variações ínfimas, dentro do DNA, mas dentro de nós o açúcar ganha vida. O combustível básico do corpo é a glicose, ou açúcar do sangue, que é também o único alimento do cérebro. Queimando-se um torrão de açúcar na chama de um bico de gás tem-se um clarão de luz, e calor, restando um resíduo informe de carbono, mas o mesmo açúcar queimado no cérebro produz todos os pensamentos e emoções que temos. A Capela Sistina, o *Paraíso perdido* e a Nona Sinfonia de Beethoven resultam da queima de açúcar; o mesmo se passa com este livro e sua capacidade para lê-lo.

Começando pelo DNA, RNA e as enzimas que produzem, nossas células abundam em moléculas que reagem com precisão, mas este fato é enganador — as verdadeiras decisões são tomadas pela inteligência do corpo, que é invisível. Ela age como o coreógrafo que inventa cada passo do balé, mas prefere não aparecer no centro do palco. Como todas as células do corpo são constituídas de moléculas que encontram seu lugar porque o DNA as dirigiu para o local onde estão, pode-se dizer que a fisiologia não é outra coisa senão a inteligência em ação e que cada processo que tem lugar no interior da célula é essencialmente a inteligência falando consigo mesma.

Um perito em detectores de mentiras chamado Cleve Backster realizou centenas de experiências assombrosas que comprovam esta teoria. A base do detector de mentiras, um aparelho também chamado de polígrafo, é que ele mede pequenas modificações na reação galvânica da pele — a sua capacidade de conduzir eletricidade —, o que proporciona uma medida indireta se o corpo da pessoa está tenso (associado com mentir) ou relaxado (associado com dizer a verdade).

As mesmas diferenças na carga elétrica da pele, contudo, ocorrem quando uma ameaça está presente. O polígrafo saltará se a pessoa contemplar uma gravura erótica ou reviver um trauma passado. Surpreendentemente, Backster descobriu que as células removidas do corpo e colocadas em outro aposento reagem a esses estímulos quando a pessoa reagir. Se algumas células raspadas do interior da boca de alguém forem conectadas a um detector de mentiras em uma sala com a pessoa sentada em outra, sua descarga elétrica permanecerá tranqüila e na horizontal enquanto ela estiver quieta e saltará loucamente quando observar gravuras eróticas; no momento em que parar de olhar, a máquina se acalma de novo, assim como a outra máquina a qual estão ligadas as células separadas na outra sala.

Este resultado estranho parece não ser afetado pela distância. Numa experiência, Backster pediu a um veterano da Segunda Guerra Mundial que lutara na Marinha para assistir a filmes de batalhas do Pacífico. Assim que ele viu um caça mergulhar em chamas, abatido pelo inimigo, seu polígrafo exibiu uma reação galvânica bem aumentada. No mesmo momento, visto através de captação de vídeo, houve súbita atividade num detector conectado a células de sua boca a mais de *dez quilômetros* de distância. Significativamente, aquele homem estivera presente naquela batalha e testemunhara aviões sendo abatidos pela artilharia inimiga. Sua lembrança da ameaça foi reavivada e cada célula do seu corpo sabia disso.

Sendo abstrata e invisível, a inteligência tem que reagir para que se possa fazer conhecida. O seu cérebro faz a sua inteligência conhecida produzindo palavras e idéias; seu corpo torna conhecida a sua inteligência ao produzir moléculas capazes de transportar mensagens. É fascinante observar como esses tipos de inteligência podem se fundir um no outro. A operação toda tem lugar no nível quântico, onde a linha entre o abstrato e o concreto perde a definição. Na fonte da inteligência, há pouca diferença entre pensamentos e moléculas, como um exemplo simples demonstrará.

O CORPO COMO INFORMAÇÃO

Se você morde um limão, o suco faz instantaneamente sua boca aguar quando as glândulas salivares sob sua língua começam a secretar duas enzimas digestivas chamadas amilase e maltase. Essas enzimas começam a digerir o açúcar encontrado no suco do limão antes que ele passe aos sucos gástricos mais complexos do estômago. Há pouco mistério envolvido: a presença de alimentos em nossa boca automaticamente dispara o processo digestivo.

Mas o que acontece se você meramente visualizar um limão ou pensar na palavra *limão* três vezes seguida? A sua boca também vai aguar e as mesmas enzimas salivares serão produzidas, muito embora não haja nada para digerir. A mensagem enviada pelo cérebro é mais importante do que a presença de comida de verdade. As palavras e imagens funcionam como as moléculas "reais" para disparar o contínuo processo da vida.

Podemos representar esse processo como um círculo que constantemente se renova:

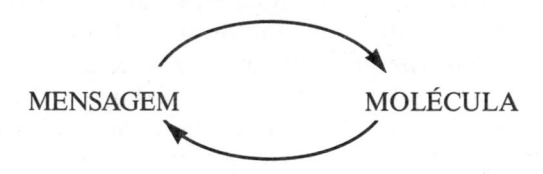

MENSAGEM ⇄ MOLÉCULA

Uma mensagem não é uma coisa, e no entanto o seu corpo transforma uma mensagem numa coisa. Eis como a natureza opera por trás da ilusão da realidade física. Nossa predisposição materialista nos força a ficar olhando as moléculas como fonte de vida (desconsiderando o fato óbvio de que um corpo recém-morto contém precisamente as mesmas moléculas que tinha quando vivo, inclusive um complemento inteiro de DNA). Nós presumimos que o suco de limão é a coisa real, enquanto que a palavra *limão* é uma falácia. Saliva não digere palavras, afinal. Mas na verdade estamos digerindo mensagens o tempo todo. As moléculas do suco de limão desencadeiam a salivação ajustando-se aos receptores das papilas gustativas, que enviam uma mensagem ao cérebro, que então ativa mensagens de retorno para as glândulas salivares.

Nada na natureza é mais miraculoso do que a transformação. Transformar chumbo em ouro é trivial, por comparação, pois chumbo e ouro não passam de pequenos reajustes de alguns prótons, nêutrons e elétrons. Se você ouve as palavras Eu te amo e seu coração começa a disparar, teve lugar uma metamorfose muito mais surpreendente. Uma emoção na mente de outra pessoa foi transformada em moléculas de adrenalina fluindo na sua corrente sangüínea. Estas, por sua vez, ativam receptores situados na parte externa das células do seu coração, os quais, por sua vez, dizem a cada célula que a reação apropriada ao amor é bater duas vezes mais rápido do que o normal. Mais importante, o corpo sente-se transformado — sabendo-se amado, você se sente alegre e feliz, o mundo parece mais cheio de vida e os problemas do dia-a-dia parecem dissolver-se.

Por que são estas as reações apropriadas? Como o corpo sabe que a palavra *amo* e não *ramo* ou *chamo* é o sinal para inundar seu coração de júbilo? Este mistério desafia os mais complexos conhecimentos da biologia, medicina, psicologia, química e física, e é vitalmente importante. O coração é conservado fisicamente intacto por uma corrente de mensagens partidas dos genes e estes por sua vez são formados de mensagens subatômicas, entrando e saindo da dança quântica.

Por conseguinte, a linguagem que usamos para nos referir a nós mesmos é de tremenda importância. Psicólogos infantis descobriram que as crianças são influenciadas muito mais profundamente por afirmações de seus pais que contêm imputações do tipo "Você é um mau menino", "Você é mentiroso", "Você não é tão inteligente quanto sua irmã", do que por frases que contenham prescrições ("Lave sempre as mãos antes de comer", "Não ponha os brinquedos na boca", "Não se atrase para a escola"). Em outras palavras, dizer a uma criança o que ela é causa uma impressão muito mais profunda do que dizer-lhe *o que fazer*. O sistema mente-corpo na verdade se organiza em torno de experiências verbais desse tipo, e as feridas causadas pelas palavras podem criar efeitos muito mais duradouros do que traumas físicos, pois nós literalmente nos criamos a partir de palavras.

Isto é particularmente significativo quando observamos essas duas poderosas palavras *jovem* e *velho*. Há uma enorme diferença entre dizer "Estou cansado demais para fazer isso", "Estou velho demais para fazer isso". A primeira frase contém uma mensagem subliminar dizendo que as coisas vão melhorar: se você está muito cansado agora, sua energia voltará e você não se sentirá mais tão cansado depois. Ser velho demais é muito mais definitivo, porque na nossa cultura a velhice é definida pela passagem do tempo linear: as coisas velhas nunca se tornam jovens de novo.

As palavras têm o poder de programar a consciência; assim sendo, é importante evitar aceitar passivamente as conotações negativas que a palavra *velho* possui. Por esperarem acumular mais problemas de ressentimentos na idade avançada, muitas pessoas glorificam a juventude, não por ser uma época especial da vida, mas por ter *precedido a época em que os problemas começaram*. Em *Age Wave*, livro de grande perspicácia que aborda o que é envelhecer nos Estados Unidos, Ken Dychtwald cita um cartão de aniversário que diz:

(FRENTE) Não se sinta velho. Temos um amigo da sua idade...

(DENTRO) ...que em seus melhores dias consegue comer sozinho.

Este tipo de humor negro faz as pessoas rirem por expor apenas um pouco da ansiedade que poderia ser esmagadora se confrontada em sua verdadeira grandeza. Mas, engraçada ou mórbida, a piada esconde uma queixa que outro cartão expõe sem meias-tintas: "Você acaba de fazer 30 anos. Nunca mais vai se divertir de novo no resto de sua vida." O que esta mensagem diz claramente é que a velhice é profundamente ressentida; o que deixa implícito é que não há nada que possamos fazer a respeito. O triste é que a nossa sociedade, carente de bons modelos de envelhecimento, revestiu a própria palavra com várias camadas de preconceito.

Dychtwald esclarece as implicações de colocar o velho e o novo em pólos opostos:

- Se o jovem é bom, o velho deve ser ruim.
- Se o jovem tem tudo, então o velho deve estar perdendo.
- Se o jovem é criativo e dinâmico, o velho deve ser tedioso e estático.
- Se o jovem é belo, o velho não deve ser nada atraente.
- Se ser jovem é excitante, ser velho deve ser chato.
- Se os jovens são cheios de paixão, os velhos não devem ligar mais para nada.
- Se as crianças são o nosso amanhã, os velhos devem ser o nosso ontem.

O típico modo americano de lidar com esta polaridade é fixar-se em ser jovem para sempre. Corpos jovens e belos enchem as páginas das revistas e a tela da televisão. A julgar pela publicidade maciça, os Estados Unidos devem ser um paraíso habitado por pessoas com menos de 30 anos, que possuem a pele perpetuamente bronzeada, músculos trabalhados e sorrisos estáticos. No entanto, a imagem do país como a terra da eterna juventude está grosseiramente em desacordo com a realidade: já em julho de 1983 havia em sua população mais idosos do que adolescentes, significando que há mais de uma década os americanos deixaram de ser oficialmente jovens.

Este fato dificilmente combina com um sistema de valores no qual as palavras *jovem* e *velho* encontram-se polarizadas e onde o pólo positivo é jovem. Elevar a juventude à posição de ideal de vida é um lado da moeda; o outro é negar que exista a velhice. Na televisão só 3% dos personagens têm mais de 65 anos, comparados com 16% na população como um todo. Os idosos raramente são usados como modelo na publicidade. Em situações sociais, perguntar a idade é considerado uma grosseria, e se houver resposta, muitas vezes terá sido reduzida em muitos anos (ao contrário da China e de outros países onde a velhice é valorizada — lá a tendência é acrescentar alguns anos à própria idade).

Dychtwald argumenta que embora as pessoas com mais de 65 anos entrem agora na maturidade mais saudáveis do que nunca, "a imagem da juventude como vigorosa, poderosa e sensual tem como sua sombra uma imagem dos mais velhos como incompetentes, inflexíveis, presos ao passado, assexuados, sem capacidade de criação, pobres, doentes e lerdos". Para quem aceita que essas expressões degradantes se apliquem à velhice, o seu poder é tão forte quanto o daquelas definições da infância que nos fazem sentir culpados, envergonhados e inúteis muitos anos depois. As palavras são mais que símbolos: elas são geradoras de informações biológicas. Se examinarmos atentamente, a palavra *jovem* é um código para muitas coisas que na verdade nada têm a ver com juventude. As taxas mais elevadas de crimes, uso de drogas, alcoolismo, suicídio, esquizofrenia e intranquilidade social ocorrem entre os jovens. Mesmo assim, a juventude é um ideal simbólico a que quase todo mundo reage positivamente.

Se quiséssemos, poderíamos transferir um pouco do mesmo valor positivo à idade. Um versículo do Velho Testamento que data do tempo do rei Salomão declara:

> A alegria no coração é vida para um homem,
> o júbilo é o que lhe dá longa vida.

A crença de que a vida longa representa o máximo de alegria é ecoada em outras culturas, particularmente aquelas onde chegar a uma idade avançada é algo muito valorizado e cada ano a mais de vida tem enorme significado. Hokusai, o grande artista japonês da xilogravura, começou a vida como um prodígio — desenhava com total proficiência aos seis anos de idade —, mas conta que não ficou satisfeito com o seu talento senão quando ultrapassou os 70. Antevendo o futuro, ele predisse que "aos 80 eu terei considerável talento, aos 100 serei sublime e aos 110 representarei a vida por uma única linha, um único ponto". Hokusai não completou os 110 anos — morreu em 1849 quando ia fazer 90 —, mas por mais velho que fosse, acreditava que o melhor ainda estava por vir.

Na nossa sociedade, a palavra *velho* implica desordem e fragilidade crescentes, mas na verdade a desordem, sendo o resultado do desequilíbrio, pode ocorrer em qualquer idade: uma pessoa de 70 anos que faz habitualmente a sua corridinha provavelmente tem um sistema imunológico superior ao de uma pessoa de 45 anos que é sedentária. A despeito do nosso medo de que o cérebro ao envelhecer caia vítima da senilidade, a vasta maioria dos idosos retém intactas suas faculdades mentais, e muitas habilidades criativas amadurecem quando a vida se aproxima do fim. Em 1992, um maravilhoso pianista de 92 anos de idade, Mieczyslaw Horszowski, anunciou seu concerto comemorativo do centésimo aniversário no Carnegie Hall, seguindo uma longa tradição de mestres da música que continuaram a se apresentar aos 80 e 90 anos, como Toscanini, Horowitz, Rubinstein e Serkin. Embora possamos identificar o gênio criativo de crianças prodígios como Mozart, os pesquisadores especializados em criatividades afirmam que as carreiras que duram mais tempo são, freqüentemente, as que começam tarde.

Se formos ver além da falsa dualidade de "velho" e "jovem", o que encontraremos é uma realidade diferente: o corpo é uma teia de mensagens sendo constantemente transmitidas e recebidas. Algumas dessas mensagens nos alimentam e nos sustentam, enquanto outras levam à desordem e ao colapso. As experiências capazes de alimentar a vida ultrapassam em muito a biologia das células. A ternura de uma mãe observando seu filhinho andar pela primeira vez nutre o corpo do bebê (verifique só como o bebê definha se o amor da mãe lhe for retirado, mesmo que por um único dia). Para o garoto na escola, o encorajamento dado com sensibilidade pelo professor é tão importante quanto uma refeição quente na hora do almoço. O que resulta numa espinha mais reta, leite com vitamina D ou auto-estima?

Quando alcançamos a idade adulta, ganhar o respeito sincero dos colegas de trabalho afasta as doenças do coração tão efetivamente (e com muito mais naturalidade) do que contar os miligramas de colesterol. O respeito faz o coração sentir-se mais confiante e seguro, dois ingredientes que se adaptam a qualquer corpo saudável. Assim sendo, as decisões tomadas em termos de nossa felicidade básica e de nossa realização pessoal são exatamente as que determinam como envelhecemos.

A medicina já entende que acalentar tem imenso valor a nível psicológico. Se um recém-nascido for tocado e acariciado, seu nível de hormônio do crescimento aumenta, e a cobertura protetora dos nervos motores, a mielina, torna-se mais espessa. O impulso amoroso que uma mãe tem de ninar seu bebê traduz-se diretamente em reações bioquímicas destinadas à sustentação da vida. Os bebês privados de atenção amorosa podem tornar-se emocionalmente desequilibrados ou apresentar alguma disfunção. Em experiências realizadas com macacos resos, filhotes recém-nascidos foram tirados das mães e receberam duas opções de substitutas artificiais — um modelo frio, feito de arame com uma mamadeira presa no meio, e um outro de pano felpudo, macio e quente, onde não fora colocada uma mamadeira e que não tinha leite para oferecer. Em todos os casos, os filhotes preferiram se agarrar à *mãe* quente e macia, muito embora não lhes desse leite. O instinto do alimento emocional demonstrou ser mais poderoso do que o alimento físico.

A MÚSICA DO CORPO

Como pode uma pessoa ter uma vida satisfatória em termos de alimento emocional? Esta é uma pergunta muito ampla e desencorajadora, dadas as árduas condições do nosso meio ambiente. Não existem duas pessoas que vivam idênticas ou que tragam a mesma informação no interior dos seus sistemas mente-corpo. Mesmo assim, há algumas regras básicas governando a inteligência interior de qualquer indivíduo:

1. A inteligência foi feita para fluir.
2. Todo o impulso da inteligência tem um correlato físico.
3. O corpo conserva-se em equilíbrio através de ritmos e ciclos complexos — e estes biorritmos são o elo que nos ligam aos ritmos maiores da natureza.
4. Quando o corpo está em equilíbrio, envia sinais de conforto; quando em desequilíbrio, transmite sinais de desconforto. O conforto indica que a pessoa está em harmonioso relacionamento com o seu ambiente; o desconforto indica que surgiu algum tipo de desarmonia.
5. Viver em harmonia com os ritmos do corpo vence a entropia por permitir um fluxo de informação biológica livre de atrito. Viver em oposição aos ritmos do corpo produz um aumento na entropia, levando à desordem.

Se a minha intenção é viver em harmonia com o meu ambiente, o melhor indicador que eu posso ter do meu sucesso é a sensação de conforto do meu corpo. Passamos por tantas experiências na vida que é difícil ter consciência do que seria uma base real para o nosso conforto: muitos fatores psicológicos e físicos se misturam em cada momento da existência. Mas a natureza nos programou biologicamente com ritmos e ciclos que permanecem notavelmente similares para a maioria das pessoas. Uma nova ciência chamada cronobiologia (a biologia do tempo) estudou os efeitos desses ciclos na vida diária. Criada e batizada pelo Dr. Franz Halberg, professor de medicina na Universidade de Minnesota, a cronobiologia afirma que nossos corpos têm uma música interna que podemos — e devemos — ouvir.

Para que você possa mover seus olhos da minha última palavra para esta, por exemplo, umas dez atividades tiveram que ser realizadas, engrenadas umas nas outras com total precisão. Cada célula da retina e neurônio cerebral pulsa centenas de vezes por segundo com cargas elétricas criadas pelo bombeamento de íons de potássio e sódio através da membrana das células; as sinapses (junções das células nervosas) disparam rajadas de neurotransmissores para enviar sinais pelo nervo ótico e através do córtex visual; os músculos pequeníssimos que movem os olhos mexem-se continuamente como um motor em marcha lenta, pulsando com as descargas químicas; e toda esta pulsação celular, por sua vez, depende de vibrações incrivelmente rápidas de "relógios" atômicos em nível quântico. Biorritmo é algo que tem muitas implicações médicas: o corpo de todo mundo tem um ciclo diário, e os hormônios se movem em ciclos completamente entrelaçados, com os ritmos diários enredados em ciclos maiores mensais e sazonais. (O hormônio do crescimento, por exemplo, muda diariamente, enquanto que o ciclo menstrual da mulher reflete o ritmo hormonal mensal.) A artrite reumatóide dói mais pela manhã, quando os agentes antiinflamatórios naturais do corpo parecem em baixa; é a melhor hora do dia para tomar aspirina ou outros analgésicos. O pico da pressão arterial e da adrenalina ocorre pela manhã, o que pode explicar por que tantos ataques do coração e derrames ocorrem às 9 da manhã. Nos asmáticos, os brônquios estão mais fechados tarde da noite do que pela manhã. Ao estudar os ciclos individuais dos pacientes podemos ser capazes de prevenir doenças. Alguns bebês podem revelar ciclos de pressão arterial que predizem hipertensão na idade adulta, assim como flutuações na temperatura da mama podem predizer tumores.

O Dr. Halberg fez descobertas fascinantes sobre como a oportunidade em que se realiza uma cirurgia ou se administra quimioterapia pode alterar significativamente o resultado sobre o paciente. Por exemplo, mulheres submetidas à cirurgia de câncer de mama na semana anterior ou na ocasião do seu período menstrual tiveram quatro vezes mais possibilidade de sofrer uma recorrência da doença e morrer dentro de um período de dez anos do que as mulheres que foram operadas entre o sétimo e o vigésimo dia do seu ciclo mensal (de acordo com um estudo preliminar no Centro Médico Albany de Nova York). O motivo talvez seja que os hormônios liberados por ocasião do período menstrual feminino deprimem o sistema imunológico. Por volta da metade do ciclo, contudo, pode ser que haja a presença maciça de células do sistema imunológico capazes de destruir restos de células malignas deixadas pela cirurgia.

Harmonizar a quimioterapia com o biorritmo do corpo também tem ajudado pacientes com câncer da bexiga, do cólon ou do reto, pancreático e ovariano, de acordo com os pesquisadores da Universidade do Texas em Houston. Já que as células cancerosas têm padrões de atividade diferentes dos padrões das células sadias, é melhor administrar as drogas quando as células cancerosas estiverem ativas e as sadias inativas; assim, podem ser dadas doses menores e a toxicidade será reduzida.

Após testar extensivamente muitas funções críticas em várias horas do dia, os cronobiólogos chegaram a uma tabela para eficiência máxima:

Manhã	Vivacidade cada vez mais intensa
	Memória de curto prazo na sua melhor forma
	Sensibilidade a surtos alergênicos
	Pico dos hormônios sexuais
Meio-dia	Pico da temperatura corporal, aumento da vigília e vivacidade
	Disposição na sua melhor hora
	Visão mais aguçada
Tarde	Pico da destreza manual
	Flexibilidade no ponto mais elevado
	Memória de longo prazo na sua melhor forma
Fim da tarde/início da noite	Melhor hora para tarefas repetitivas
	Melhor hora para exercícios físicos
	Paladar e olfato no melhor da sua forma
	Pior hora para alergias
Noite	Pior hora do dia para fazer refeições mais fartas se você deseja perder peso;
	Metabolismo no ponto mais baixo
Meia-noite à madrugada	Vigília no pior ponto entre 3 e 6 da manhã
	Período mais sujeito a acidentes
	Hora mais comum para dar à luz

Se é aconselhável viver de acordo com esse horário tão preciso é discutível. O fato de o corpo, se deixado por sua própria conta, acordar e dormir naturalmente num ciclo de 25 horas (conhecido como ritmo circadiano) não nos impede de acordar e dormir num ciclo de 24 horas sem danos. Por outro lado, estudos de operários que trabalham à noite demonstraram que seus organismos nunca se ajustaram por completo à reversão do ciclo do sono. Os trabalhadores noturnos sofrem uma incidência maior de resfriados e depressões do que trabalhadores diurnos e tendem a ter seus sistemas imunológicos cronicamente debilitados.

O que é fundamentalmente importante sobre o biorritmo, creio eu, é o fato de proporcionar a base para o estado de não mudança dinâmica. Usei esta frase para descrever o equilíbrio de opostos que deve ser mantido para que o corpo resista à desordem. É necessário que pensemos, sintamos e nos movimentemos em ciclos equilibrados. Se você decidisse correr em uma maratona e seu corpo insistisse em conservar os níveis "normais" de funcionamento, rapidamente você entraria em colapso. É preciso que o coração bata mais depressa, que a temperatura do corpo se eleve e a pressão do sangue aumente para que você seja capaz de correr. Do ponto de vista médico, o corredor é uma pessoa com febre leve, taquicardia e hipertensão, mas estas coisas são perfeitamente normais para quem está correndo, presumindo que se trate de uma pessoa com saúde normal e que esses três sintomas retornem ao ponto de equilíbrio quando o corredor voltar a repousar.

Nós nos encontramos à superfície de uma maré de equilíbrio e desequilíbrio balançando para trás e para a frente. Dezenas de funções corporais são perturbadas a cada segundo, significando que qualquer definição rígida de saúde torna-se sem sentido — algo assim como tentar definir uma sinfonia ao se interromper a orquestra num determinado acorde. A comida, a água e o ar fluem através de nós em padrões rítmicos determinados por dezenas de variáveis e resíduos de experiência se formam como dunas móveis de areia. Estrutura e movimento, o fixo e o variável, tudo conta. Seu médico pode lhe dizer que você tem um batimento cardíaco de 80 pulsações por minuto em repouso, pressão de 12/7 e temperatura corporal de 37.º centígrados, todas essas medidas consideradas normais. No entanto, esta avaliação é puramente por conveniência. Estas medidas só valem mesmo no momento em que são tiradas, pois cada uma delas dança em torno do seu ponto de equilíbrio, criando a música do corpo vivo.

QUANDO A MÚSICA PÁRA

O envelhecimento é marcado pela perda de muitos dos pontos de equilíbrio principal do corpo. Os mais velhos com freqüência descobrem que a temperatura do seu corpo se recupera mais lentamente dos extremos de calor e frio; seu senso de equilíbrio é prejudicado, o que faz com que andar seja difícil; o nível de glicose, os níveis de hormônio e a taxa metabólica são alterados. Para entender por que isto acontece, vejamos um dos piores desequilíbrios causados pelo envelhecimento, a pressão arterial alta. Se não for tratada, ela reduz a vida em vinte anos, em média, sendo assim muito mais letal do que qualquer doença considerada individualmente. A hipertensão não é uma enfermidade e sim um desvio no ciclo dos ritmos naturais do corpo. A pressão do sangue é controlada pelo cérebro, que estabelece um ciclo que sobe e desce durante o dia, reagindo a toda sorte de estímulos, internos e externos. Tomar a pressão arterial de uma pessoa assim é como tirar um instantâneo de uma montanha-russa — precisa-se pelo menos de três leituras bem espaçadas para se ter uma idéia dos picos e vales do ciclo da pressão arterial, que às vezes leva diversos dias para se completar.

 A pressão sobe e desce em todas as pessoas, mas para algumas a baixa não faz com que retorne ao nível anterior. A pressão elevada começa a insinuar-se furtivamente no organismo; com o tempo todo o ciclo estará desviado no sentido da hipertensão. Esta tendência é tão comum nas pessoas em processo de envelhecimento que segue um padrão geral previsível. Aqui está a tabela para homens entre as idades de 20 e 70 anos:

PRESSÃO MÉDIA MASCULINA

20 anos de idade	12,2/7,6
30	12,5/7,6
40	12,9/8,1
50	13,4/8,3
60	14/8,3
70	14,8/8,1

A tabela mostra um aumento constante tanto na leitura inferior (diastólica) quanto na superior (sistólica), mas com taxas diferentes, com a pressão diastólica ou do sangue em repouso aumentando com a metade da rapidez. (A mesma tendência é válida para as mulheres, embora o aumento da pressão aí seja mais lento.) Este aumento não é normal; para permanecer saudável o corpo precisa conservar-se entre os limites de 12/8, embora níveis mais altos sejam aceitáveis por algum tempo.

Já que a hipertensão clínica geralmente é definida quando as leituras são mais altas que 14/9, o homem médio parece seguro até depois dos 70 anos, mas na realidade 60 milhões de americanos (aproximadamente um terço de todos os adultos) já cruzaram o patamar da hipertensão. Até mesmo ultrapassar um pouco a fronteira pode ser perigoso. Metade das mortes associadas à pressão alta ocorre entre os pacientes "fronteiriços", ou seja, aqueles cuja pressão varia na faixa de 13/9. Muitos homens de 30 anos já estão nesta faixa. Se compararmos a uma pessoa saudável, quem está com pressão alta corre um risco duas vezes maior de morrer no prazo de um ano, três vezes maior de morrer de ataque do coração, quatro vezes o risco de sofrer um infarto e sete vezes maior o risco de ter um derrame. O preço de perder o equilíbrio interno é muito alto.

A lista de influências que podem elevar a pressão do sangue é extensa e abrangente. Se você trabalha o corpo arduamente, a pressão sobe. Ansiedade e estresse emocional podem produzir o mesmo resultado. Mesmo sem qualquer influência externa, a hora do dia também exerce o seu efeito (uma das complicações que podem dificultar o diagnóstico é que há quem experimente o pico de suas leituras à noite). Mas 90% dos pacientes com hipertensão são classificados como hipertensos "essenciais", querendo dizer que não há uma causa identificável para o seu estado.

Pesquisadores muniram secretárias, enfermeiras e corretores de Wall Street com pressão normal de monitores portáteis capazes de transmitir eletronicamente uma leitura contínua de como os eventos de um dia típico alteram a pressão sangüínea. Esses pesquisadores descobriram que "normal" é uma ficção em termos de qualquer número estipulado; quando o chefe gritava com a secretária, ou a enfermeira atendia um ferido a bala, ou o corretor entrava na loucura dos lances de um mercado em queda, a pressão disparava. A elevação dependia da pessoa e do estresse; a variação também era grande em termos do tempo que durava. A enfermeira podia ainda apresentar pressão alta seis horas após o atendimento de emergência, já em casa, aparentemente relaxando após um tranqüilo jantar. Para o seu corpo, a lembrança do estresse era tão real quanto o estresse em si.

Isto nos dá uma indicação valiosa — a lembrança que o corpo tem do estresse desequilibra os ciclos normais. Ao invés de retornarem à sua posição original, eles se desviam ligeiramente. Com o tempo, o resultado é um estado de desequilíbrio dinâmico. A dança continua, para a frente e para trás, mas ligeiramente descompassada no tempo. Aplicando-se esta idéia à questão do envelhecimento, isto pode ser representado através de um diagrama bem simples:

• • •   • • •   • • •

• • •   • • •   • • •

• • •   • • •   • • •

ESTADO DE REPOUSO   ESTRESSE   ESTADO DE REPOUSO

Cada ponto representa um dos muitos pontos de equilíbrio para a pressão do sangue, temperatura do corpo, níveis endócrinos etc., pontos esses cujo equilíbrio é mantido pela inteligência do corpo. Em condições de estresse, todos mudam, para recuperar sua posição original quando o corpo volta ao estado de repouso. Digamos que o gráfico acima representava você aos 20 anos de idade. Aos 60, o quadro será alterado para o estresse, mesmo quando você não estiver sob condições de estresse:

O PROCESSO DE ENVELHECIMENTO

• • •   • • • •   • • •

• • •   • • •   • • •

• • •   • • •   • • •

ESTADO DE REPOUSO   ESTRESSE   ESTADO DE REPOUSO

A diferença entre o repouso e o estresse passa a ser muito maior, e quando o estresse acaba, o corpo continua sentindo seu efeito. Os pontos de equilíbrio foram alterados como resultado das lembranças do estresse. (Em termos físicos, os hormônios do estresse danificaram vários tecidos; em termos subjetivos, a pessoa sente menos energia, e uma vaga sensação de piora começa gradualmente a aumentar com o tempo.) Os pontos desviados à direita me lembram de como os velhos andam inclinados, sua postura caindo para a frente denotando os desequilíbrios que devastam a sua fisiologia. Até que por fim o equilíbrio entra em colapso e sobrevém a morte.

A APROXIMAÇÃO DA MORTE

• • •   • •   •

• • •   • •   • •

• • •   • • •

ESTADO DE REPOUSO   ESTRESSE   MORTE

Os pontos dispersos representam pontos de equilíbrio que fogem da ordem, querendo dizer que a inteligência do corpo não os controla o bastante, se é que os controla. Ao se aproximar a morte, o corpo está tão próximo do desequilíbrio total que o acréscimo de estresse na forma de doença, choque emocional ou simplesmente os desafios diários exigem demais da enfraquecida rede de informações que é o programa da vida. Os pontos de equilíbrio começam a se desfazer em alguma área crítica — a pulsação passa a palpitar erraticamente, o sistema imunológico entra em colapso, acontece a perfuração de uma úlcera. O estado de não-mudança dinâmica perde sua coerência, e, na morte, os pontos de equilíbrio se dispersam. A entropia triunfa.

A melhor defesa contra esta catástrofe é preservar e renovar o instinto que o corpo tem pelo equilíbrio. O fato de a pressão sangüínea ser controlada pelo sistema nervoso autônomo (involuntário) fazia com que os médicos antigamente achassem que estava fora do controle consciente do indivíduo. No entanto, três décadas de pesquisa com *biofeedback,* meditação, hipnose e outras técnicas mostraram que a mente é capaz de assumir o controle de funções involuntárias. A questão mais profunda era saber se o controle de um ritmo desgarrado como a pressão do sangue significava que um efeito muito mais amplo, como o envelhecimento, também poderia ser controlado. Não se pode ligar uma máquina de *biofeedback* numa pessoa e esperar que ela dispare um *bip* quando esta pessoa estiver envelhecendo. Por sorte, existe um ciclo com uma base muito maior no campo que reflete diretamente o processo do envelhecimento, o ciclo dos hormônios. Essas moléculas mensageiras carregam uma enorme quantidade de informações que circula dentro de nós. Se o equilíbrio hormonal puder ser preservado, teremos um indicador confiável de que o fluxo de informações também está equilibrado. É bem provável que muitas das mais importantes alterações causadas pela idade avançada resultem da ação de hormônios gerados pelo estresse e possam ser prevenidas controlando-se o estresse. Esta é a possibilidade que investigaremos a seguir.

A AMEAÇA INVISÍVEL

Envelhecimento, estresse e ritmos do corpo

Há mais de cinqüenta anos que os fisiologistas sabem que submeter um animal a situações de estresse faz com que ele envelheça muito rapidamente. Ao se colocar um camundongo sobre uma grade eletrificada, não é preciso aumentar a voltagem dos choques para matá-lo. Basta administrar choques brandos a intervalos irregulares para despertar a reação de estresse do animal. A cada choque, seu corpo cederá um pouco. Depois de alguns dias sob tanto estresse, o camundongo morrerá, e, na autópsia, seus tecidos exibirão sinais de envelhecimento acelerado. Por serem choques brandos, a causa da morte pode não ser o estresse externo, mas sim a reação do camundongo — o corpo dele matou a si próprio.

Analogamente, os seres humanos podem tolerar estresses extraordinários do meio ambiente, mas se formos forçados demais, a nossa reação ao estresse se vira contra nossos próprios organismos e começa a criar colapsos tanto mentais quanto físicos. Na guerra, que é um estado de estresse continuado e extremamente ampliado, todos os soldados da linha de frente acabarão por serem vítimas de neuroses ou estafa, se mantidos por muito tempo sob o fogo inimigo; ambas as síndromes são sinais do corpo que comunicam que estão sendo excedidos seus mecanismos de resistência.

O cérebro humano retém uma memória primitiva, programada para fazer frente a toda situação de estresse, basicamente do mesmo modo que nossos ancestrais lidavam com todo tipo de feras. Se alguém lhe apontar uma arma e ameaçar atirar, na mesma hora você faz uma mudança dramática e entra num estado de enorme excitação. Uma reação completa do tipo "ficar ou correr" explode através de todo o seu corpo, preparando-o para a ação. Uma mensagem de alarme partindo do cérebro libera um fluxo de adrenalina do córtex suprarenal, fluxo este que entra na corrente sangüínea e altera completamente o funcionamento habitual do corpo.

A maior parte do tempo as suas células são ocupadas com o processo de renovação — grosso modo, 90% da energia de uma célula normalmente vão para a construção de novas proteínas e a fabricação de DNA e RNA. Quando o cérebro percebe uma ameaça, contudo, o processo de construção é posto de lado. Independente do que você decida fazer em situações de perigo iminente, seu corpo irá necessitar de uma maciça carga de energia para acionar seus músculos. Para tornar isto possível, o tipo normal de metabolismo que constrói o corpo, chamado metabolismo anabólico, converte-se no seu oposto, o metabolismo catabólico, que causa avarias nos tecidos.

A adrenalina desencadeia uma cascata de reações — a pressão sangüínea aumenta, os músculos ficam tensos, a respiração passa a ser curta e superficial, fome e desejo sexual são suprimidos, a digestão se interrompe, o cérebro torna-se hiperalerta assim como os sentidos tornam-se misteriosamente claros (em situações de medo intenso, como nas batalhas, há soldados que se ouve respirando tão ruidosamente como se tivessem foles no lugar dos pulmões e que vêem os olhos do inimigo tão grandes como pires). Como expediente temporário, a reação ao estresse é vital. No entanto, se ela não for interrompida após algum tempo, os efeitos do metabolismo catabólico serão desastrosos. Cada aspecto do estresse leva à sua desordem específica em situações prolongadas:

REAÇÃO	DOENÇA RESULTANTE
Energia mobilizada	Fadiga, destruição dos músculos, diabetes
Atividade cardiovascular aumentada	Hipertensão induzida pelo estresse
Digestão interrompida	Ulceração
Crescimento interrompido	Nanismo psicogênico

Reprodução suprimida	Impotência, perda da libido, interrupção da menstruação
Supressão da reação imunológica	Aumento do risco de contrair doenças
Aguçamento do pensamento e da percepção	Danos nos neurônios ou morte

O que é notável nessas conseqüências do estresse prolongado é que, tomadas em conjunto, se parecem muito com envelhecer. Hipertensão, úlcera, impotência, definhamento dos músculos e diabetes são sinais comuns de envelhecimento. Os idosos têm uma resistência menor às doenças, e a senilidade (esclerose) parece diretamente vinculada à perda ou avaria de neurônios no cérebro. Numa visão superficial esses sintomas não parecem relacionados uns com os outros, mas o fato é que se tornam unificados como resultados extremos da reação ao estresse. Estudiosos da questão demonstraram que o estímulo ocorre apenas no começo do estresse. Se a exposição à ameaça não for removida, o estímulo se transforma em exaustão, porque o corpo não consegue retornar ao metabolismo anabólico normal, que é o metabolismo que constrói reservas de tecidos e energia. É por isso que os velhos parecem excombatentes com neurose de guerra, exaustos pela extensa exposição à luta pela vida.

Um declínio constante na reação ao estresse acontece em todos os casos, à medida que o processo de envelhecimento tem lugar. Os mais idosos precisam de mais tempo para se recobrar do estresse e tornam-se menos tolerantes a fortes estresses (por exemplo, é extremamente raro que uma pessoa jovem morra de melancolia, um evento que torna-se mais provável com a idade). Este declínio é mais do que uma queda em linha reta. Ele se dá sempre mais depressa a um ponto em que um ano de vida na pessoa de idade avançada produz tanto dano na reação ao estresse quanto dois anos na de meia-idade. Para pessoas muito velhas, bastam seis meses; um dia, o instinto para retomar o equilíbrio cessa por completo e mesmo o estresse de pequena intensidade — um surto de gripe, um tombo, a perda de uma soma pequena de dinheiro — torna-se um problema com o qual é muito difícil lidar.

Sempre que se culpa o estresse por alguma doença, as pessoas costumam deduzir que o problema se deve ao excesso de estresse, mas na verdade a culpa é do mecanismo de resistência do corpo. Os camundongos que morrem devido a inúmeros choques são um bom exemplo — se os seus corpos tivessem tempo para se recuperar dos choques, eles não teriam sofrido. Porém a freqüência dos choques sobrecarregou a fisiologia, acabando por exaurir sua capacidade de voltar ao normal.

Quando Hans Selye introduziu o conceito de estresse nos anos 30, presumiu que uma poderosa causa externa, como um ferimento, fome, exposição ao calor ou ao frio ou privação do sono, produziria a mesma reação todas as vezes. Mas não se conseguiu provar a veracidade desta teoria. Quando dois macacos são privados de alimentos por um longo período de tempo, seus organismos reagem liberando glucocorticóides, os hormônios do estresse com que somos familiarizados hoje em dia. À beira da inanição, os corpos dos macacos têm que começar a se alimentar dos próprios músculos a fim de sobreviver. Mas se um deles tomar água adoçada artificialmente, que não tem absolutamente qualquer valor nutritivo, seus níveis de glucocorticóides não se elevarão. O macaco *percebe* que sua situação melhorou e isto é o suficiente para sinalizar a seu corpo que a ameaça de inanição passou.

De muitas maneiras a pesquisa sobre o estresse ainda não se recuperou desta chocante descoberta. Como pode a miragem de um alimento substituir a coisa verdadeira? A única resposta viável, creio eu, é que o macaco se sentiu alimentado por dentro e sua percepção de satisfação foi aceita como alimento pelo corpo. A teoria do estresse tem que ser modificada para incluir a ligação mente-corpo, pois elementos invisíveis como interpretação, crença e atitude têm enorme importância na produção da reação ao estresse.

ESTÁGIOS DO ESTRESSE

Sempre que você experiencia uma situação de estresse, há três fases na sua reação: (1) o evento estressante; (2) a sua própria avaliação interna desse evento; (3) a reação do seu corpo. O que faz a reação ao estresse tão difícil de se lidar é que, uma vez iniciada, a mente não a controla. Em situações totalmente impróprias, como ficar preso num engarrafamento ou ser criticado no trabalho, a reação ao estresse pode ser desencadeada sem qualquer esperança de que o objetivo para o qual é destinada — ficar ou correr — possa ser atingido.

A vida moderna é cheia de agentes estressantes externos que não podem ser evitados. A vida é essencialmente uma máquina monolítica estressante, com tanto barulho e poluição, juntamente com as questões do excesso de velocidade, da superpopulação, da violência e da falta de educação. Em relação a apenas um desses fatores, a poluição sonora, estudos feitos apontam muitos efeitos daninhos: a incidência de desequilíbrios mentais cresce nos bairros situados nas proximidades dos aeroportos; as crianças que residem perto do aeroporto de Los Angeles têm a pressão sangüínea mais alta do que a média; as perturbações do sono continuam quando se mora na vizinhança de lugares incontrolavelmente barulhentos, muito tempo depois de a pessoa pensar ter se adaptado a tal barulho; surtos de violência e rompimento das regras de comportamento cortês acontecem com mais freqüência em ambientes de trabalho barulhentos. Um barulho não tem que ser alto para ser prejudicial. Os efeitos estressantes se fazem presentes se qualquer barulho irritante for repetido vezes sem conta, fora do seu controle.

Isto coloca a responsabilidade de lidar com o estresse na fase 2, avaliação. Embora você não seja capaz de controlar o evento estressante ou a reação do seu corpo a ele, a sua avaliação, ou seja, o elo vital que liga evento e reação, depende de você. Qualquer situação que pareça a mesma vista de fora pode se transformar numa poderosa fonte de estresse uma vez que sua interpretação se modifique. Um policial que apareça na cena de um crime evoca um tremendo pavor no criminoso, mas grande alívio na vítima. Um diagnóstico de câncer deixa o paciente terrivelmente estressado, mas não produz o mesmo efeito no médico. O modo totalmente pessoal como filtramos todos os eventos determina o quanto somos capazes de ser estressados. Os agentes estressantes externos funcionam basicamente como gatilhos, acionando o processo. Se você não sentir que o processo foi acionado, não haverá estresse. Um mito corrente diz que algumas pessoas só funcionam bem em situações de estresse. Sua produção melhora sob a alta pressão dos prazos fatais e elas desabrocham no calor da competição. O que realmente acontece nesse caso é que o processo não foi desencadeado fisiologicamente. Ninguém pode progredir com o corpo produzindo cortisol e adrenalina; conforme já vimos, estes hormônios funcionam para quebrar os tecidos e sua liberação prolongada causa doenças.

Saber administrar o estresse assim acaba sendo algo muito mais complicado do que geralmente se supõe, porque a interpretação que uma pessoa faz de qualquer situação é basicamente projetada de sua memória — nossas reações a situações novas são sempre matizadas por nossas experiências no passado. Em vez de avaliar cada situação como uma situação nova, escorregamos nas velhas categorias; e isto acontece instantaneamente e está além do nosso controle consciente. Se você detesta ostras cruas, só de vê-las vai trancar a boca. Se se sentir ultrajado por um divórcio litigioso, seu ódio voltará à tona toda vez que encontrar o seu (ou sua) *ex* na rua. Neutralizar essas impressões antigas é essencial, pois de outro modo você não terá controle sobre o estresse — o evento estressante desencadeará sua reação automaticamente, tornando-o seu prisioneiro.

Este estado lamentável tem sido extensamente pesquisado como de "desesperança/desamparo". Como envelhecer carrega consigo sentimentos profundos dos dois tipos, esta pesquisa tem sido extremamente valiosa. Uma experiência clássica em psicologia é prender dois ratos juntos de modo que um fique livre para comer, dormir, andar e engajar-se em atividades, enquanto o outro vai sendo passivamente arrastado. Em pouco tempo os dois ficarão consideravelmente diferentes: o animal com liberdade de escolha continuará robusto e saudável, enquanto que o que perdeu sua autonomia parecerá apático, doente e velho antes do tempo.

O rato que foi arrastado não sofreu agressão física, mas perder sua liberdade de escolha é estressante o suficiente para desencadear maciças reações destrutivas no seu corpo. Em experiências que envolvem técnicas similares, animais de laboratório podem ser induzidos a desenvolver praticamente qualquer doença, ou se for introduzida uma doença em seu organismo, como, por exemplo, um tumor quimicamente gerado, tal distúrbio pode ser feito com que progrida muito mais depressa. Quando um grande número de ratos é colocado num espaço pequeno, como moradores de um cortiço, seus sistemas imunológicos declinam e aparecem sinais de hipertensão, neurose, apatia e depressão. Quando filhotes de macacos são separados das mães ao nascerem e privados do seu carinho, exibem desorientação, hiperatividade, introversão e vários problemas de aprendizagem. De um modo geral descobriu-se que o estresse induzido é capaz de acelerar o câncer em ratos, coelhos e camundongos, assim como de promover ataques do coração.

O FATOR CRÍTICO: INTERPRETAÇÃO

As pessoas têm um nível diferente de tolerância ao estresse, mas três fatores parecem produzir a maior ameaça em uma situação qualquer:

> Falta de previsibilidade
> Falta de controle
> Falta de válvulas de escape para a frustração

Quando estes elementos estão presentes, situações inócuas podem se tornar estressantes, às vezes desproporcionadamente se comparadas ao estímulo concreto. Dirigir atrás de um carro que vai costurando na estrada é de arrasar com os nervos porque não se pode antever o que acontecerá a seguir; o mesmo acontece quando informam no aeroporto que o seu vôo está sendo adiado indefinidamente. Ambas as situações contêm o elemento da imprevisibilidade. Se você esquecer as chaves do seu carro em seu interior acidentalmente, tendo que esperar o chaveiro por mais de uma hora, vai se sentir extremamente frustrado, muito embora saiba que vai acabar conseguindo resolver o problema; é que você geralmente espera que o carro esteja sob o seu controle, mas agora, de repente, ele não está. Entrar numa discussão acalorada e ver a outra pessoa de repente ceder é de deixar qualquer um maluco; mesmo que você tenha ganho a discussão, subitamente perdeu a sua válvula de escape para a raiva.

Desnecessário dizer que o dia-a-dia é cheio de situações assim, e, à medida que vão acontecendo, vamos internalizando a lembrança delas, reforçando nossas reações condicionadas. Numa série de experiências meticulosas, pesquisadores mostraram que não é preciso que ocorra um evento estressante externo para criar a reação ao estresse: basta a mera *percepção* de imprevisibilidade, da falta de controle e da falta de válvulas de escape para a frustração sentida. Essas experiências envolvem ratos que são colocados em pequenas gaiolas e a quem são administrados choques elétricos sob condições variadas.

Imprevisibilidade: se for colocada uma luz vermelha para avisar aos ratos da proximidade do choque, sua reação ao estresse será menor do que a dos ratos que não tinham aviso. O sinal permite que os animais prevejam o choque, e, com sua ansiedade assim removida, seus corpos podem relaxar. Ratos sujeitos a choques imprevisíveis têm que ficar vigilantes o tempo todo, e o estado de vigília detona o estresse.

Falta de controle: dois ratos são submetidos a choques de igual intensidade, mas um pode comprimir uma alavanca para reduzir o ritmo dos choques, enquanto o outro simplesmente recebe um choque sempre que o primeiro recebe. Por não ter controle sobre a situação, o segundo rato exibirá uma reação ao estresse mais alta, mesmo que os choques sejam iguais para ambos. Em uma fascinante variação sobre o mesmo tema, dá-se a um rato uma alavanca para empurrar a fim de evitar levar choques. Se for impedido de acionar a alavanca, ele terá uma reação ao estresse, *mesmo que não seja administrado nenhum choque.* Só a lembrança do controle que antes ele possuía basta para criar uma situação estressante.

Falta de válvulas de escape para a frustração: quando se aplica choques em ratos, eles mostram menos estresse se puderem roer um pedaço de madeira ou atacar outro rato. A mesma redução ocorre quando têm algo para comer ou beber, ou uma roda com que brincar.

Para milhões de pessoas, a vida é tão frustrante que sua única esperança de aliviar o estresse é comer e beber demais, enquanto que sociedades inteiras tentam escapar de seus sofrimentos atacando outros países. As brigas surgem por causa de assuntos que parecem triviais para quem está de fora, mas frustração e impossibilidade de controlar o que vai acontecer são condições enormemente dolorosas de se conviver. Quando uma pessoa muito próxima a você morre subitamente, a dor insuportável se vê intensificada pelo imponderável: você não poderia ter previsto a morte, não poderia tê-la evitado e, em muitos casos, não parece haver como expressar a sensação de perda e abandono. Isto é particularmente doloroso se a pessoa a quem você precisa expressar seus sentimentos é a própria pessoa que morreu.

Em termos clínicos, o preço que se paga em doenças provocadas por tais fatores é alto. O Dr. George Eagle, psiquiatra na Universidade de Rochester, investigou 160 casos de morte súbita que não tinham explicação física: 58% aconteceram numa época de aflição ou perda e 35% num momento em que estava acontecendo alguma ameaça; apenas 6% ocorreram em épocas prazerosas. Não é o estresse em si que é fatal, já que as mesmas perdas e ameaças acometeram outras pessoas que sobreviveram. O que falta é a capacidade de resistir ao estresse, uma vulnerabilidade que suplanta os fatores físicos. Quando alguém de menos de 50 anos morre do coração, por exemplo, grande parte das vezes nenhum dos clássicos fatores de risco para as doenças do coração está presente — hipertensão, colesterol elevado, fumo. O câncer de maior incidência no país, que é o câncer dos pulmões, está ligado diretamente ao tabagismo, um hábito que para a maioria das pessoas é uma válvula de escape para emoções frustradas, um prazer a que se lançam como o rato engaiolado pega um pedaço de madeira para roer.

Em laboratório, animais menos evoluídos que ratos (rãs, por exemplo) não respondem a situações estressantes imponderáveis. O fator chave é a memória. Se o animal só dispõe de uma memória primitiva, não reconhecerá a diferença entre uma situação e a seguinte. Os ratos se lembram da sensação desagradável do choque elétrico, e assim podem ser treinados a comprimir uma alavanca para evitar que se repita essa sensação. Quando a alavanca é retirada, a memória deles é boa o bastante também para que antecipem o próximo choque — eles têm expectativas. Como o paciente nervoso na cadeira do dentista que pula quando ouve o motor; o barulho desencadeia uma expectativa de dor, a qual, por sua vez, deflagra a reação a esta expectativa.

Em ambos os casos o estressante é a expectativa. Isto tem enormes implicações para o envelhecimento, porque todos nós carregamos um mundo no nosso interior — o mundo do nosso passado. Nós geramos os nossos próprios estresses usando como referência este mundo e os traumas nele impressos. Não haveria estresse sem memória do estresse, pois são as nossas lembranças que ditam o que nos assusta ou o que nos enraivece. Nós nos descontrolamos e nos sentimos frustrados quando uma situação se assemelha muito a uma outra já vivida onde perdemos o controle e nos sentimos frustrados. A desgraça da memória é que ela nos envelhece por dentro; o nosso mundo interior envelhece, nos isolando da realidade, que nunca é velha.

A perfeição da memória humana é assombrosa. Nos primeiros tempos da psicanálise, Freud ficou atônito com a precisão daquilo que seus pacientes haviam, inconscientemente, retido do passado. Através da hipnose, ele levava um paciente deprimido de volta a um trauma ocorrido na época em que esse paciente tinha dois anos de idade, como ter sido deixado sozinho num hospital para uma operação de amídalas. A princípio Freud achou que a memória não permitia que as lembranças viessem à tona com toda a clareza. Zonas obscuras e a resistência do paciente encobriam a sensação original de ter sido abandonado, e, no entanto, se o paciente fosse bastante corajoso, tais subterfúgios poderiam ser gradualmente afastados.

Com a mais absoluta clareza, o paciente se recordaria exatamente do que acontecera naquela noite no hospital, não apenas cada nuança do que sentira, mas também os menores detalhes físicos — a hora que o relógio marcava, o número de passos até a sala de cirurgia, a cor do cabelo da enfermeira. Mas por que não deveriam ser lembrados estes detalhes? Eles são impressos em nós como microchips, acrescentando sua contribuição a todos os eventos futuros.

Há poucos, se é que há algum, estresses simples na vida humana, porque assim que ocorre um novo evento, a impressão das lembranças antigas é ativada, deflagrando o tipo de estresse que antecipamos. Deste modo, o estresse torna-se uma profecia que se cumpre por ter sido feita: nossas reações ajustam-se às nossas expectativas. O fato de que todos os eventos não podem deixar de ser impressos em nós com uma interpretação dá à memória o seu poder traiçoeiro.

A CONEXÃO HORMONAL

A reação ao estresse envolve a liberação de poderosos elementos químicos que o corpo, conforme já explicado, deve sustar antes que o prejudiquem. Os endocrinologistas classificam os hormônios do estresse como glucocorticóides, que são os hormônios secretados pelas glândulas supra-renais como parte da reação exagerada exigida pelo corpo numa situação de estresse. A função dos glucocorticóides é ativar a mudança do metabolismo anabólico para o catabólico. Especificamente, os glucocorticóides decompõem o glucagon no fígado, uma forma de energia armazenada que o organismo pode usar quando precisa; quando acaba o glucagon, os mesmos glucocorticóides passam a processar proteínas. Sob condições extremas, como em períodos de fome, o corpo deve defender-se da inanição começando a consumir seus próprios músculos a fim de manter o nível de açúcar do sangue, e mais uma vez os elementos químicos responsáveis são os glucocorticóides.

O mais conhecido dos glucocorticóides é o cortisol, que desempenha um papel oculto no envelhecimento de certos animais, em especial o salmão do Pacífico. Este salmão passa os primeiros quatro anos de sua vida no mar, até que é misteriosamente guiado por milhares de quilômetros de volta exatamente aos mesmos lagos de água doce onde nasceu. Após uma jornada heróica rio acima, galgando inclusive represas feitas pela mão do homem, o salmão maduro desova e quase imediatamente morre.

O que faz com que o peixe envelheça da noite para o dia e se transforme numa criatura frágil e exausta não é a exaustão, mas sim um "relógio de envelhecimento" interno, embutido no seu DNA, que começa a funcionar após a desova e aí libera uma descarga de hormônio corticóide em quantidades maciças da parte das glândulas supra-renais. O cortisol é um potente hormônio do estresse em todos os animais; no salmão é um hormônio mortífero. Sua liberação fatal ocorre mesmo que o peixe seja retirado da água antes de sua exaustiva migração e permitido desovar em condições físicas perfeitas.

Os relógios do envelhecimento obedecem à sua própria tabela, desconsiderando o meio ambiente. Pegar um salmão que esteja subindo a correnteza, dar-lhe comida adequada e protegê-lo de todo estresse não o salvará; após a desova o relógio biológico do peixe sabe que chegou a hora apropriada para a morte. "Apropriada" é um termo muito flexível na natureza. Uma efemérida que vive apenas um dia, e um molusco gigante, que vive mais de cem anos, têm tanto um quanto outro uma duração de vida "apropriada". A natureza equilibra muitos ingredientes para chegar à duração de vida de uma de suas criaturas. Tamanho, peso, taxa do metabolismo, suprimento de comida, predadores, idade de acasalamento e número de filhotes, entre outros fatores, influenciam o início do processo de envelhecimento.

Um camundongo pode viver mais ou menos um ano em liberdade, mas dentro deste período ele amadurece, se acasala, tem inúmeros filhotes que cria, conservando sua espécie. Pelas contas da natureza isto basta: se a espécie, antes de envelhecer e morrer, garante a sua continuação, o objetivo da natureza foi alcançado.

Nos animais o desencadeamento do processo de envelhecimento é associado à evolução física. Se os camundongos vivessem até os 100 anos e continuassem a ter dezenas de filhotes por ano, o mundo seria inundado por camundongos e pelos predadores que deles se alimentam. Às vezes a intenção específica da natureza é difícil de decifrar — por que, por exemplo, os minúsculos morcegos castanhos vivem por 12 anos ou mais enquanto os ratos do campo, com o mesmo peso e o mesmo metabolismo acelerado lutam para sobreviver uma ou duas estações? Os fatores que influenciam a duração da vida dos animais são tão complexos e sutis que explicar como os animais envelhecem é difícil — atualmente mais de trezentas teorias disputam uma resposta.

Os relógios do envelhecimento são perturbadores para a imaginação porque são bombas de tempo que os animais carregam inconscientemente dentro de si, instrumentos de sua própria destruição. Muitos biólogos especulam se o DNA humano não conterá um relógio de envelhecimento; se estiver, deve ser muito mais variável que o salmão, pois os seres humanos morrem em idades extremamente diversas. No Império Romano a expectativa de vida ficava em torno de 28 anos; hoje subiu para 75 anos nos Estados Unidos, e 82,5 anos para as mulheres no Japão, o grupo de expectativa de vida mais longa no mundo. Este aumento foi conseguido pela característica que nos distingue dos animais — o livre-arbítrio. A hora da nossa morte não é determinada ao nascermos; o homem desafia o destino construindo abrigos contra os elementos, plantando sementes contra a fome, inventando curas para as doenças.

No entanto, a herança bioquímica que carregamos dentro de nós representa uma ameaça constante. Como o salmão do Pacífico, nossos corpos têm a capacidade de liberar grandes doses de hormônios independentes do nosso controle voluntário. Por exemplo, uma dose pequena e não-letal de cortisol é liberada cada vez que nos vemos em uma situação ameaçadora. Para muitos fisiologistas, isto quer dizer que não estamos bem adaptados à vida moderna. Também fora do nosso controle consciente está o efeito dos glucocorticóides num elenco de outros processos destrutivos: o desgaste muscular, diabetes, fadiga, osteoporose, adelgaçamento da pele, redistribuição da gordura do corpo, fragilidade dos vasos sangüíneos, hipertensão, retenção de fluidos, supressão da função imunológica e prejuízo das funções mentais.

Estão citados acima os sinais do envenenamento esteróide, que se constitui num perigo se os pacientes são conservados por um período de tempo excessivo tomando doses maciças de medicação esteróide. Em situações onde a pessoa não pode fazer cessar a reação ao estresse, o seu próprio organismo administra uma minúscula dose de veneno. Assim o perigo representado pelo estresse contínuo é muito maior do que qualquer situação de estresse catastrófica que se apresente uma vez apenas.

A MEDITAÇÃO REDUZ A IDADE BIOLÓGICA

A associação entre o envelhecimento e os hormônios do estresse foi vigorosamente demonstrada, mas permanece o problema de como controlar tais hormônios. Uma vez que a reação ao estresse pode ser detonada numa fração de segundo e sem avisar, é impossível para nós controlar as moléculas em si. Há, contudo, uma técnica mente-corpo que vai diretamente à raiz da reação ao estresse, ao liberar a recordação dos estresses que gera o estresse novo: a meditação. Os níveis de cortisol e adrenalina medidos em quem há muito tempo pratica a meditação são normalmente menores, assim como seu mecanismo de lidar com o problema tende quase a ser mais forte do que a média.

Antes dos primeiros anos da década de 1970 nem se suspeitava da existência desses benefícios. A meditação exercia muito pouco fascínio sobre a medicina ocidental, até que um jovem fisiologista da UCLA chamado R. Keith Wallace provou que, além de suas implicações espirituais, a meditação provocava efeitos profundos no organismo. Numa série de experiências iniciadas no final dos anos 60 como parte de sua tese de doutorado, Wallace reuniu grupos de voluntários praticantes da Meditação Transcendental (MT), na maior parte jovens universitários, e os ligou a monitores para examinar suas principais funções corporais enquanto estivessem em processo de meditação. Subjetivamente, estes jovens voluntários relatavam uma sensação de calma crescente e silêncio interior. Embora antes se pensasse que eram precisos anos de prática para atingir um estado de meditação profunda, viu-se que a técnica da MT produzia muito rapidamente um relaxamento profundo, atestando-se mudanças significativas na respiração, pulsação e pressão sangüínea.

A MT baseia-se na repetição silenciosa de uma palavra específica em sânscrito, também chamada de mantra, cujas vibrações sonoras gradualmente conduzem a mente para fora do seu processo normal de pensamento, levando-a para o silêncio que está por trás das idéias. Desta forma, podemos considerar que o mantra é uma mensagem muito específica inserida no sistema nervoso. Como os mantras estão em uso há milhares de anos na Índia, seu efeito preciso na fisiologia é bem conhecido como parte da ciência da ioga, ou união. O objetivo da ioga é unir a mente pensante com a sua fonte na consciência pura. Em termos modernos, "consciência pura" significa espaço quântico, o vazio silencioso que é o útero de toda a matéria e energia. A consciência pura existe no intervalo entre os pensamentos; é o pano de fundo imutável com base no qual tem lugar toda atividade mental. Normalmente nós não suspeitaríamos da existência de um tal estado, porque as nossas mentes estão sempre muito preocupadas com a corrente de pensamentos, desejos, sonhos, fantasias e sensações que enchem a nossa vigília. É por isto que os antigos sábios da Índia tiveram que imaginar uma técnica específica de meditação, a fim de mostrar à mente as suas próprias origens nas profundezas do quantum.*

Quando Wallace iniciou sua pesquisa, a mecânica da meditação não era bem compreendida em termos científicos. Ele foi o primeiro a demonstrar que sentar para meditar com os olhos fechados induz o sistema nervoso a entrar num estado de "alerta repousado" — ou seja, a mente permanece acordada enquanto o corpo entra num estado de profundo relaxamento. (No jargão da fisiologia, Wallace chama este estado de "vigília hipometabólica" para indicar que o metabolismo da pessoa decresceu, ao mesmo tempo em que ela conserva sua vigília consciente normal.) Por ocasião da sua descoberta, o estado de alerta repousado gerou considerável curiosidade na classe médica, já que alerta e repouso até então eram considerados opostos. O sono é um estado hipometabólico, em que decresce o consumo de oxigênio, a pulsação diminui e a consciência se apaga. O estado de vigília, por outro lado, é marcado por um consumo maior de oxigênio, uma pulsação mais acelerada e a mente alerta.

Wallace descobriu que esses opostos uniam-se na meditação: embora permanecendo alerta o suficiente para apertar um botão toda vez que transcendiam (isto é, sentiam a experiência da consciência pura), os integrantes do grupo estudado entraram num estado de repouso duas vezes mais profundo que o sono. Mais que isto, a coisa acontecia muito rapidamente,

---

* A descrição da MT neste texto evidentemente não visa ensinar ao leitor como meditar. A técnica da MT pode ser descrita verbalmente ou por escrito, mas, para aprendê-la adequadamente, é preciso que se receba instruções pessoais de um professor treinado em MT. Milhares de pessoas começam a fazer meditação e desistem prematuramente; isto acontece porque não há nada mais desafiador do que o relacionamento íntimo consigo mesmo que a meditação propicia. Optar casualmente pela meditação quase sempre leva ao fracasso, e como os benefícios são grandes demais para serem abandonados tão levianamente, decidi, embora com relutância, não dizer a meus leitores como meditar. Como resultado, um número menor de pessoas poderá começar a fazer MT, mas a pureza e o valor dos ensinamentos serão preservados, beneficiando em muito aqueles que se iniciarem adequadamente.

em geral dez minutos depois de fecharem os olhos, comparados com quatro a seis horas que levamos para atingir o nosso relaxamento mais profundo no sono comum. A partir de 1978 Wallace pesquisou os efeitos da meditação sobre o processo de envelhecimento humano. Ele usou três indicadores do envelhecimento biológico para resumir o processo como um todo: pressão sangüínea, visão de perto e patamar auditivo, todos os três tipicamente declinam quando as pessoas envelhecem. Wallace conseguiu mostrar que todos esses indicadores melhoraram com a prática prolongada da MT, o que sinalizava que a idade biológica estava na realidade sendo revertida. Indivíduos que praticavam a MT regularmente por períodos inferiores a cinco anos tinham uma idade biológica média cinco anos menor do que sua idade cronológica; os que vinham meditando há mais de cinco anos apresentavam uma idade biológica 12 anos mais jovem do que sua idade cronológica.

Estes resultados se sustentaram tanto nas pessoas mais jovens quanto nas mais velhas. Uma pesquisa feita no estado geral de saúde de dois mil praticantes da meditação, membros de um plano de seguro em grupo, confirmou uma saúde notavelmente boa em todas as faixas etárias. Eles se consultaram com médicos e recorreram a hospitais apenas a metade do número de vezes dos integrantes do grupo de controle. Reduções globais foram notadas em 13 importantes categorias de saúde: uma incidência 80% menor de doenças cardíacas e 50% menor de câncer no grupo que praticava a meditação em comparação ao grupo de controle. É bastante significativo que os indivíduos de 65 anos de idade ou mais que praticavam a meditação tenham sido os que demonstravam melhores condições gerais de saúde.

Uma década mais tarde eu pude desempenhar uma parte na comprovação de que esses benefícios estavam ligados exatamente ao tipo de hormônios que venho discutindo como principais indicadores do envelhecimento. Como médico venho prescrevendo a MT desde 1980, assim como praticando-a pessoalmente. No final dos anos 80, um colega, o Dr. Jay Glaser, convidou-me para participar de sua pesquisa sobre um esteróide muito intrigante chamado DHEA (deidroepiandrosterona). O DHEA é uma substância abundante, mas apenas vagamente compreendida, que é secretada pelo córtex supra-renal; circula na corrente sangüínea em quantidades milhares de vezes maiores do que qualquer hormônio do sexo, estrogênio ou testosterona, mas atribuir um papel específico ao DHEA no organismo é tarefa que até hoje não foi possível realizar.

Glaser decidiu concentrar-se em uma propriedade do DHEA, qual seja, a de ser o único hormônio cujo nível declina em proporção direta ao aumento da idade. Os níveis do DHEA atingem o pico por volta dos 25 anos de idade, caem numa taxa sempre crescente após a menopausa e reduzem-se a 5% do seu máximo por volta do último ano de vida. Descobriu-se que o DHEA é um precursor dos hormônios do estresse como a adrenalina e o cortisol, o que significa que toda vez que o corpo fabrica esses hormônios ele tem que usar um pouco do reservatório de DHEA com que somos providos ao nascer. Isto explicaria por que o DHEA declina com o tempo; este decréscimo, contudo, não é a causa do envelhecimento, mas reflete o estresse na medida em que ele continua a se acumular durante toda a vida.

Houve grande excitação no final dos anos 80 quando Arthur Schwartz, bioquímico na Temple University, administrou DHEA a camundongos e observou uma notável reversão do envelhecimento: os animais velhos recuperaram o vigor da juventude, e a pelagem voltou a apresentar uma textura luzidia e sedosa; cânceres incipientes, quer de ocorrência natural quer induzidos por meios artificiais, desapareceram; animais obesos voltaram a seu peso normal; a reação do sistema imunológico aumentou e os animais com diabetes apresentaram uma melhora drástica. A corrida para patentear uma versão da molécula do DHEA começou, embora, como acontece com todos os hormônios, o risco de sérios efeitos colaterais seja preocupante e tomar DHEA por via oral seja pouco, uma vez que ele se fragmenta no trato digestivo.

Mas Glaser sentiu, como eu também, que o DHEA é um indicador que assinala a exposição do corpo ao estresse. Sabemos que com o estresse aumentam os glucocorticóides, ao mesmo tempo em que reduz-se o reservatório de DHEA. Por outro lado, altos níveis de DHEA são associados a uma incidência reduzida de doenças coronarianas, câncer de mama e osteoporose. Isto faz sentido porque todos os distúrbios provenientes do envelhecimento podem ser associados a uma reação excessiva ao estresse. O DHEA mais elevado também é associado a uma sobrevivência maior e a uma reduzida taxa de morte causada por todas as doenças em homens idosos.

A comprovar ainda mais a teoria, descobriu-se que os níveis de cortisol sobem acentuadamente em pacientes que aguardam cirurgia, e permanece alto após a cirurgia, com uma ligeira elevação no DHEA. Duas semanas depois o cortisol ainda está alto, mas o DHEA já caiu, o que vem corroborar a teoria de que o reservatório de DHEA foi esvaziado pelo estresse.

A conclusão lógica é de que se alguém mantém alto seus níveis de DHEA é porque seu corpo está resistindo ao estresse, e com menos reações ao estresse o envelhecimento deve ser retardado. Seria isto uma indicação do motivo pelo qual os praticantes da MT exibiam menos envelhecimento biológico? Tudo indica que sim — Glaser reuniu 328 praticantes experientes e comparou seus níveis de DHEA com o de 1.462 não-praticantes (para ser preciso, ele mediu um elemento intimamente correlato do DHEA, o sulfato de deidroepiandrosterona, ou DHEAS).

Os objetos do seu estudo foram divididos por idade e sexo. Em todos os grupos de mulheres, os níveis de DHEA eram mais altos nas que praticavam a meditação; o mesmo foi verdade para oito em cada 11 grupos de homens. Como o DHEA mais elevado aparece em pessoas mais jovens, Glaser tomou isto como prova de que o envelhecimento biológico decrescia como resultado de se praticar a MT. É interessante notar que as maiores diferenças apareceram nos indivíduos com mais idade. Os homens que meditavam e que tinham mais de 45 anos tinham 23% a mais de DHEA e as mulheres 47%. Este resultado impressionante independeu de fatores como dieta, exercícios, consumo de álcool ou peso. Numa avaliação global, Glaser estimou que os níveis de DHEA dos praticantes da meditação equivaliam aos de pessoas cinco a dez anos mais jovens.

LIGANDO MENTE, CORPO E ESPÍRITO

Seja qual for o papel desempenhado pelo DHEA, esta associação entre antienvelhecimento e meditação é muito importante. Mas as implicações vão ainda mais fundo. A meditação é uma prática espiritual. É este o seu propósito na Índia e por todo o Oriente. Milhões de ocidentais imaginam que isto torna a meditação uma atividade que não é física, algo que você faz na sua cabeça. Só que, em verdade, nada acontece só na cabeça ou no corpo. Quando conheci Sua Santidade Maharishi Mahesh Yogi, que trouxe a MT para o Ocidente, ele me causou profunda impressão com uma questão: espiritualidade não se destina a ser separada do corpo. Doença e envelhecimento representam a incapacidade do corpo em atingir seu objetivo natural, ou seja, juntar-se à mente em perfeição e realização.

Em cada estágio do crescimento espiritual, o maior aliado que se tem é o corpo. Isto o surpreende? A maioria de nós assume que corpo e espírito ocupam os lados opostos do espectro. Quando temos sensações que são centradas no corpo, como fome e sede, dor e prazer, não as consideramos como experiências espirituais. A sensualidade, que abrange toda a gama do deleite físico, é freqüentemente considerada muito abaixo das alturas que a alma pode atingir. Mas a espiritualidade também tem que ser sensual, pois uma pessoa espiritual é aquela que vive inteiramente no momento presente, o que significa viver integralmente no corpo. O Maharishi inspirou-me a ver que usar a meditação como um recurso para derrotar o envelhecimento é um objetivo espiritual legítimo.

Lamentavelmente a nossa cultura cometeu o erro de decidir que o corpo humano é uma máquina, um monte de matéria que funciona sem inteligência própria. Este equívoco leva a um segundo erro — que as pessoas mais espirituais devem ser aquelas que renunciam ao corpo, que negam suas paixões ou, no mínimo, tentam controlar seus desejos.

Este tipo de preconceito contra o corpo contraria o modo como a natureza nos criou. A natureza equilibrou mente, corpo e espírito como co-autores de nossa realidade pessoal. Você não pode fazer absolutamente nada, desde se apaixonar a rezar uma prece ou metabolizar uma molécula de sacarina, sem afetar tudo o que você é. O corpo é a plataforma que permite que qualquer experiência surja e veja a luz do dia; é uma projeção tridimensional de bilhões de processos separados que têm lugar a cada momento, inclusive um processo tão profundo quanto vir a conhecer a realidade de Deus.

Na nossa sociedade as pessoas padecem do sentimento de que o espírito é basicamente separado delas. Nossos corpos processam alimentos, ar e água perfeitamente bem sem o espírito; nossas mentes pensam efetivamente sobre um milhão de coisas sem tocar no espírito. Achamos fácil deixar de lado a vida espiritual, esperando pelo dia em que algum salto ainda nos tire desta vida comum para nos levar a um reino glorificado.

Cada aspecto da realidade é parte de um mistério, uma faceta do conjunto, a totalidade do que é. Átomos, moléculas, pedras, estrelas e o corpo humano são expressões materiais do que é. Compreensão e amor são expressões espirituais. Quando as dimensões materiais, psicológicas e espirituais se equilibram, a vida passa a ser um topo, esta união gera sensações de conforto e segurança. Só se você se sentir seguro do seu lugar no universo poderá começar a enfrentar o fato de ser constantemente cercado pela criação e pela destruição. Você não pode derrotar a entropia enquanto força física, mas pode se elevar a um nível de realização inatingível pela entropia. Ao nível mais profundo, a inteligência é imune à decadência. Suas células vêm e vão, e no entanto o conhecimento que seu corpo tem de como fazer uma célula sobreviver é transmitido de geração a geração. A inteligência revolucionária existente no DNA tem muitos níveis e a nossa tarefa como seres humanos é experimentar cada um desses níveis e torná-los parte de nós.

Em meio a tantas mudanças, há cinco realizações que a entropia não é capaz de alcançar. Elas são expressas em todas as tradições espirituais e formam a essência da evolução pessoal através dos tempos:

1. Eu sou espírito.
2. Este momento é como deveria ser.
3. A incerteza é parte da ordem geral das coisas.
4. A mudança está impregnada de não-mudança.
5. A entropia não se constitui numa ameaça porque está sob o controle do infinito poder de organização.

Estas realizações são cruciais porque permitem que a pessoa se eleve acima do mundo da dualidade, que é inevitavelmente presa da batalha da criação e destruição. Há uma perspectiva que o Novo Testamento chama de "ver com um olho só", um estado de unidade no qual todos os eventos, por mais penosos ou angustiantes no momento, servem a uma finalidade, que é inteligente, amorosa e se enquadra numa ordem maior. Esta perspectiva unificada não pode ser imposta a ninguém, até que a consciência da pessoa esteja preparada para aceitá-la. Se você se vir prisioneiro da própria dor e persuadido pelo drama de sua vida, esta é a sua perspectiva e você tem direito a ela. Mas todo mundo quer um fim para a dor e o sofrimento, e a um certo ponto de sua evolução pessoal estas cinco realizações formarão a trilha que levará sua mente para fora da experiência do sofrimento. Permita o leitor que eu traduza cada ponto em termos do novo paradigma.

1. Eu sou espírito

Embora minha existência física seja confirmada no tempo e no espaço, a minha consciência não tem as mesmas limitações. Estou consciente de todo o campo como um jogo de criação e destruição. Matéria e energia vêm e vão, tremeluzindo para dentro e para fora de nossas existências como vagalumes, e no entanto todos os eventos se articulam uns com os outros e são postos em ordem pela inteligência profunda que perpassa através de todas as coisas. Eu sou um aspecto dessa inteligência. Sou o campo que se desdobra em eventos locais.

Meu espírito experimenta o mundo material através das lentes da percepção, mas mesmo que eu nada consiga ver e ouvir, ainda assim sou eu, uma eterna presença da consciência. Em termos práticos esta realização torna-se real quando nenhum evento externo pode abalar o sentido de self. Uma pessoa que se conhece como espírito nunca perde a visão do experimentador no meio da experiência. Sua verdade interior afirma, "Carrego comigo a consciência da imortalidade em meio à mortalidade".

2. Este momento é como deveria ser

O momento presente é um evento espaço-tempo dentro do eterno *continuum*. Já que esse *continuum* sou eu, nada que possa acontecer está fora de mim, e, desta forma, tudo é aceitável como parte de minha identidade maior. Assim como cada célula reflete o processo geral do corpo, cada momento reflete todos os outros momentos, passados, presentes e futuros. Esta realização nasce quando a pessoa abdica de sua necessidade de controlar a realidade. Esta necessidade é uma reação natural a dor e frustração passadas, já que é a lembrança dos traumas antigos que nos leva a querer manipular o presente e antecipar o futuro.

Em unidade, cada momento é como deveria ser. A sombra do passado não estraga a plenitude que só é possível no momento presente; assim, cada momento é como uma janela límpida permitindo a entrada de possibilidades iguais de alegria e de apreciação do que está se desdobrando na sua frente. A voz da verdade interior diz, "Meus desejos são parte deste momento, e o que eu preciso será provido aqui e agora".

3. A incerteza é parte da ordem geral das coisas

Certeza e incerteza são dois aspectos da sua natureza. Em um nível, as coisas têm que ser certas ou a ordem não existiria. Em outro nível, as coisas têm que ser incertas ou não existiria o novo. A evolução prossegue através de eventos surpreendentes; a atitude mais saudável é se dar conta de que o *desconhecido* não passa de outra maneira de dizer "criação". Esta percepção salva a pessoa do medo, que sempre surgirá se a incerteza resistir.

Na unidade, a pessoa vê a sabedoria da incerteza. Aceita que sua próxima respiração, a próxima batida do seu coração ou o seu pensamento seguinte são totalmente imprevisíveis e que, no entanto, apesar desta abertura total, a ordem ainda assim é mantida. Os opostos podem e devem coexistir. Na realidade, você abrange todos os opostos no seu interior, exatamente como o campo quântico contém os dois maiores opostos, entropia e evolução. A incerteza das coisas amedronta quem está na consciência da unidade, porque esta pessoa está certa de si mesma. A voz da verdade interior diz, "Eu aceito o desconhecido porque ele me permite ver novos aspectos de mim mesmo".

4. A mudança está impregnada de não-mudança

A vida é uma eterna dança. Os movimentos dessa dança são coreografados pela sua consciência. Seus desejos e atenções abrem o caminho do seu crescimento. A dança nunca termina, porque a atenção está sempre fluindo. Eis a essência do viver. Todo movimento é parte da dança; assim sendo, cada evento espaço-tempo é significativo e necessário. É a ordem dentro do caos.

Quando você percebe que está bem seguro dentro desta moldura imutável, surge a alegria de viver. Você não pode exercer o livre-arbítrio se receia que ele venha lhe trazer incerteza, acidentes ou calamidades. Para quem está em unidade, contudo, cada escolha é aceita dentro do quadro geral. Se você preferir A, o campo cederá para acomodá-lo. Se for B a escolha, o campo acomodará isso, mesmo que B seja o exato oposto de A. Todas as possibilidades são aceitáveis para o campo, já que por definição o campo *é* um estado de todas as possibilidades. A voz da verdade interior afirma, "Estou começando a conhecer o absoluto por atuar aqui no relativo".

5. A entropia não é uma ameaça porque está sob o controle do infinito poder de organização

O seu corpo reflete a simultaneidade da ordem e do caos. As moléculas de alimento, ar e água no seu sangue se movem caoticamente, mas quando penetram numa célula procedem com ordeira precisão. Os neurônios em ação no seu cérebro produzem uma tempestade caótica de sinais elétricos, e no entanto o que emerge são pensamentos cheios de significado. O caos, então, é só uma questão de ponto de vista. Coisas que parecem vagar a esmo nos limites de uma consciência restrita se ajustam perfeitamente quando a consciência é expandida. Em unidade, você percebe que cada passo dado na direção da decadência, dissolução e destruição está sendo usado para organizar novos padrões de ordem. Quando a sua percepção consegue ver o que nascerá do processo de deterioração, a voz interior da verdade afirma: "Através dos passos alternados de perda e ganho, silêncio e atividade, nascimento e morte, eu trilho o caminho da imortalidade."

O que acabam de ler não passa de descrições; não há palavras que possam substituir a realização pessoal (que chamei de voz interior) quando ela se manifesta. Mas todos nós, intuitivamente, queremos nos livrar do desconforto, e é preciso que haja respostas satisfatórias sobre quem você é e por que está aqui para poder dar fim ao descontentamento interior. Na sua verdadeira natureza, a vida é confortável, tranqüila, natural e intuitivamente certa.

Isto quer dizer que o estado de auto-realização é o mais natural: a acumulação do estresse, juntamente com o envelhecimento que ele produz, indica a presença da tensão e do desconforto. Enquanto não estamos ainda realizados, a vida é uma luta. Estamos constantemente tentando aliviar velhas mágoas, fugir de velhos medos e impor controle sobre o que é incontrolável. O capítulo seguinte — "Na Prática" — é dedicado a dar um fim a essa luta através de uma técnica que em última análise funciona: aprender a aceitar a vida não como uma série de eventos aleatórios, mas como uma trilha estimulante, cujo propósito é o máximo de alegria e realização.

NA PRÁTICA
A sabedoria da incerteza

A incerteza da vida faz constantes exigências ao nosso mecanismo de lidar com incertezas. Há basicamente dois modos de agir quando estamos às voltas com o que é incerto: aceitar ou resistir. Aceitar significa que você permite que os eventos tenham lugar à sua volta e reage a eles espontaneamente, sem dissimulações. Resistir quer dizer que você tenta mudar os eventos, transformando-os em outros, diferentes do que são na realidade, e reage a eles com reações familiares e seguras. A aceitação é saudável porque permite que você se livre de qualquer estresse assim que ele ocorra; a resistência não é saudável porque acumula resíduos de frustração, falsas expectativas e desejos irrealizados.

Em seu livro *Emotionally Free*, o famoso psiquiatra David Viscott refere-se ao estado de se ter sentimentos armazenados como débito emocional, coisa que ele vincula diretamente ao envelhecimento. "A dor envelhece prematuramente. Quando você está em débito emocional, sente-se pessimista acerca do futuro e, mesmo na juventude, anseia por retornar ao passado a fim de remediar os déficits de amor e de oportunidades que sofreu. Às vezes você deseja ardentemente mais carinho, mais tempo com uma pessoa que não está mais presente, uma chance para se abrir e liberar seu fardo emocional, ou apenas para resolver sua confusão conseguindo finalmente descobrir o que realmente lhe aconteceu."

Números incalculáveis de pessoas encontram-se em estado de débito emocional, débito este que aumenta com o passar do tempo. Envelhecer é um estado psicológico em que o débito emocional aumenta até que a pessoa não é mais capaz de lidar adequadamente com o estresse do momento presente. O resultado é a doença e a morte. É preciso um trabalho consciente para não cair nesta armadilha. Embora cada momento novo seja desconhecido e, por isto mesmo, potencialmente ameaçador, não há segurança real ao se lançar mão do passado. Como diz Viscott: "Você pode especular, pode lamentar-se, pode desejar muito, mas por mais que queira retornar e refazer sua experiência emocional de modo satisfatório, nunca poderá chegar lá de novo. Não pode mais voltar para casa. Sua casa verdadeira é este lugar, nesta hora. O presente é para agir, fazer, transformar-se e crescer."

Biologicamente o seu corpo está perfeitamente preparado para viver no presente e adquirir a sua melhor alegria e satisfação neste presente. Seu corpo nunca sabe qual será sua pressão arterial no momento seguinte, e por isto tem em si uma flexibilidade que permite uma larga gama de pressões. A mesma flexibilidade existe para todas as outras reações involuntárias. Esta é a sabedoria da incerteza, que permite que o desconhecido aconteça e o saúda como fonte de crescimento e compreensão. Vemos esta sabedoria expressa na espontaneidade de cada célula ou órgão. O padrão de descargas elétricas no cérebro nunca é o mesmo duas vezes no decorrer da vida, e no entanto esta radical incerteza permite que se tenha pensamentos novos e originais. A cada minuto quase 300 milhões de células morrem, para nunca mais serem vistas, e esta corrente de mortes é assimilada na corrente de vida mais ampla que mantém o corpo funcionando.

A mente, contudo, acha muito difícil aceitar a incerteza. E teme mudanças, perdas e, sobretudo, a morte. É esta a fonte da resistência, que o corpo traduz por estresse. Ao impor uma resistência mental, você cria uma ameaça com a qual seu corpo terá de lidar. Na montanha-russa há quem grite de excitação e há quem grite de pavor. O carrinho realiza o mesmo trajeto para todos, mas quem fica tenso e endurece o corpo, gerando uma descarga de hormônios de estresse, experimenta o terror. Os que se deixam levar pela brincadeira se divertem muito.

Nos exercícios seguintes você aprenderá como restaurar

sua consciência a um estado de aceitação, de modo que viver no presente passe a ser tão satisfatório quanto possível. Primeiro, contudo, você precisa sentir qual o seu atual nível de resistência. Nossas defesas psicológicas são muito boas para esconder isso de nós; por definição, emoções armazenadas são aquelas que não se pode sentir. A resistência gera um padrão de comportamento que a denuncia — o controle. Ter que manter o controle é uma compulsão com raízes fincadas no medo e na ameaça. Mesmo que não consiga chegar à ameaça, a sua presença será denunciada pelo seu comportamento controlador.

QUESTIONÁRIO DE CONTROLE

Assinale, entre as seguintes afirmações, as que se aplicam a você *freqüentemente, a maior parte do tempo,* ou *quase sempre*. Algumas das afirmações não parecem muito lisonjeiras, mas tente ser tão imparcial e sincero a seu respeito quanto puder.

1. Gosto de estar no controle das situações no trabalho e sou muito mais feliz trabalhando sozinho do que com outras pessoas.
2. Sob pressão, a emoção que demonstro com mais facilidade é raiva ou irritabilidade.
3. Raramente digo a uma pessoa que preciso dela.
4. Minha tendência é guardar velhas mágoas. Em vez de dizer que aquilo me magoou, prefiro fantasiar sobre ir à forra.
5. Tenho um bom número de ressentimentos a respeito do modo como meus irmãos me tratam.

6. Quanto mais dinheiro gasto com alguém, mais isto quer dizer que amo este alguém.
7. Guardo só para mim o modo injusto como os outros me tratam.
8. Se um relacionamento começa a dar errado, eu secretamente desejo retirar daquela pessoa tudo quanto lhe comprei.
9. Na minha casa todos devem seguir as minhas regras.
10. Acho difícil admitir ser vulnerável. Não é com freqüência que digo que estou errado, falando com sinceridade.
11. É melhor cuidar das minhas feridas do que mostrar a alguém que sou fraco.
12. Sou melhor falando do que ouvindo.
13. O que tenho a dizer geralmente é importante.
14. Secretamente eu acho que os outros não levam minhas opiniões tão a sério quanto deveriam.
15. Tenho uma boa noção do que é bom para os outros.
16. Pelo menos uma vez na minha vida fui apanhado abrindo a correspondência de outra pessoa.
17. Já me chamaram de cínico ou negativo.
18. Meus padrões são altos, o que os outros às vezes tomam por criticismo.
19. Tendo a ser perfeccionista. Aborrece-me entregar um trabalho malfeito.
20. Sinto-me sem jeito se alguém se aproxima demais de mim, emocionalmente falando.
21. Após o término de um relacionamento, olho para trás e vejo que a razão estava principalmente comigo.
22. Sou limpo e ordeiro. Gosto do meu modo de fazer as coisas e acho difícil conviver com uma pessoa relaxada.
23. Sou bom em organizar meu dia e valorizo muito a pontualidade.
24. Sou bom em cuidar da necessidade dos outros, mas fico desapontado quando vejo que não pensam muito nas minhas necessidades.
25. Tenho uma explicação lógica para o modo como ajo, mesmo que os outros nem sempre possam aceitá-lo.
26. Não me incomodo muito se os outros não gostam de mim.

27. Na minha opinião, muita gente nem sempre expressa os verdadeiros motivos do modo pelo qual se comportam.
28. Não sou muito bom para lidar com crianças barulhentas ou indisciplinadas.
29. Ainda culpo meus pais por grande parte dos meus problemas, mas não lhes disse isto.
30. Quando discuto com meu cônjuge ou parceiro, não consigo resistir à tentação de reclamar de velhas mágoas.

Escore total _____

Avaliando o seu escore:
0 — 10 pontos
A sua personalidade não é dominada por uma necessidade excessiva de estar no controle. Você costuma estar à vontade com os seus próprios sentimentos e ser tolerante com as outras pessoas. Você percebe que é imperfeito, e assim compreende as falhas dos outros. É fácil para você deixar os eventos seguirem seu rumo próprio, e as surpresas não fazem com que perca o equilíbrio. Provavelmente você atribui alto valor à espontaneidade e à expressão das emoções.

10 — 20 pontos
Estar no controle é uma questão freqüente na sua vida. Você tem mais receios e mágoas do que deixa transparecer, mas não se esforça para resolver estes problemas. Dar as ordens não é necessariamente tão importante para você, mas fazer com que tudo corra a seu modo geralmente é. Você se considera organizado e eficiente, mas mesmo assim não é o fim do mundo quando as coisas saem um pouco do seu controle. Você encontrou alguém com quem pode ser sincero e franco, mas há limites para o quão seguramente pode falar ou fazer, mesmo com essa pessoa.

Mais de 20 pontos
Você é uma pessoa controladora. Acha que o controle é necessário porque as pessoas ferem um bocado os seus sentimentos, e a lembrança disto volta à sua sofrida infância. Para

não sofrer mais, você tenta controlar seus sentimentos, o que basicamente significa que é muito seletivo quanto a se revelar para os outros. Sua necessidade imensa de controlar ou de ter as coisas a seu modo afasta as pessoas de você, mesmo que trabalhe duro para atender às necessidades delas. A única emoção que demonstra facilmente é raiva ou irritabilidade. Explica constantemente os seus motivos e dá razões para que saibam por que você é do jeito que é, mas, seja por que for, isto não o ajuda a obter o que deseja, que é o amor e a afeição dos outros.

O objetivo deste questionário não é rotular alguém de ruim pelo fato de exercer o controle. Perder o controle é um estado extremamente desagradável para a maioria das pessoas e todos nós temos que nos esforçar para mantê-lo. Só que há uma forma saudável de exercer o controle e uma forma doentia. Saudável é estar bastante seguro de si no que diz respeito a amor-próprio, capacidade de ser amado e realizações, a ponto de os eventos exteriores não nos ameaçarem. A forma doentia é manipular as pessoas e os eventos de tal modo que suas fraquezas e inseguranças fiquem disfarçadas. Você tem que ser honesto consigo mesmo para seguir o primeiro caminho; tem que conhecer seus limites em várias situações, o que pode fazer com que você se sinta fraco, mas também destaca os seus pontos fortes. O autoconhecimento é uma âncora que torna a imprevisibilidade tolerável.

Certa vez uma pessoa muito sábia me disse: "Se me envolvo numa situação que não está dando certo, tenho fé de que haverá mais do que aprender. Ou alguém vai poder me ajudar ou o fluxo dos eventos revelará o que é necessário. Em qualquer dos casos não chegarei à solução enquanto não admitir que minha reação não é perfeita." As pessoas que querem controlar de modo doentio os outros não têm esta flexibilidade e humildade; insistem em se encarregar de tudo e sempre encontrar desculpas para aderir ao lado certo do conflito. Este tipo de comportamento promove a desarmonia, tanto dentro delas mesmas quanto em seu meio ambiente. Incapazes de se permitir, pagam o preço de nunca experienciarem verdadeiramente o alimento que sobrevém quando a vida simplesmente é autorizada a fluir para dentro, em torno e através de você.

EXERCÍCIO 1:
LIBERANDO AS INTERPRETAÇÕES

A sua vida pode ser tão livre quanto for a sua percepção dela. Sempre que defrontamos com uma situação vemos o nosso passado, porque todo o evento é interpretado e as interpretações são alicerçadas no passado. Se as aranhas assustavam você no seu tempo de criança, você projetará esse medo sobre as aranhas nos dias de hoje; se o seu pai era alcoólatra, o seu julgamento sobre quem bebe será toldado pelas suas dolorosas experiências passadas. O simples fato de perceber que você está colocando uma interpretação em cima de tudo, não importa o quão trivial seja, é um passo importante no sentido de se libertar do passado. Você está sempre vendo as coisas sob um determinado ponto de vista. Se discutir com alguém, por exemplo, a sustentação do seu ponto de vista torna a outra pessoa uma ameaça, enquanto que reconhecer que os dois pontos de vista opostos podem ser válidos remove o caráter de ameaça.

Lembre-se que o estágio 2 da reação ao estresse — avaliação — é o único estágio em que você pode controlar a reação do seu corpo. Uma vez que você interpretou uma situação como uma ameaça, o seu corpo dará automaticamente um tipo qualquer de reação. Assim, é importante questionar suas interpretações. As antigas geralmente não permanecem válidas além da situação que as originou. O único modo pelo qual você pode terminar com o estresse é *percebendo* o seu fim. Há muito mais o que dizer sobre como realizar isto, mas na minha vida eu tento me aproximar de todas as situações estressantes com a intenção de desarmar os efeitos de sua ameaça sobre mim. Cinco passos são imensamente úteis:

1. Reconheça que você tem uma interpretação. Numa situação de conflito, tento dizer a mim mesmo que meu ponto de vista tem limitações; não sou o dono da verdade.
2. Ponha de lado o modo de pensar antigo. Quando me sinto tenso, tomo como um sinal de que estou me aferrando demais ao meu ponto de vista.
3. Olhe para as coisas com uma perspectiva nova. Eu focalizo os sentimentos no meu corpo e, sempre que o faço, é inevitável que minha mente comece a ver tudo de modo diverso.
4. Questione a sua interpretação para ver se ainda é válida.
5. Concentre-se no processo, não no resultado. O estresse sempre aparece quando você se concentra em como alguma coisa *tem* de acontecer. Este é o perigo oculto de se imaginar que os eventos podem ser controlados ou forçados a produzir um determinado resultado. Para vencer esta tendência de impor um falso controle aos acontecimentos, lembro a mim mesmo de que não preciso saber para onde estou indo a fim de desfrutar o caminho por onde sigo.

Quando sigo esses cinco passos, os aborrecimentos do dia-a-dia que criam estresse se dissolvem rapidamente. Tento também levar as coisas com calma; às vezes uma situação é muito complexa, e a reação ao estresse começa antes que eu possa perceber. Quando isto acontece, a única coisa sensata é se deixar levar; o organismo não vai retornar ao estado normal antes da reação se completar.

O exercício é ler e pensar sobre esses cinco passos para mudar suas interpretações e depois aplicá-los. A princípio aplique a um evento perturbador do passado. Pense em alguém que feriu muito seus sentimentos e a quem você não é capaz de perdoar. Os cinco passos podem levar você por esta linha de raciocínio:

1. Sinto-me magoado, mas isso não quer dizer que a outra pessoa era ruim ou queria me fazer mal. Nem ela conhece todo o meu passado, nem eu o dela. Sempre há um outro lado da história, a despeito da minha dor.
2. Já fui magoado assim antes, e talvez por isto tenha me precipitado ao julgar este incidente. Preciso ver cada coisa como realmente é.
3. Não preciso me ver como vítima. Quando foi a última vez em que estive do outro lado numa situação igual? Não me senti totalmente justificado pelos meus motivos? Dei mais importância à mágoa da outra pessoa do que à minha agora?
4. Preciso esquecer meus sentimentos por um segundo. Como foi que a outra pessoa se sentiu? Talvez ela tenha apenas perdido o controle ou estivesse envolvida demais no seu mundo para reparar no meu sofrimento.
5. Este incidente pode me ajudar. Na verdade não faço questão de ficar culpando essa pessoa ou de ir à forra. Quero descobrir que tipo de coisas representam uma ameaça para mim. Quanto mais eu penso nisso, mais vejo o caso como uma oportunidade para me responsabilizar pelos meus sentimentos. Assim é mais fácil para mim perdoar, já que quem quer que me ensine alguma coisa só merece os meus agradecimentos.

Ao criar o hábito de consciente e cuidadosamente examinar suas interpretações antigas segundo esta técnica, você cria um espaço para espontâneos momentos de liberdade. São nestes momentos que seu antigo modo de pensar se clareia com um *insight*. Com este clarão vem junto um sentido de revelação, porque você está examinando a realidade em si, não um reflexo do seu passado. Todas as coisas mais valiosas da vida — amor, compaixão, beleza, perdão, inspiração — devem vir até nós espontaneamente. Podemos apenas preparar o caminho para elas (um amigo espiritual chama isto de "fazer um buraco na quarta dimensão").

Há grande liberdade no *insight*. Conheço um homem que durante muitos anos não conseguia ir para casa no feriado do dia de Ação de Graças sem antes se engajar numa discussão violenta com o pai. Até que chegou o dia em que ele estava com 40 anos e o pai com 75. "Naquele feriado, meu pai foi me esperar no aeroporto, e, como sempre, nos dirigimos para a área de devolução de bagagem conversando amistosamente. De um modo geral nós assumimos os nossos costumeiros papéis de brigões após meia hora, mais ou menos. Tentei evitar a tensão, mas sabia que assim que entrássemos no carro ele iria começar a reclamar do modo como eu dirigia e eu iria perder a calma.

"Já não tínhamos muito mais o que dizer um ao outro quando chegamos no carrossel de bagagens — que é quando geralmente nosso assunto acaba. Minha mala apareceu, eu ia pegá-la, mas ele me empurrou para pegá-la para mim: outra parte do ritual que não mudou durante vinte anos.

"Desta vez, contudo, ele tropeçou um pouco ao levantar a pesada mala, e de repente eu notei que meu pai estava ficando velho. Não dá para se chamar uma coisa dessas de revelação, mas foi aí que me dei conta de que todo aquele tempo eu tinha brigado com meu pai como se tivesse ainda 7 anos de idade e ele fosse um adulto forte e imensamente poderoso. Não tirei a mala de suas mãos, ele é um homem orgulhoso. Mas desta vez não o segui até o carro como um menino seguindo o pai autoritário. Percebi que ele queria ajudar e que aquele era seu modo de demonstrar que me amava. É difícil descrever como foi poderosa a transformação que senti."

Este é um exemplo perfeito de como antigas interpretações são capazes de impedir que uma realidade diferente seja vista com toda a sua clareza. Na minha vida, houve um momento em que percebi que nos meus giros como conferencista, perder o avião, algo que me acontece com estranha freqüência, causava a cada dia mais estresse. Um dia eu estava correndo pelo pátio quando vi a rampa de passageiros ser afastada lentamente do avião. Parei, sentindo um nó no estômago e uma sensação de irritante frustração. Mas então me ocorreu fazer a mim mesmo a seguinte pergunta, "Como a minha vida estará mudada dentro de um ano por eu ter perdido agora este avião?" O efeito foi quase mágico: meu coração parou de bater disparado, a respiração acalmou-se, meus músculos relaxaram e o nó no meu estômago se dissolveu. Ao questionar minha interpretação, percebi que o meu estresse fora causado por uma pressuposição muda e não pela perda do avião. Meu corpo estava condicionado a pensar, "Oh, não, não outra vez", o que acontece na maioria das reações ao estresse. Você fica estressado por antecipação. Começa a se lembrar da última briga conjugal, da última crítica ao seu trabalho, da última pergunta hostil de uma platéia a quem você se dirige e surge uma reação completa de estresse. Sinto-me como o rato que salta com um choque elétrico mesmo quando não sobrevém o choque, já que, uma vez examinado o problema, vi que o vôo perdido não tinha tanta importância assim. Romper com a interpretação falsa libertou meu corpo de seus velhos hábitos.

EXERCÍCIO 2: DESCASCANDO AS CAMADAS DO PASSADO

O passado se deposita dentro de nós em muitas e intricadas camadas. O seu mundo interior é cheio de relacionamentos complexos, pois contém não apenas o passado tal como ocorreu, como também todos os modos pelos quais você gostaria de revisá-lo. Todas as coisas que deveriam ter resultado diferente têm mesmo outro desenlace no mundo para onde você foge com suas fantasias, vinganças, anseios, mágoas, auto-reprovações e culpas. Para livrar-se de todos esses subterfúgios, você precisa constatar que há um lugar mais profundo *onde tudo está bem.*

Em *Siddharta,* Herman Hesse escreve: "Dentro de você há uma quietude e um santuário para onde você pode recolher-se a qualquer momento e ser você mesmo." Este santuário é a simples consciência de conforto, que não pode ser violada pelo turbilhão dos eventos. Este lugar não sente traumas nem armazena mágoas. É o espaço mental que se procura encontrar na meditação, e que eu acredito que seja um dos mais importantes objetivos que se pode procurar atingir. No entanto, mesmo que você não pratique a meditação, poderá aproximar-se deste lugar de paz com o seguinte exercício:

Escreva a seguinte afirmação:

Sou perfeito do jeito como sou. Tudo na minha vida trabalha em prol do meu bem. Eu sou amado e sou o amor.

Não pare para analisar o que escreveu, só escreva. Quando terminar, feche os olhos, deixe que venha à tona qualquer reação que surja em sua mente e depois escreva as primeiras palavras que lhe vierem à cabeça (escreva-as exatamente embaixo da afirmação acima). É provável que seu primeiro pensamento contenha um pouco de resistência, ou mesmo de raiva porque a vida de ninguém é perfeita e é difícil acreditar que tudo esteja funcionando como deveria. (Respostas típicas: "Bobagem!" "Isto é tolice!" "Não!") Se sua reação mostrar emoção similar, será uma reação sincera.

Em seguida, e sem interrupções, escreva a afirmação de novo, feche os olhos e mais uma vez registre as primeiras palavras que lhe vierem à cabeça. Não pare para analisar sua reação. Continue o exercício até que o tenha repetido por 12 vezes. Você se surpreenderá com o quanto mudam suas reações; para a maioria das pessoas a reação final será muito mais positiva do que a primeira. Em sua essência, este exercício permite que você escute os níveis mais interiores da sua consciência.

A maioria das pessoas apresentam enorme resistência a externar o que se passa em suas mentes, pois é lá onde operam suas reações mais públicas e resguardadas. O seu self social, aquele que se comporta do jeito que você devia se comportar, é superficial; foi treinado basicamente para fazer uma boa impressão e não ser excessivamente revelador. Essas camadas superiores da sua consciência não reagirão muito profundamente a afirmações tão fortes como "Eu sou o amor". Indo mais fundo, atingimos os níveis das mais recentes frustrações, desejos e emoções reprimidas. Quando se toca nessas camadas, podem surgir reações bastante inesperadas ou irracionais. A afirmação "Eu sou o amor" pode gerar um ataque de fúria relacionado a um incidente recente no qual você não se sentiu nem um pouco amado.

Ainda mais profundas são as camadas onde são guardados os seus sentimentos mais entrincheirados. Se você se sentir basicamente incapaz de ser amado, pode haver muita dor e resistência neste nível. Mas mesmo por trás do mais rígido condicionamento, há uma camada de consciência que concorda integralmente com as palavras "Eu sou o amor".

A razão pela qual você pode amar e ser amado é que esta camada da sua consciência evoca esse sentimento; é aqui onde são conhecidos os mais profundos valores do ser humano. Sem tal conhecimento — não apenas de amor, mas de beleza, compaixão, confiança, força e verdade — estas palavras seriam sem sentido. O amor é parte da natureza humana essencial. Nós o reconhecemos porque ele vibra em nós, por mais distante que esteja do nível da consciência. Ser capaz de viver neste nível traz completa realização, mas isto acontece apenas quando você resolve as camadas de conflito e contradição que constituem a sua resistência.

Quando você resiste ao fluxo da vida, na verdade está resistindo a sua natureza interior, pois tudo o que nos acontece é um reflexo de quem somos. Esta não é uma afirmativa mística — é parte do mecanismo da percepção. Perceber é entender o significado de algo. Uma pedra não é uma pedra a menos que você seja familiarizado com o conceito de pedra; de outro modo a pedra seria um insumo sensorial sem sentido, como olhar para a escrita árabe ou russa quando não se entende esses idiomas. É preciso que se aprenda a língua estrangeira, assim como é preciso que se aprenda sobre todos os objetos que estão por aí no mundo, mas não se tem que aprender como existir. Ser é algo que vem naturalmente; ser é ter um sistema nervoso humano. Junto com o sistema nervoso vem a consciência humana, o conhecimento de que se é um ser humano e não o integrante de uma outra espécie.

Com este conhecimento surgem os sentimentos primordiais que nos fazem reagir ao amor, confiança, compaixão e aos outros estados essenciais do sentimento. Eles são o nosso começo, mas são também o que buscamos, porque cada um deles pode crescer. Viver em um nível de consciência que diz "Eu sou o amor" significa viver em um nível onde o amor pode crescer. Nos estágios iniciais da evolução pessoal, a maioria das pessoas se pergunta sobre esses estados essenciais. Sentem-se confusas, sem saber se são dignas de amor, confiáveis, fortes, valorosas e assim por diante. Não se pode descobrir nada sobre esses estados tentando-se pô-los à prova. Conquistar amor sendo bom, delicado, aprendendo a ser socialmente atraente etc. é coisa que sempre acaba mal, pois uma vez que você pare de se comportar do modo como treinou deixa transparecer a atitude básica que é de dúvida, ou seja, onde tudo começou.

O final da busca do amor está além do comportamento, porque com o tempo a mente decide olhar para dentro, e quando o faz, a busca se transforma numa busca do self essencial, que sabe que "Eu sou o amor". Existe uma verdade sobre você mesmo em todos os níveis da sua consciência, mas, depois que retirar todas as camadas, eis a verdade mais básica de todas: você é amor, você é compaixão, você é beleza. Você é existência e ser. Você é consciência e espírito. Qualquer uma destas frases pode ser usada como afirmativa, o que como a própria palavra sugere, é apenas um meio de afirmar alguma coisa, de dizer sim. A técnica é extremamente poderosa para lembrar a si próprio sobre a sua natureza, mas, mais do que isto, lembra a você do seu objetivo, que é crescer até o ponto onde "Eu sou o amor" passe a figurar na superfície da sua consciência, e não enterrada nas camadas mais profundas e obscuras.

EXERCÍCIO 3: VIVENDO NO PRESENTE

Tudo o que você pensa e sente reflete quem você é. Se você pensa e sente a partir de um nível superficial de consciência, este nível é quem você é. Para mergulhar mais fundo em si mesmo e, se possível, chegar ao lugar onde você é amor, compaixão, confiança e verdade, é preciso seguir a trilha de suas reações atuais. Alguém que não se sinta amado pode ainda assim encontrar o amor em sua forma mais pura, mas terá que trabalhar através das camadas de resistência que bloqueiam o sentimento do amor puro. Suas emoções atuais refletem o estado presente do seu sistema nervoso com tudo o que foi impresso nele. Sempre que você tem uma experiência, essas impressões ou registros entram na sua reação, o que significa que a maioria das suas reações são ecos do passado. Na realidade você não está vivendo no presente.

No entanto, você está reagindo no presente, e é aí onde começa a busca do seu self verdadeiro. Suas emoções são a coisa mais centrada no presente que você tem. Uma emoção é um pensamento vinculado a uma sensação. O pensamento é geralmente sobre o passado ou sobre o futuro, mas a sensação está no presente. A sua mente associa rapidamente sensações a pensamentos, mas, quando éramos crianças pequenas, as nossas primeiras experiências e emoções estavam muito mais próximas das sensações físicas. Não tínhamos inibições ou arrependimentos quando chorávamos por estar com frio, sozinhos, assustados etc. Nossas mentes não conheciam aquelas poderosas palavras *mau* e *não*. *Mau* ensina a você que certos pensamentos são vergonhosos; *não* ensina a resistir a seus próprios impulsos.

Interpretações e palavras mais complexas vêm mais tarde. Quando adultos, ao negarmos a nós mesmos a experiência imediata de uma emoção, uma cortina de palavras é instalada pela mente, o que nos expulsa do presente e nos faz cair ou no passado ou no futuro. Sentir uma emoção integral e completamente, experimentá-la e depois nos libertar dela é estar no presente, o único momento que nunca envelhece.

Reduzidas ao que realmente é básico, as emoções despertam apenas duas sensações — dor e prazer. Todos nós queremos evitar a dor e buscar o prazer; assim sendo, todos os complicados estados emocionais em que podemos nos encontrar resultam de não sermos capazes de obedecer a esses impulsos básicos. O psiquiatra David Viscott reduziu a complexidade emocional a um único ciclo que se repete vezes sem conta na vida de todo mundo. O ciclo começa no presente, onde apenas dor e prazer são sentidos, e termina com sentimentos complexos centrados exclusivamente no passado, como, por exemplo, culpa e depressão. O ciclo de emoções é assim:

A dor no presente é experimentada como mágoa.
A dor no passado é relembrada como raiva.
A dor no futuro é percebida como ansiedade.
A raiva não expressada, redirecionada contra você mesmo e internalizada, é chamada de culpa.
A redução de energia que ocorre quando a raiva é internalizada gera a depressão.

O que este ciclo nos diz é que a mágoa armazenada é responsável por uma larga gama de sofrimentos psicológicos. A mágoa que recalcamos dentro de nós se disfarça em raiva, ansiedade, culpa e depressão. O único modo de lidar com essas camadas de dor é descobrir que ponto é realmente sensível quando ocorre a dor, resolvê-lo e seguir em frente. Viver no presente significa ser sincero o bastante para evitar emoções fáceis, como raiva, e expor a mágoa, mais difícil de enfrentar. Quando a mágoa não é resolvida no presente, o círculo vicioso de raiva, ansiedade, culpa e depressão só tende a piorar.

O exercício é aprender os passos de como sentir no presente:

1. Entender que a mágoa é o mais básico dos sentimentos negativos. Não se pode estar no presente sem que se esteja disposto a sentir mágoa.
2. Esteja com as suas sensações. Resista ao impulso de rejeitar o que sente ou de transformar o que sente em raiva.
3. Diga o que sente à pessoa que causou a mágoa.
4. Resolva sua emoção e continue vivendo.

Isto pode parecer um exercício de aprendizagem do sofrimento, mas na verdade é um exercício para se conquistar a liberdade. Sentir-se magoado não é agradável, mas é real. Coloca você no tempo presente, enquanto que as respostas condicionadas de raiva, ansiedade, culpa e depressão colocam-no para fora do presente. Uma vez que você está no presente, poderá então seguir a pista de suas emoções até sua origem, que não é a dor, e sim o amor, a compaixão, a verdade — o verdadeiro você.

Não há outro objetivo em sofrer, senão o de guiá-lo para a sua verdade. Em si mesma a dor de nada vale, exceto como um sinal que vai afastar você da dor. Quando um bebê sente dor, chora, coloca a dor para fora de seu sistema e relaxa. Retorna ao estado corporal básico, que é prazer, tranqüilidade e conforto. Se você deseja sentir estas coisas, tudo o que tem a fazer é ser você mesmo, porém ser você mesmo significa vencer a tendência de reprimir ou desviar suas emoções, coisas que todos nós aprendemos a fazer na primeira infância.

Chegar ao momento presente concentrando a sua atenção na dor permite que você libere a dor assim que ela ocorrer. Esta liberação acontece naturalmente — é o que o corpo quer fazer — e a atenção é o poder curativo que desencadeia o processo. Atentar para os seus sentimentos o coloca numa posição de testemunha: você observa a dor sem se envolver com toda a seqüência de sentimentos secundários, como culpa, omissão e rejeição, que geralmente se seguem. No ato de testemunhar, o *insight* passa a ser possível. É preciso distanciamento para que haja compreensão, e se você se vir envolvido na sua mágoa, não verá a razão que há por trás dela. Ninguém é capaz de feri-lo hoje sem despertar uma mágoa do seu passado. Você tem que ver isto a fim de descobrir do que se trata.

À medida que você aprende a dizer, "Eu estou me sentindo magoado", desenvolve-se uma franqueza maior. As emoções que nos amedrontam são as complexas, porque esmagam o mecanismo natural de liberação. Você não pode simplesmente liberar uma sensação de culpa ou uma depressão. Culpa e depressão são formações secundárias que surgem uma vez que você se esqueça como liberar a mágoa que sente. Quanto mais dor você sentir honestamente, mais à vontade se sentirá com ela, porque a sua capacidade de liberá-la terá aumentado. Quando isto acontece, você passa a se sentir melhor quanto a todas as outras emoções. (Para uma mente bloqueada, sentir emoções "positivas" como amor e confiança é, muitas vezes, tão difícil quanto sentir emoções "negativas" como ódio e desconfiança. Os dois tipos de emoções são obscurecidos por velhas mágoas não resolvidas.) Sentir-se à vontade com suas emoções significa que você não vai se confundir com as de outras pessoas. Em vez de culpar quem o magoa, você será capaz de perdoar.

As lições deste exercício são muito profundas:

- Todo mundo age com base no seu próprio nível de consciência. Isto é tudo o que podemos pedir de nós mesmos ou de alguma outra pessoa. Por mais danoso que alguém seja, está fazendo o melhor que pode, considerando-se os limites de sua consciência.
- Só se pode perdoar os outros quando se é capaz de liberar a própria dor. Quanto mais completa a liberação, mais sincero o perdão.
- Ninguém pode realmente magoar você a menos que você lhe dê este poder. E este poder reside em sua própria dor não resolvida. Você pode assumir o controle da antiga dor e reaver o poder sobre as suas próprias emoções. Enquanto não o fizer, os seus sentimentos continuarão a ser jogados de um lado para o outro ao capricho alheio.
- Eventos da realidade exterior não têm poder de magoá-lo. Isto acontece quando ocorre uma interpretação na sua mente. Você pode viver além das interrupções, num estado testemunhal, a consciência pura e intocável que é o você verdadeiro.

A razão pela qual este exercício derrota o processo de envelhecimento é que põe você de volta ao presente, e a consciência do momento presente nunca envelhece. Ela é a mesma quer você tenha 5 ou 85 anos. A descoberta da liberdade no presente abre a porta para a experiência permanente da ausência dos limites do tempo, em que passado, presente e futuro são revelados como ilusões, se comparados à realidade verdadeira, que é sempre o aqui e agora.

PARTE QUATRO

A CIÊNCIA DA LONGEVIDADE

NÃO CONHEÇO pessoalmente Belle Odom, mas estou olhando para o seu retrato no jornal da manhã. É uma senhora pequenina, sorridente e está acenando com um lencinho rendado. Belle está no jornal porque chegou à idade notável de 109 anos. A despeito do fato de ser mais velha do que diversos estados da União, seus olhos parecem brilhantes e cheios de vida; o texto que acompanha o retrato diz que sua mente está muito mais ativa do que a de muitos dos outros residentes no asilo onde vive.

Posso imaginar a agitação que deve ter se apoderado de todos ao prepararem Belle para aquele momento de glória. Lá está ela, trajando um alegre vestido estampado de flores cor-de-rosa com uma larga renda na gola, comprado para a ocasião, sem dúvida nenhuma. O artigo transcreve algumas estatísticas sobre pessoas que vivem 100 anos ou mais:

80% de todos os centenários são mulheres
75% são de viúvos
50% estão em asilos
16% são negros (a população em geral tem apenas 12% de negros)

Este último número é relevante, porque Belle é negra, nascida e criada na dura vida do interior do Texas. Até fazer 100 anos morou num barraco sem água corrente; agora é a estrela de um asilo em Houston. Não há menção à sua saúde, mas provavelmente é frágil — a vida vacila como a chama de uma vela bem derretida quando se atingem os limites da longevidade humana.

Aos 109 anos Belle ultrapassou em muito as probabilidades biológicas e entrou numa sobrevivência misteriosa e incerta. Há um enigma vinculado à questão da longevidade, pois a ciência ainda não pode prever quem viverá até uma idade extremamente avançada. A genética não tem a resposta definitiva — não se tem notícia de centenários com pai ou mãe igualmente centenários. O estilo de vida é também meio problemático — uma pessoa como Belle, criada com uma dieta mínima e estafante trabalho físico, teve um estilo de vida horroroso pelos padrões modernos, e no entanto sobreviveu a 99,999% das pessoas de sua geração, inclusive os que viviam em circunstâncias muito melhores. Oficialmente, o mais velho sobrevivente da história americana foi Delina Filkins, uma mulher do interior, nascida no condado de Herkimer, Nova York, que morreu em 1928 aos 113 anos de idade. (Extra-oficialmente são feitas muitas reivindicações de idades mais elevadas, e, sem dúvida nenhuma, alguém cujo nome não se sabe deve ter vivido 115 anos ou mais.) Belle ainda está longe do recorde, mas o simples fato de estar na disputa a coloca na turma da elite da longevidade.

— Você se sente solitária? — perguntou-lhe um repórter.

— Sim, às vezes — responde Belle. Os muito velhos são inevitavelmente sós, tendo sobrevivido à família e amigos com quem começaram a longa jornada. Belle é típica quanto a este aspecto. Enterrou três maridos, um irmão e seis irmãs. (Diversamente da maioria das mulheres de sua geração, Belle não teve filhos.) Inclusive seus sobrinhos já são velhos demais para cuidar dela agora.

Nas próximas décadas o topo da montanha vai estar muito mais apinhado de gente. A não ser por um prematuro ataque do coração ou uma doença fatal ou acidente, você e eu temos grandes chances de chegar pelo menos ao acampamento na base da montanha. Oitenta e cinco e 90 anos serão idades tão comuns no futuro quanto foram raras no passado. Os jornais darão notícias de gente completando 100 anos tão rotineiramente quanto agora imprimem comunicados anunciando o nas-

cimento de gêmeos. Só quando alguém chegar aos 110 anos é que será considerado um evento.
Você é capaz de se imaginar completando 100 anos? É um grande salto conceitual, é como se perguntar a uma criança de dois anos se ela se imaginaria na meia-idade. Mas pense em você aos 50 (talvez já esteja lá) e tente compreender o seguinte fato extremamente perturbador: o dia em que fizer 50 anos vai ser o dia do seu segundo nascimento. Com toda a probabilidade uma vida inteira se estende à sua frente, por mais trinta ou mais provavelmente quarenta, cinqüenta ou mesmo sessenta anos. Para todas as gerações anteriores 50 era uma idade para iniciar as restrições graduais das atividades. Os filhos já estavam crescidos, freqüentando uma faculdade, possivelmente casados e com os seus próprios filhos. A carreira já era uma questão resolvida e não havia mais a mesma dúvida se era um fracasso ou um êxito. O idealismo da juventude há muito se desvanecera; a crise da meia-idade já havia se transformado numa grande tempestade ou, em caso de sorte, não passava de uma simples borrasca no horizonte.

Mas nascer aos 50 anos! Pouca coisa na vida nos preparou para isto. No entanto, de acordo com um estudo efetuado pelo Departamento de Saúde do estado da Califórnia, se a ciência médica conseguisse vencer um único grande risco que ameaça a nossa saúde, a arteriosclerose, a expectativa média de vida para mulheres na Califórnia se elevaria para 100 anos — *a média*.

Comparado com o seu primeiro nascimento, o segundo, que você vai experimentar aos 50 anos, tem suas vantagens e desvantagens. Em ambos os casos, uma existência completamente nova e desconhecida se abre à sua frente, mas a grande vantagem do seu segundo nascimento é que você pode planejar o futuro. Seu primeiro nascimento foi como que jogado em cima de você, havia duas pessoas totalmente estranhas que depois você veio a descobrir serem seus pais, um corpo desajeitado e precisando acabar de ser formado e que teve de ser treinado para realizar as tarefas mais simples e um mundo desconcertante de visões e sons caóticos que seu cérebro teve que modelar em qualquer coisa que fizesse sentido. Por volta dos 50 anos, todo este trabalho já foi feito e, à medida que as imagens amedrontadoras da "velhice velha" rapidamente se dissipam, a desvantagem óbvia do segundo nascimento — não ter um corpo novo — não será tão incapacitante. As doenças serão adiadas por muito tempo, se não vencidas.

    Entusiasmado com as possibilidades de planejar uma vida inteiramente nova, decidi aproveitar a oportunidade a sério. Pus de lado todos os estereótipos da velhice que povoam minha mente e vou me aproximar do meu segundo nascimento (que está apenas a quatro anos) com uma lista de pedidos. O que eu iria querer se vivesse até 100 anos? Imediatamente os seguintes desejos vieram à tona:

> Quero sobreviver ainda mais, se possível.
> Quero permanecer saudável.
> Quero uma mente lúcida e alerta.
> Quero estar ativo.
> Quero ter adquirido sabedoria.

    Assim que registrei estes desejos, aconteceu algo surpreendente — todos me pareceram ao meu alcance. Por que não deveria eu querer viver tanto quanto possível? Desde que a vida seja boa, é natural que eu queira viver mais. Por que não deveria ser saudável? Sei o que fazer para ter saúde hoje, e posso viver amanhã do mesmo jeito. Minha mente está lúcida e alerta hoje, não há motivo pelo qual venha a se obscurecer com o tempo, presumindo-se que eu continue a usá-la. Sempre fui uma pessoa ativa, por que então temer que um dia venha a me afundar numa poltrona para nunca mais levantar? E se ainda não sou um homem sábio hoje, tanto melhor; a sabedoria é um dom que chega na hora devida. Meus outros desejos não fariam sentido se eu não esperasse poder colher este fruto dourado quando estivesse pronto.

    Com esta lista simples transformei a sobrevivência de uma ameaça num objetivo desejável, porque na minha lista escrevi coisas que eu realmente desejava. De acordo com pesquisas de opinião pública, 80% dos americanos respondem sim à pergunta "Você está satisfeito com a sua vida atual?" A maioria, contudo, diz que não quer viver até os 100 anos, de modo que devem compartilhar a expectativa de que a estrada entre hoje e os 100 anos trará perdas. Esta profecia, que tende a acontecer apenas por ter sido formulada, pode ser mudada ao se escolher *melhorar* com a idade. A velhice é uma graça se você a alcança com alegria, criatividade e curiosidade. Estas qualidades requerem viver em plenitude o momento presente, já que hoje é a juventude da sua longevidade.

A idéia não questionada do velho paradigma era que, à medida que o corpo ia se desgastando com o passar do tempo, a vida se tornava cada vez menos gratificante. O estoque de possibilidades se esgota após uma certa idade, a qual é arbitrariamente definida por cada sociedade e indivíduo. O novo paradigma nos diz que a vida é um processo de transformação constante, não de declínio, e, assim, é cheia de potencial para um crescimento sem limites. Para conservar a chance de novas possibilidades década após década, tem-se que saber o que são essas possibilidades. O que deveríamos esperar, física, mental e emocionalmente nos segundos cinqüenta anos de vida? Está sendo formulada uma nova ciência da longevidade para responder a essas perguntas. Mesmo os partidários mais fervorosos do velho paradigma concordam agora que o declínio automático não está programado dentro dos nossos corpos. A longevidade acontece para aqueles que descobriram isto por si sós — a ciência está meramente validando as numerosas melhorias nas funções corporais que as pessoas mais velhas já estão experimentando.

Neste capítulo pretendo examinar estas novas descobertas, na esperança de descobrir quais são as mais importantes, aquelas que representam a chave da longevidade para a maioria das pessoas, se não todas. A vida humana é inacreditavelmente resistente. Não pareceria provável que alguém como Belle Odom pudesse sobreviver tanto. Foram muitas as desvantagens que enfrentou: pobre e negra, privada de cuidados médicos adequados, deve ter vivido a maior parte de sua vida ingerindo alimentos com alto teor de gordura e baixo teor de vitaminas essenciais. A ciência da longevidade deve levar em conta tais anomalias, e creio que o único modo que possa fazê-lo será investigando as questões da mente e do coração que transcendem os fatores físicos. Belle é muito mais do que o seu estilo de vida — e assim também somos todos nós. Biólogos e gerontologistas acumularam informações fascinantes sobre como sobreviver até uma idade avançada, mas há carência de novos dados. Precisamos de exemplos práticos de vida holística. Como numa estimulante experiência nesta direção realizada por Gay Luce e seus colegas de Berkeley, um projeto intitulado SAGE (*Senior Actualization and Growth Explorations*). Iniciado em 1974, este projeto tentou revitalizar pessoas entre as idades de 65 e 85 anos com notável sucesso. Muitos transformaram suas vidas. Uma mulher, que se lamentava dizendo que sua vida acabara aos 74, escreveu um livro aos 91 e começou a viajar como conferencista, numa campanha em prol da melhoria da qualidade de vida para os idosos. As pessoas descobriram que por intermédio de atenção e de exercícios respiratórios poderiam anular sintomas bem antigos — enxaquecas, dores de cabeça e dores causadas pela artrite. Uma aposentada que se considerava virtualmente daltônica descobriu, graças a um processo artístico, que era capaz de fazer decoração de interiores e redecorou sua casa. Há um significado secreto esperando para ser descoberto em cada vida, e aqueles que o encontraram são os professores que procuro para que me ensinem a minha futura sobrevivência. Eles viveram longos anos após o segundo nascimento. São eles os verdadeiros cientistas da longevidade e, assim sendo, os seus verdadeiros gênios.

100 ANOS DE JUVENTUDE
O que os mais velhos podem nos ensinar

A maioria de nós jamais conheceu alguém com 100 anos de idade. Historicamente, viver até os 100 anos era um feito tão raro que chegava quase a ser uma aberração. Uma pesquisa enfocando a linhagem dos aristocratas britânicos na era vitoriana, mesmo levando em conta que fossem presumivelmente os membros mais bem alimentados e assistidos de sua sociedade, não conseguiu descobrir um único nobre nos dez séculos precedentes que tivesse chegado aos 100 anos. O primeiro foi Lorde Penrhyn, que morreu em 1967 aos 101. Hoje, na maioria dos países industrializados, uma pessoa em cada 10.000 ultrapassa esta marca, e esta proporção está aumentando mais depressa do que qualquer outro dado estatístico da população.

As pessoas mais velhas hoje em dia tendem a não ser simples sobreviventes, mas sim indivíduos que incorporam atitudes e valores invejáveis. Os sociólogos que estudam centenários inevitavelmente se impressionam com sua forte ligação com a liberdade e a independência. Por todas as suas vidas os centenários tenderam a evitar serem contidos por forças repressoras. Tradicionalmente, a maioria trabalhou por conta própria e muito poucos dentro dos limites das empresas modernas. Eles prezam e muito a sua autonomia.

Conforme já falei anteriormente, a palavra que os pesquisadores usam com mais freqüência em relação aos centenários é *adaptável*. Em algum ponto de suas vidas todos eles sofreram perdas e reveses. Mas mesmo a perda mais significativa, como a de um esposo ou esposa após cinqüenta ou sessenta anos de casamento, foi chorada e depois a pessoa seguiu em frente. Examinados enquanto grupo, os centenários têm outras peculiaridades significativas. Em seu (irresistível) livro sobre a longevidade, *Prolongevity II*, Albert Rosenfeld comenta, com base em entrevistas realizadas com 1.200 pensionistas da Previdência com 100 anos de idade ou mais: "Ficou claro, embora esses indivíduos tivessem trabalhado duro e gostado do seu trabalho, que havia uma marcante falta de grandes ambições. Sua tendência foi de viver vidas relativamente tranqüilas e independentes, sentiam-se geralmente felizes com seus trabalhos, famílias e religião, e lamentavam pouca coisa. Quase todos expressaram uma forte vontade de viver e um alto apreço pelas experiências e prazeres simples da vida."

Se envelhecer fosse simplesmente uma questão de desgaste, seria de esperar que todos os centenários estivessem em más condições de saúde, escravizados a corpos com muitas partes deterioradas. Na verdade, os padrões de saúde são altos entre os nossos centenários. A proporção é de menos de um em cada cinco que seja incapacitado ou que esteja tão mal que precise de ajuda para comer, andar, banhar-se e assim por diante. A maioria ainda anda sozinha (quase sempre sem muletas ou andadores) e muitos continuam a trabalhar, no mínimo ajudando nas tarefas domésticas ou cuidando de si mesmos.

Tentar descrever a "personalidade do longevo" é por demais restritivo no caso dos centenários — o avô ou avó bonachão e tranqüilo é apenas um tipo entre muitos. Chegar aos 100 anos também acontece com gente egoísta, sarcástica e socialmente intratável. O traço comum é um sentido de auto-suficiência muito mais profundo do que a personalidade. Em apoio a este ponto, um estudo realizado em Nova York em 1973 num grupo de 79 pessoas de 87 anos de idade ou mais descobriu que eles quase nunca procuravam médicos, não eram encontrados nunca em casas de saúde e raramente se instalavam em asilos de velhos. O Dr. Stephen P. Jewett, o psiquiatra que conduziu o estudo, deixou bem claro que os membros do grupo que estudou eram bem mais que sobreviventes casuais ou felizes beneficiários de bons genes.

Sem dúvida que as 79 pessoas estudadas tinham escapado de doenças catastróficas, como, por exemplo, ataques do coração e câncer, no período crítico da vida, dos 45 aos 65 anos (quando os maus genes, a hipertensão, o colesterol elevado, tabagismo, alcoolismo e outros fatores negativos tendem a cobrar seu tributo mais elevado). Mas o fato é que conseguiram ser saudáveis nos seus 80 e 90 anos, sugerindo a existência de alguns poderosos fatores positivos trabalhando em favor deles.

O estudo de Jewett viu a longevidade em termos amplos e a maioria dos fatores que levou em conta eram subjetivos, relacionados ao modo como aquelas pessoas se sentiam a respeito de si mesmas. Em comparação, os fatores puramente objetivos ligados à longevidade eram em pequeno número e muito gerais.

CARACTERÍSTICAS FÍSICAS

Nenhum excesso ou deficiência de peso séria demais
Pouca flutuação no peso corporal durante a vida
Bom tônus muscular, de um modo geral
Força muscular
Pele de boa aparência
Ainda dirige automóvel e se engaja em atividades físicas

CARACTERÍSTICAS PSICOLÓGICAS
(INCLUSIVE ESTILO DE VIDA E
COMPORTAMENTO)

Inteligência inata superior, vivo interesse nos acontecimentos correntes, boa memória.
Livres de ansiedade, poucas doenças, tendência a não se preocupar.
Independência na escolha de suas vocações. Tendência a ter seus próprios negócios. Trabalhavam na agricultura e no ramo de sementes, assim também como em medicina, direito e arquitetura; outros tinham seus pequenos

negócios, e, em poucos casos, negócios de grande porte. A maioria não se aposentou cedo.

A maioria foi atingida seriamente pela Depressão, quando tinham por volta de 50 e 60 anos, mas se recuperaram e construíram novos futuros.

Aproveitavam a vida. Todos tinham um certo grau de otimismo e acentuado senso de humor. Reagiam aos prazeres simples. A vida parece ter sido uma grande aventura. Capazes de ver beleza onde outros só viam feiúra.

Grande capacidade de adaptação. Embora muitos cultivassem lembranças da infância, todos preferiam viver no presente com as suas inúmeras mudanças.

Não se mostravam preocupados com a morte.

Continuavam vivendo com satisfação o dia-a-dia.

Todos podiam ser descritos como religiosos num sentido amplo, mas nenhum exibia ortodoxia extrema.

Alimentavam-se moderadamente, mas dispunham-se a experimentar novidades. Nada de dietas especiais. Sua alimentação incluía uma grande variedade de itens ricos em proteínas e pobres em gordura.

Todos se levantavam cedo. Em média dormiam de seis a sete horas, embora ficassem descansando na cama oito horas. (Sono curto ou interrompido é típico da idade avançada.)

Sem uniformidade nos hábitos de bebida. Uns bebiam moderadamente, outros às vezes bebiam muito, alguns eram abstêmios.

Tabagismo — uns não fumavam, uns poucos tinham fumado moderadamente, mas haviam abandonado o vício há muito tempo, e um número muito pequeno era composto de inveterados fumantes de cachimbo.

Medicamentos — usaram menos remédios no decurso de suas vidas do que muitos idosos usam numa semana.

A maioria bebia café.

Já mencionei alguns destes fatores antes, e gostaria de abordar mais alguns deles, os mais significativos.

LONGEVIDADE E PESO

Manter um peso razoavelmente constante durante a vida parece ser mais importante do que ter excesso ou deficiência de peso. Como acontece com muitas descobertas sobre longevidade, esta parece insignificante, mas pode vir a ter sérias implicações. Um estudo de 11.700 diplomados por Harvard das turmas de 1916 a 1950 deu particular atenção ao seus hábitos alimentares a partir da meia-idade. Os dados reunidos entre 1962 e 1988 revelaram que ganhar ou perder mesmo que fosse uma fração moderada do peso corporal durante um longo período de tempo aumentava o risco de mortalidade.

Comparados com os homens que mantiveram seu peso constante, os que perderam cinco quilos ou mais durante um período de dez anos tiveram uma taxa de mortalidade 57% maior, contando-se aí um risco 75% mais alto de morrer de um ataque do coração. Os que ganharam cinco quilos ou mais no mesmo período se saíram tanto melhor, com uma taxa de mortalidade 36% mais elevada do que a dos homens que mantiveram o peso constante; o risco de morrer de um ataque do coração, contudo, elevou-se dramaticamente para 200%. Esta descoberta subverte a noção comumente aceita de que ser gordo demais é o risco principal associado à questão do peso; na verdade, desde que não esteja presente a obesidade clínica (definida como 15% ou mais acima do peso normal), carregar por aí uns quilos a mais não redunda em uma vida mais curta — justo ao contrário.

Extensivos estudos atuariais realizados pelo Dr. Reuben Andres mostraram que o nível menor de mortalidade situa-se entre aqueles que têm um excesso de peso de 10% e o índice mais alto com os que estão cronicamente abaixo do peso. O trabalho de Andres, baseado em estudos de milhões de pessoas em todos os segmentos econômicos e sociais, derruba os valores da sociedade que atribuem à magreza todas as coisas boas e saudáveis; como resultado, muitos médicos preferiram não dar atenção aos fatos que não se ajustavam às crenças predominantes. O estudo de Harvard também abala o estereótipo vigente com a sua ênfase na manutenção de um peso constante. Também corrobora o conceito já antigo de que dietas exageradas não são saudáveis, mas considerar isto como uma descoberta puramente física me parece ilusório. O peso é inevitavelmente vinculado à auto-imagem. Na juventude, homens e mulheres aprendem a usar a dieta como um rápido conserto para uma auto-imagem depreciativa. Quanto mais magros são, melhores se sentem a seu próprio respeito e mais tendem a crer que seus problemas em geral foram resolvidos.

A melhoria representada pela perda de três ou cinco quilos é superficial, contudo, já que permanecem intocadas questões emocionais mais profundas. Tipicamente, a pessoa que está sempre a fazer dieta cai na "síndrome do ioiô", perdendo alguns quilos quando a auto-estima está relativamente alta, só para recuperar rapidamente (e com sobras) quando a auto-estima diminui outra vez. O fato de que ganhar *ou* perder peso possa encurtar a vida me faz pensar se o verdadeiro culpado não será o baixo nível de auto-estima. Quem mantém o peso constante tende a ser constante também no ponto de vista psicológico — esta é a sua grande virtude, não o seu peso por si só. A obesidade clínica continua sendo um risco comprovado nas doenças do coração ou no diabetes tipo II, mas ser fisicamente ativo pode compensar o excesso de peso devido ao fato de que carregar alguns quilos a mais proporciona considerável exercício aeróbico para o coração.

LONGEVIDADE E EXERCÍCIOS FÍSICOS

A força muscular (medida pelo aperto de mão) e o bom tônus muscular dos pacientes estudados por Jewett indicam tratarem-se de pessoas ativas. Há, contudo, uma acentuada ausência da prática de exercícios regulares, a despeito de se saber que os exercícios físicos retardam o envelhecimento. Para compreender esta aparente anomalia, temos que examinar com mais profundidade quanto exercício é realmente necessário para proporcionar uma significativa contribuição à longevidade.

O Dr. Steven Blair e seus colegas no Institute for Aerobics Research realizaram provas de esforço em mais de 10 mil homens e 3 mil mulheres, depois acompanharam o grupo por oito anos e determinaram a proteção que era proporcionada pelos vários níveis de preparo físico.

Não foi surpresa saber que as pessoas menos ativas apresentaram a maior taxa de mortalidade — a mortalidade para os homens mais sedentários foi três vezes mais elevada que a dos homens mais bem condicionados, enquanto que as mulheres mais inativas tiveram uma taxa cinco vezes maior do que a das mais bem treinadas. Surpreendente foi descobrir que a melhoria mais notável acompanhava níveis de atividade física bem modestos. Quem caminhava meia hora por dia, seis dias por semana, ficou situado numa faixa quase tão baixa quanto a de quem corria 40 a 60 quilômetros por semana. Blair chegou à conclusão de que se exercitar em busca de forma física não era a mesma coisa que se exercitar em prol da saúde. Desde que você realize com regularidade uma atividade física mínima — o equivalente a caminhar meia hora por dia — você está auferindo a maioria dos benefícios relativos à longevidade conferidos pelo exercício.

Qualquer atividade física é muito melhor do que permanecer inativo. No estudo de Blair, a taxa de mortalidade das pessoas sedentárias de ambos os sexos foi duas vezes mais alta do que a das pessoas que caminhavam diariamente. Caminhar queima de 290 a 430 calorias por hora, dependendo da velocidade com que se anda. Isto dá uma média de 180 calorias para os trinta minutos necessários para conservar alguém saudável. Pode-se queimar aproximadamente o mesmo número de calorias com:

30 minutos de dança
20 minutos de tênis

17 minutos de excursão morro acima
15 minutos de natação

Se você quisesse queimar essas calorias em tarefas domésticas, a tabela seria:

40 minutos de limpeza da casa
30 minutos removendo o mato do jardim
25 minutos cortando a grama
15 minutos limpando a neve

   Não estou sugerindo que você conte as calorias toda vez que se exercitar; estes números são apresentados para indicar com que facilidade você pode manter a saúde sem se sentir culpado por não correr oito quilômetros todo dia de manhã ou por não nadar. Toda vez que você sobe a escada, em lugar de usar o elevador, seu corpo usa apenas 4,5 calorias por lance, mas este número baixo é enganador. Subir escadas é um excelente exercício aeróbico, aumentando os batimentos cardíacos em dez pulsações por minuto a cada lance subido.
   Um estudo realizado na Finlândia revelou que pessoas que galgavam 25 lances de escada por dia adquiriam um significativo nível de aptidão física. Seria um exagero fazer isto de uma só vez — o esforço imposto ao seu coração poderia onerá-lo perigosamente — mas quem quer que more numa casa de dois andares pode facilmente subir a escada 12 vezes por dia; acrescente a isto a oportunidade de subir escadas no trabalho ou no shopping (sempre que vir uma escada rolante ou um elevador, verá uma escada por perto), e o total de 25 lances será surpreendentemente fácil de alcançar. É só uma questão de estar à cata de oportunidades.
   Exercitar-se um pouco todo dia é muito melhor do que esperar pelo fim de semana. Atividades interrompidas são estressantes para o corpo que prefere sessões curtas de atividade diária. Chamar ou não sua atividade de "exercício" depende de você — há quem simplesmente não seja adepto de exercícios ou esportes, mas você pode ser ativo ao arrumar sua cama, subir escadas, seguir a pé para almoçar em vez de tomar

um táxi, carregar um saco de compras da mercearia até a casa a pé etc. É preciso mais tempo, uma carga maior de exercício para desenvolver um preparo físico geral, aumentar a musculatura e aperfeiçoar a resistência; as atividades listadas aqui simplesmente tonificam o sistema cardiovascular ao bombear o sangue um pouquinho mais depressa e dar aos pulmões a chance de se exercitarem.

Realizar com regularidade exercícios aeróbicos é algo que o tornará mais saudável, mas não resultará obrigatoriamente em ricos dividendos em termos de anos a mais de vida. Na verdade, estudos detalhados envolvendo diplomados de Harvard por um período de três décadas revelaram que exercícios intensivos (gastando 2 mil calorias por semana, ou o equivalente a correr trinta quilômetros por semana) aumentaram a duração da vida por um ou dois anos. O cardiologista Dean Ornish calculou que são necessários trinta minutos de corrida, seis dias por semana, para queimar 2 mil calorias; ao tempo gasto aí é preciso acrescentar meia hora para se vestir e dirigir-se à pista, mais outra meia hora para ir para casa, tomar um banho e mudar de roupa de novo. Se a pessoa começa a correr aos 30 anos de idade, o tempo que gastará ao todo com seu exercício até 75 anos chegaria a qualquer coisa entre um e dois anos. Como isto é igual à vida extra que pode esperar, o dividendo na realidade seria zero. Exercício pesado só dá uma ilusão de aumentar a extensão da vida. A questão não é que você não deva se exercitar bastante, mas sim que, se o fizer, o que estará obtendo será melhor qualidade de vida — certamente uma grande vantagem — e não mais tempo de vida.

LONGEVIDADE E DIETA

Destacadamente ausente do estudo de Jewett é o papel da dieta. Não é feita menção às rigorosas tentativas de controle do colesterol. Não há insistência no uso de vitaminas e sais minerais, nenhuma recomendação sobre regimes de comida saudável, suplementos de fibras ou vegetarianismo. Os centenários apresentam uma variedade muito ampla de dietas — fato que foi confirmado em todos os estudos —, porém a manutenção do peso constante dá a entender que tendem a se alimentar moderadamente. Além disso, parece que muitas das nossas crenças atuais acerca das dietas precisam ser menos rígidas. Tal questão chegou ao nosso conhecimento de maneira muito convincente através de um estudo recente e muito revelador. Na Finlândia, país que tradicionalmente apresenta a mais alta taxa de ataques cardíacos no mundo, pesquisadores selecionaram 1.200 executivos que se imaginava serem um grupo de alto risco para um ataque cardíaco, por exibirem um ou mais dos clássicos fatores de risco: obesidade, hipertensão arterial e fumo em grande quantidade (todos fumavam mais de dez cigarros por dia). Metade dos homens foi colocada num intenso programa de cinco anos de dieta controlada, checkups regulares e informações detalhadas sobre seus riscos potenciais. O outro grupo foi deixado à vontade para viver como quisesse, submetendo-se também a checkups com regularidade.

Ao cabo de cinco anos, os pesquisadores ficaram extremamente surpresos ao descobrir que a taxa de mortalidade fora muito maior no grupo que recebera orientação para reduzir calorias, açúcar e álcool — *inclusive um número de mortes por infarto duas vezes maior*. Isto a despeito do fato de este grupo, o que fora intensamente acompanhado, ter sido aconselhado a comer mais gorduras polinsaturadas (principalmente margarina), substituir carne vermelha por peixe, galinha e verduras, deixar de fumar e reduzir o consumo de álcool. Após 15 anos, as estatísticas ainda estavam transversas: o grupo monitorado de perto sofrera 34 mortes por problemas cardíacos e o grupo de controle só 14.

Por qualquer critério, o grupo deixado por sua própria conta a fumar, beber e comer em excesso deveria ter representado um risco muito mais alto. O que foi que aconteceu? Os resultados "incorretos" podem significar ou não que controlar o colesterol que você consome é importante para a sua saúde. Certamente que indica a natureza estressante das técnicas atuais de prevenção.

Um importante cardiologista na Grã-Bretanha assevera: "Estes resultados não querem dizer que você possa se empanturrar com bobagens impunemente. Mas a minha idéia é de que se um paciente, exaurido pelo esforço e pelo aborrecimento, tiver a sua vida invadida por médicos e um bando de gente querendo ajudar a fim de restringir sua comida e constranger outras facetas do seu comportamento, o fator aborrecimento e a perda de autonomia podem ser a última gota d'água."

A expressão importante aqui é *perda de autonomia*. Conforme vimos, um forte senso de liberdade pessoal, associado à felicidade pessoal, é fundamental para sobreviver com boa saúde até uma idade bem avançada. O medo não é um bom motivador porque cria seu próprio estresse. No entanto, milhões de pessoas foram e estão sendo doutrinadas a respeito do colesterol, na presunção de que o preço do medo é pequeno se comparado ao preço do colesterol alto. Trata-se de uma estratégia extremamente míope. Há quarenta anos que o colesterol vem sendo promovido como um inimigo do corpo, a despeito do fato de toda célula precisar do colesterol para sobreviver (ele forma uma parte importante das membranas da célula, entre outras funções), e dois terços do colesterol existente em nós são fabricados pelo fígado e não absorvidos através dos alimentos.

A própria afirmativa de que uma taxa de colesterol baixa é benéfica já se encontra sob crescente suspeita. Em uma maciça revisão de 18 estudos realizados pelo mundo, envolvendo 650 mil pessoas nos Estados Unidos, Japão, Europa e Israel, os benefícios de se ter um nível de colesterol baixo foram refutados. As 125 mil mulheres estudadas tinham a mesma expectativa de vida, quer tivessem seus níveis de colesterol altos, baixos ou médios. Além do mais, nenhuma causa específica de morte, como ataque do coração ou câncer, foi relacionada com os níveis de colesterol, altos ou baixos (estas descobertas são duplamente importantes tendo em vista que quase todos os estudos clássicos advertindo contra os perigos do colesterol são baseados em homens).

Quanto aos 520 mil homens estudados, as descobertas foram, de certa forma, mais complexas. Homens que em média apresentavam leituras do nível de colesterol no limite (200 a 240) apresentaram as mesmas taxas de sobrevivência dos que tinham nível baixo (160 a 200), enquanto que aqueles cujos níveis eram muito altos *ou* muito baixos se saíram bem pior. Homens com o nível de colesterol abaixo de 160 tiveram 17% a mais de probabilidades de morrer de todas as causas, assim como os homens com níveis muito altos (acima de 240).

Esta pesquisa, publicada no número de setembro de 1992 da prestigiosa publicação denominada *Circulation*, representa, de longe, o maior acúmulo de dados que já se conseguiu reunir. O golpe é fundo na nossa noção convencional de que gordura e colesterol são "ruins", mas o seu resultado ainda não é claro. A evidência contra dietas de alto teor de gordura permanece forte, especialmente quando se considera o risco extra representado pela obesidade, uma condição comum em países com dietas ricas. Conservar a taxa de gordura em torno de 30% do total de calorias continua sendo uma norma prudente.

O que tudo isto significa é que uma dieta saudável tem que ter dois componentes: (1) tem que ser psicologicamente satisfatória; (2) tem que proporcionar um balanceado suprimento de nutrientes diversas vezes por dia. Estes são requisitos básicos, mas uma sociedade com fixação em alimentos "bons" e "ruins", que faz a metade de suas refeições em balcões de lanchonetes de *fast-food* e exibe taxas recordistas de obesidade, alcoolismo, distúrbios alimentares e dietas rígidas, dificilmente atenderá a eles. Como resultado da evolução, nossos corpos foram destinados a comer uma ampla variedade de alimentos, mas nós conseguimos comprometer essa grande capacidade de adaptação pelo excesso de carga nutricional.

Em *The Paleolithic Prescription*, S. Boyd Eaton e seus co-autores ressaltam que muitas das dietas chamadas de primitivas apresentavam uma concentração muito maior de todas as vitaminas e minerais do que as de hoje em dia, possuindo uma concentração menor de gorduras, proteínas, sal, açúcar e calorias. O homem da Idade da Pedra, como a maioria dos povos tribais de hoje, comia uma dieta cujo nível de gordura era baixo, consistindo basicamente em alimentos derivados de plantas, com apenas uma ocasional porção de carne ou peixe. Uma vez que todos os alimentos eram frescos e continham pouca gordura, nossos ancestrais evitavam um dos principais riscos das dietas modernas — altas concentrações de calorias inúteis. O corpo humano foi destinado a comer todos os tipos de comida, mas a natureza proporciona poucos alimentos com calorias concentradas.

Nozes, sementes e carnes são os alimentos mais concentrados em estado natural, e formam uma parte comparativamente menor da dieta comum da maioria das sociedades tribais. Quase todos os povos nativos têm que consumir grandes quantidades de frutos, grãos e verduras — até dois ou três quilos por dia — para chegar ao mesmo número de calorias que ingerimos com um terço das nossas refeições. (Isto também responde pela maior rapidez da digestão das dietas nativas e pelo processo maior de eliminação — até dois quilos de fezes por dia.)

Frutas, verduras e grãos contêm grandes quantidades de água e de fibra impossível de ser digerida; assim sendo, é preciso que se coma grande quantidade dessas coisas para se extrair as calorias necessárias como combustível para o organismo. Além de garantir que os intestinos recebam uma quantidade suficiente de fibra, uma dieta nativa tem o benefício da concentração de vitaminas: um punhado de verduras pode conter a necessidade diária de vitamina C (50 a 60 mg) com menos que 10 calorias, enquanto que uma fatia de pão, uma rosca, um prato de cereais, café e um copo de leite satisfazem apenas 4% das necessidades diárias de vitamina C com 500 calorias. Como fonte de vitamina C, as verduras naturais são 1.250 vezes mais efetivas por caloria. Em contraposição, a maioria dos alimentos processados industrialmente contém grandes dosagens de sal e açúcar, junto com suas taxas extremamente elevadas de gordura.

Embora a dieta não seja uma característica marcante dos centenários, uma alimentação inadequada possui uma ligação evidente com doenças e envelhecimento prematuro. As estatísticas mais recentes indicam que a dieta típica americana contém cerca de 40% de gordura, uns 60 quilos de açúcar refinado por ano e de três a cinco vezes mais sal do que o corpo realmente precisa. Não pode ser coincidência que 86% dos americanos com idade superior a 65 anos são acometidos por uma ou mais doenças degenerativas, tais como as enfermidades cardíacas, câncer, artrite, diabetes e osteoporose. Mesmo que há muito tempo estas enfermidades venham sendo consideradas como características da velhice, nós as vemos agora mais precisamente como doenças causadas pelo estilo de vida; há inclusive sinais alarmantes destes mesmos distúrbios em pessoas abaixo de 50 anos e em crianças.

Quando os povos primitivos e tribais sobreviviam às doenças da infância e escapavam dos acidentes (as duas principais causas de morte prematura na vida selvagem), exibiam organismos fortes e saudáveis pelo resto da vida. Em contraposição, o nosso estilo de vida moderno cria a base para o câncer e para o infarto em todos os grupos etários. Cem anos atrás, quando os americanos ingeriam muito menos gordura e alimentos industrializados, muito mais fibras e apenas uma fração do que hoje consumimos de açúcar refinado, a incidência de enfermidades crônicas era proporcionalmente menor. Com todas as evidências de que dispomos, não resta dúvida de que retornar a uma dieta mais natural vale a pena.

Associada à dieta está a questão do álcool, que tem suas ambigüidades. Durante algumas décadas estudos realizados na Europa indicaram que as pessoas que bebiam uma quantidade moderada de vinho (um ou dois copos por dia) apresentavam uma incidência de ataques do coração menor do que aqueles que bebiam muito ou eram abstêmios. O mecanismo preciso é questionável, mas sabe-se que o álcool levanta os níveis dos HDLs (lipoproteínas de alta densidade, o colesterol "bom") e dilata os vasos sangüíneos, o que reduz a pressão do sangue. Como também remove a inibição emocional, pode-se acrescentar que se contrapõe à tendência de reprimir o estresse.

Contrapondo-se a isto há, contudo, alguns efeitos muito negativos: o alcoolismo é um problema social grave e, como agente químico, é tóxico para as células do cérebro; desidrata os intestinos e pode reverter a assimilação de nutrientes vitais, particularmente nos idosos. Vários tipos de câncer e anomalias congênitas já foram associados à ingestão moderada de álcool, para não falar na grande variedade de distúrbios que acometem os alcoólatras. Se formos consultar o estudo de Jewett sobre as pessoas que atingiram com sucesso os 80 e 90 anos, o fato de os hábitos de beber variarem muito sugere que o álcool sozinho não chega a ser um fator definitivo. A única implicação clara é que há poucos, se é que há algum, centenários alcoólatras: eles morrem muito cedo. A despeito da menor incidência de doenças cardíacas, que é o maior benefício à saúde avocado pelo álcool, não há prova de que beber aumente significativamente a duração da vida.

A LONGEVIDADE COMO UMA META

Resumindo as descobertas do trabalho de Jewett, vemos que os centenários pesquisados mantiveram o peso constante, alimentaram-se moderadamente e permaneceram ativos durante todas as suas vidas. É óbvio, contudo, que estes fatores não são suficientes para explicar sua longevidade. Milhões de pessoas com os mesmos hábitos não vivem até uma idade avançada. Os fatores psicológicos do perfil definido por Jewett evidenciam com mais clareza o que torna diferentes aquelas pessoas. Seu otimismo, ausência de preocupações, resistência emocional, capacidade de se alegrar e amor pela própria autonomia indicam um alto grau de saúde psicológica. O fato de terem uma inteligência acima da média também se aplica; uma inteligência acima da média torna mais fácil para a pessoa permanecer com boa saúde, ganhar a vida de maneira estável e aprender a resolver seus problemas pessoais. No outro extremo, pessoas com baixo nível cultural quase sempre não são capazes de se aproveitar da vantagem oferecida pelos livros e artigos sobre saúde e nutrição; com mais facilidade, elas caem nos grupos de baixa renda, que não são capazes de garantir a si mesmos uma boa alimentação, moradia e cuidados com a saúde. As pessoas pobres e sem estudo também são as que apresentam maior número de fumantes, o que é um poderoso redutor da extensão da vida.

Surge a questão de se a longevidade só será possível para aqueles que tiveram a sorte de nascer com certas vantagens. Pessoas psicologicamente sãs tendem a vir de famílias também psicologicamente sãs; pais com educação superior e renda alta tendem a ter filhos que também alcançam um nível superior de educação e que chegam a ganhar altos salários. Não há dúvida de que tais vantagens são muito úteis. Num estudo pequeno, mas altamente sugestivo, datado de 1970, o psiquiatra Eric Pfeiffer reuniu 34 homens e mulheres, todos com mais de 60 anos, que foram considerados os idosos mais bem-sucedidos no estudo de longevidade realizado pela Duke University, um dos maiores projetos desse tipo. Ao comparar estes 34 indivíduos com outros 34 homens e mulheres considerados os menos bem-sucedidos, Pfeiffer descobriu uma diferença significativa na longevidade. Os homens que envelheceram melhor sobreviveram em média 14,8 anos mais do que os que envelheceram pior; o desvio que separava as mulheres era ligeiramente menor, 13,8 anos. Esta diferença não se devia a um único fator, "mas sim a uma constelação de fatores biológicos, psicológicos e sociais, resultando no que pode ser descrito como 'status de elite'", segundo as palavras de Pfeiffer.

As marcas deste status de elite foram as seguintes:

HOMENS

1. Status financeiro — 70% dos anciãos que viveram mais descreveram sua condição financeira como satisfatória, 80% dos que viveram menos se consideraram pobres.
2. Autopercepção da saúde — 75% dos que viveram mais disseram que sua saúde era a mesma ou melhor do que fora aos 55 anos, 80% dos outros afirmaram ter sido pior.
3. Funções físicas (auto-avaliação) — 63% dos que viveram mais se descreveram como não possuidores de dis-

túrbios ou de leves incapacidades, 60% dos que viveram menos se enquadraram numa escala que variou de 20% de incapacidade à incapacidade total.
4. Melhoria no status financeiro — 70% do primeiro grupo disseram que sua renda era a mesma ou melhor do que quando tinham 55, e 60% do segundo grupo afirmaram que era pior.
5. Estado civil — 95% dos que viveram mais eram casados, contra 75% dos que viveram menos.

MULHERES

1. QI — as mulheres longevas tiveram um QI 50% mais alto do que as outras.
2. Autopercepção da saúde — 47% das que viveram mais classificaram sua saúde melhor do que quando tinham 55 anos, enquanto que 53% das outras a viram como pior.
3. Estado civil — 71% das que viveram mais tempo eram casadas, 71% das outras não eram.
4. Funções físicas — um número muito maior das mulheres de vida longa se descreveu como saudável ou levemente prejudicado do ponto de vista físico; um número muito maior do outro grupo descreveu-se como parcial ou completamente incapacitado.
5. Mudança no estado financeiro — um número muito maior do grupo das que viveram mais estava financeiramente melhor do que aos 55 anos; um número muito maior do outro grupo ficou mais pobre.

A noção de uma elite que envelhece reforça a idéia de que a biologia pode ser influenciada por fatores externos. Ser oriundo de um background desfavorável não desqualifica automaticamente alguém para melhorar, e quando a pessoa consegue ter uma renda estável, boa saúde e um casamento satisfatório, aumentam suas chances de ter uma vida mais longa. Mas será que a longevidade por si só pode ser objetivo de vida? Embora a maioria de nós procure viver o melhor possível, nem sempre associamos este objetivo a uma vida longa. Através da história a longevidade tem sido uma meta valiosa apenas para um pequeno número de pessoas. No entanto, é importante levar em consideração os *insights* desses poucos.

No século XIX, quando somente uma em cada dez pessoas chegava aos 65 anos, quem quer que sobrevivesse até os 90 ou 100 era qualificado como uma fonte de sabedoria acerca de longevidade. Na virada do século, um inglês, o Dr. G. M. Humphrey, professor de cirurgia em Cambridge, examinou 900 pacientes que tinham mais de 90 anos. Separou 52 que se pensava que fossem ser centenários e fez uma lista dos seus hábitos. A maioria, verificou o Dr. Humphrey, alimentava-se pouco ou moderadamente, consumia pouca carne e álcool, levantava cedo e gostava de trabalhar ao ar livre. Uma grande maioria, quase 80%, disse que dormia muito bem — cerca de oito horas por noite em média durante todas as suas vidas. (Como de costume as mulheres centenárias ultrapassavam em muitos os homens, 36 a 16. Quase todas tinham sido casadas; a maioria tinha criado um número bem grande de filhos.)

Estas características caem nos mesmos padrões daqueles que vemos nos estudos atuais; elas também deram origem ao que poderíamos chamar de movimento pela longevidade, quando tentar viver conscientemente uma longa vida tornou-se mais viável. Os vitorianos do final do século XIX estavam vivendo um surto de aumento na expectativa de vida; a reforma social estava melhorando as condições habitacionais, sanitárias e de trabalho; o trabalho de Pasteur e Koch gerava muito otimismo quanto às possibilidades de se erradicar as epidemias. Em vez de presumir que uma longa vida fosse um dom da providência, as pessoas começaram a assumir a responsabilidade por suas próprias vidas; começavam a crer que seus esforços faziam diferença. Assim foram plantadas as primeiras sementes de uma consciente extensão da vida.

Diversos médicos que alcançaram os 90 anos na era vitoriana escreveram livros sobre a longevidade. Todos advogavam uma alimentação simples e exercícios físicos. Alexandre Gueniot, um médico parisiense que viveu até os 103 anos, revelou que todas as manhãs, quando se levantava para trabalhar no seu livro aos 99 anos de idade, chegava no estúdio galgando três lances de escada. *Sir* Hermann Weber, um médico inglês que chegou aos 95, era inabalável quanto ao papel do exercício constante: aos 90 anos recomendava de uma a três horas de caminhada por dia e férias que incluíssem alpinismo e excursões a pé.

Outras autoridades no assunto daquele tempo acreditavam nas virtudes da vida no campo, de se manter ativo na idade avançada e de conservar estreitos os laços sociais com a família e a comunidade. É interessante também que muitos dos médicos nonagenários aconselharam dietas vegetarianas com pequenas quantidades de laticínios. A maioria acreditava que o consumo calórico devia ser baixo, em torno de 2.500 calorias por dia, o que é frugal para um adulto que se exercita diversas horas por dia. Há conselhos que não podem ser comprovados cientificamente, mas ainda parecem válidos: Weber e Gueniot valorizavam muito massagens e exercícios de respiração profunda (nós os chamaremos de aeróbicos) a fim de "estimular os diversos órgãos".

Nenhum destes conselhos jamais foi refutado e a maioria deles foi reforçada pelas modernas técnicas de prevenção. Nos anos 30 o escritor Maurice Ernest examinou no seu livro *The Longer Life* as biografias de centenários pertencentes a muitas culturas européias e remontando aos tempos antigos. Ernest concluiu que bastaria entender uns poucos processos físicos, e deu a seguinte receita:

- Alimentar-se frugalmente
- Exercitar-se e respirar muito ar puro
- Escolher uma ocupação agradável
- Desenvolver uma personalidade plácida ou despreocupada
- Manter um nível alto de higiene pessoal
- Beber líquidos saudáveis
- Abster-se de estimulantes e sedativos
- Descansar bastante

- Evacuar os intestinos uma vez por dia
- Viver num clima temperado
- Desfrutar de uma vida sexual satisfatória
- Submeter-se a cuidados médicos adequados em caso de doença

De todos esses fatores, alimentar-se frugalmente foi o que atraiu a imaginação de quase todas as pessoas que conscientemente tentavam viver uma vida longa. Durante séculos a literatura da longevidade encheu-se de testemunhos acerca das virtudes de uma abstinência estrita. Um nobre veneziano chamado Luigi Cornaro é famoso em gerontologia porque resolveu, após uma juventude dissoluta, reformar-se, seguir uma linha de vida saudável e sobreviver pelo menos até os 100 anos. Conseguiu um sucesso espetacular. Numa época em que em média as pessoas tinham sorte quando chegavam aos 35 anos, Cornaro chegou aos 103 e permaneceu ativo e lúcido até o fim. Seu método para conseguir este feito foi abster-se da bebida, alimentar-se muito frugalmente: em essência, ele jejuou dos 37 anos em diante, seguindo antigas concepções gregas e romanas acerca da dieta frugal como o segredo da longevidade.

A receita de Cornaro ganharia crédito científico séculos mais tarde, pelo menos em experiências com animais. Na década de 1930 o Dr. Clivie McKay da Cornell University pegou ratos recém-desmamados e os alimentou com apenas 60% da ingestão de calorias normal de um rato, suplementando esta dieta restrita com vitaminas adequadas e sais minerais. Os ratos tratados com a dieta restrita cresceram muito lentamente se comparados com ratos normais, mas pareceram extremamente saudáveis no decurso de todas as suas longas vidas; puderam ser conservados num ciclo de crescimento retardado por mil dias, prazo ao fim do qual todos os outros ratos alimentados sem restrição tinham morrido. Quando os ratos jejuadores puderam retornar a uma dieta completa, começaram a crescer normalmente e passaram a mostrar interesse nas atividades sexuais, o que não acontecera antes.

Até o dia de hoje, o método McKay de "subnutrição" — fornecimento de nutrientes completos numa dieta de calorias muito reduzidas — é o único modo comprovado de estender o limite máximo da vida dos animais. Pesquisas posteriores indicaram que a duração máxima de vida para ratos integralmente alimentados, que é de cerca de mil dias, podia ser ampliada para mil e seiscentos dias no caso dos ratos subnutridos, um aumento de 60%. Esta técnica funcionaria com os seres humanos? Talvez. Mas não se pode aplicá-la a bebês recém-desmamados, devido ao risco de interromper seu crescimento e por óbvias razões éticas. Uma dieta reduzida a 60% do número normal de calorias resumiria, no caso dos humanos, a cerca de 1.400 calorias por dia, algo no limiar do jejum. Seria intolerável impor uma coisa dessas a crianças, e como os adultos jovens não podem ver ainda sinais do seu processo de envelhecimento, não têm muito incentivo para preveni-lo. Cornaro começou seu jejum na meia-idade, o que talvez seja o bastante.

O Dr. Roy Walford, famoso gerontologista da UCLA e destacado defensor da subnutrição, é um dos poucos cientistas que adotaram o método. Ele acredita que o corte nas calorias é seguro e efetivo muito tempo após a infância. Para comprovar seu ponto de vista, passou a administrar uma dieta restrita a camundongos que estavam numa idade equivalente a 30 ou 33 anos nos seres humanos e descobriu que eles viviam 20% mais. Diferentemente dos animais que seguiram uma dieta restrita desde o nascimento, estes não ultrapassaram a idade máxima dos camundongos. Por outro lado, um aumento de 20% na vida humana representa cerca de 15 anos. Os animais exibiram uma saúde excelente a vida inteira e envelheceram com uma fração das doenças do coração e dos tumores dos animais plenamente alimentados.

Walford não submeteu os animais a um jejum total diariamente. Pesquisas anteriores tinham demonstrado que ingerir uma dieta muito restrita ocasionalmente era altamente efetivo no aumento da duração da vida. Além disso, os camundongos foram introduzidos em sua nova dieta gradualmente, permitindo que seus organismos adaptassem o metabolismo de modo a que houvesse uma acomodação às restrições dietéticas sem mudanças abruptas.

O seu ponto metabólico é um mecanismo do cérebro que regula a velocidade com que o seu organismo queima combustível. Indica também quando você sente fome ou se sente satisfeito. Se você tentar impor a si próprio uma dieta que contrarie seu ponto metabólico, o seu cérebro criará um desejo de comida tão intenso que não cessará enquanto mais alimento não for fornecido. Ao mudar o ponto metabólico gradualmente, Walford o adaptou ao número escasso de calorias característico da subnutrição. Ele aconselha o mesmo processo gradual para as pessoas que adotarem o método, levando alguns meses ou anos para se ajustar à redução de 40% na ingestão de calorias.

Este plano gradual forma a base da dieta de Walford, a qual ele acredita que venha a possibilitar que ultrapasse a de Cornaro e se viva até os 120 anos ou mais. "A idéia é perder peso gradualmente nos próximos quatro ou seis anos", diz ele, "até que você esteja de 10 a 25 pontos abaixo do seu ponto. Esse vai ser o peso para o qual tenderá se não comer demais ou de menos. Em geral é o que você pesava entre os 25 e os 30 anos de idade." A restrição gradual de calorias tem que incluir uma cuidadosa seleção de alimentos para certificar-se de que todas as vitaminas e minerais estão incluídos — neste caso, "subnutrição" não é o mesmo que "desnutrição". Do ponto de vista médico, a dieta de Walford deve levar a certas melhorias no estado de saúde, particularmente nas áreas do câncer e das doenças cardiovasculares.

Em vez de algo em torno de 37% de gordura que o americano médio consome diariamente, ou mesmo dos 30% aconselhados pelos especialistas em prevenção, o regime de Walford corta a gordura em torno de 11%, aproximadamente a gordura que cabe numa colher de óleo vegetal, mais os resíduos encontrados nos grãos, nas verduras e nas frutas. Embora esta ingestão seja tão pequena que só uma pessoa intensamente motivada poderia realisticamente viver com tal quantidade, 11% de gordura normalmente não representam perigo a curto prazo. O programa amplamente divulgado para reverter doenças cardíacas, imaginado pelo cardiologista Dean Ornish, só contém esta quantidade de gordura, da mesma forma que o Plano Pritkin e a "dieta do arroz" da Duke University que o precederam.

Outra vantagem da restrição dietética é a eliminação das calorias inúteis e alimentos processados. Num regime de 1.200 a 1.500 calorias por dia não há espaço para bolos, biscoitos, sorvetes, hambúrgueres e batatas fritas. Açúcar e gordura têm que ceder lugar para uma boa quantidade de alimentos integrais. Isto tudo é aconselhável mesmo que o resultado do plano de Walford não venha a ser a longevidade. Alguns gerontologistas afirmam que os animais que são de real interesse não são os de dieta restrita e sim os que podem comer tudo o que quiserem. Já o Dr. Leonard Hayflick, um dos mais importantes pesquisadores do assunto no país, diz que o argumento deve ser revertido: "Os camundongos de dieta restrita estão meramente ganhando a possibilidade de atingir o limite máximo possível de suas vidas. É comer demais que mata o grupo de controle."

Esta controvérsia faz sentido quando a questão é aplicada aos seres humanos; o número infinito de doenças degenerativas que afligem a nossa sociedade na idade avançada significa que estamos sendo impedidos de alcançar uma vida longa e saudável e que uns poucos alcançam — aproximadamente 15% das pessoas com mais de 65 anos não apresentam uma doença degenerativa importante, como as enfermidades cardíacas, câncer, diabetes, artrite ou osteoporose.

Ninguém descobriu ainda por que a restrição calórica estende a duração da vida nos animais. Walford especula que talvez adie o colapso do sistema imunológico. Uma enorme instalação do governo no estado de Arkansas foi recentemente transformada em laboratório para experiências com 30 mil ratos mantidos em dieta restrita, com um trabalho similar sendo realizado com macacos. Em futuro próximo os resultados, que até agora têm sido favoráveis, serão amplamente divulgados.

Parece improvável que muita gente venha a se submeter a uma restrição calórica tão severa como programa para atingir a longevidade, tendo em vista o seu rigor, mas o meu background cultural me predispõe a favorecer o princípio do jejum ocasional. Na Índia há uma tradição que existe há séculos, a de que a longevidade pode resultar de se comer pouco ou nada um dia por semana (na forma de suco de fruta, água quente com mel ou leite desnatado). O princípio em questão é simples: o sistema digestivo pode descansar para recuperar seu equilíbrio e se livrar das impurezas acumuladas. A fisiologia moderna não aceitou esses princípios, mas, no entanto, todas as tradições religiosas falam com orgulho de pessoas longevas que guardaram esse tipo de jejum. O sucesso da alimentação frugal, creio eu, é que deve ser associado a um estilo de vida em que o jejum não é nem uma punição nem uma disciplina, mas uma suspensão da atividade diária. O tempo que normalmente seria dedicado a comer deve ser passado em silêncio, sozinho. O jejum assim permitiria ao organismo participar de uma sensação de pacífica contemplação.

Parece-me que os centenários tendem a estar bem adiante dos gerontologistas no que diz respeito a saber viver. Há uma carência lastimável em qualquer abordagem fragmentária da vida, por mais fascinante que tal abordagem seja. A restrição dietética não leva em conta a rica psicologia dos seres humanos, e o que sabemos sobre longevidade até agora indica que este fator é extremamente importante. Li recentemente uma entrevista muito inspiradora com uma mulher de 100 anos chamada Edna Olson. É muito devota: toda a sua vida cantou, rezou e escreveu poesia expressando sua fé. Quando perguntada pela sua vida, disse: "Eu só tinha dois anos quando Deus falou comigo. Ele me disse que era Deus e que queria que eu acreditasse n'Ele, e disse mais, 'Vou cuidar de você'."

"E Ele cuidou mesmo. E disse: 'Não conte nada ainda a sua mãe. Ela só vai dizer que você é uma criança boba e não sabe o que está falando. Eu lhe mandarei sonhos.' E Deus me mandou sonhos pela manhã — antes de eu acordar — sonhos que sempre foram de verdade. Sonhos que me diziam o que eu devia fazer. Foi assim que vivi toda a minha vida."

Uma mulher alimentada por visões, ou 30 mil ratos alimentados por rações pobres em calorias — sei que a justaposição parece estranha, mas não posso conceber a sobrevivência sem visão. Mesmo que eu não acorde depois de sonhar os sonhos enviados por Deus, cada dia tem que significar alguma coisa para mim, e se isto ocorre, creio que a batalha está vencida. No entanto, esta ênfase nas qualidades pessoais do coração e da mente está em conflito com a moderna gerontologia. O avanço no campo reside na biotecnologia, e os progressos mais estimulantes, divulgados com extravagante confiança pela mídia, têm a ver com hormônios da juventude e engenharia genética. Trata-se de uma esperança real? Há uma fascinante simplicidade na idéia de que a juventude é tão-somente uma questão de injetar o produto químico certo ou de manipular um gene caprichoso. Na cabeça de muita gente (inclusive na de muitos gerontologistas) a ciência da longevidade consiste, em última análise, em descobrir uma pílula mágica, uma substância que quimicamente irá alterar a propensão que as nossas células têm de envelhecer. Assim, nós precisamos avaliar esta perspectiva e perguntar por que a longevidade que parece ao nosso alcance nos tubos de ensaio é tão diferente do tipo conseguido pelos centenários da vida real.

LONGEVIDADE SEM LIMITES?
O futuro de um sobrevivente improvável

Faz sentido que as criaturas mais fortes vivam mais, mas se fosse este o caso, o macaco nu seria um candidato muito fraco à longevidade. Como bebês, emergimos do útero em um estado do mais completo desamparo, diferentemente do caribu do Ártico, por exemplo, cujo filhote cai direto do útero da mãe na tundra, imediatamente se ajeita ainda cambaleante e em questão de poucas horas está satisfeito e feliz pastando junto com o rebanho.

As coisas que fazemos logo depois de nascer — sugar, engolir, salivar, soluçar, piscar, bocejar, espirrar, tossir, chorar, dormir — não são úteis para a sobrevivência, exceto sugar e engolir, sem o que não seria possível nos alimentarmos. (Um bebê também exibe certos reflexos que devem ter ajudado os nossos ancestrais a sobreviver: um humano recém-nascido tem uma força muscular tão grande que pode sustentar o próprio peso se for levantado, talvez um reflexo dos pequeninos macacos recém-nascidos agarrados ao pêlo da mãe; este fantasma do passado genético, contudo, se desvanece em dois meses.)

A maioria das criaturas desenvolveu algum modo de proteger o seu DNA dos elementos, seja com uma concha, com penas, pêlos ou escamas. Mas a pele humana é nua e tão fina que pode ser facilmente perfurada. O nosso DNA é vulnerável ao vento, chuva, frio e calor; até mesmo permanecer ao sol por poucas horas nos torna suscetíveis ao câncer. Após anos de amadurecimento — muito mais do que qualquer outro mamífero necessite — os seres humanos ainda não conseguem correr depressa o bastante para escapar de tigres e leões, e se preferirmos ficar onde estivermos para lutar, nossos dentes, unhas e punhos proporcionarão defesas irremediavelmente inadequadas.

Assim, faz pouco sentido que o homem deva viver mais que qualquer outra criatura de sangue quente, no máximo até 115 ou 120 anos. Pelo menos um homem na era moderna, um japonês chamado Shigechiyo Isumi, atingiu este limite. Nascido dois meses depois que Lincoln foi assassinado, em 1865, Isumi veio a morrer 120 anos e 237 dias mais tarde, em 1986. Segundo os médicos, Isumi-san foi saudável e lúcido até uns poucos meses antes de morrer. Na sua décima primeira década de vida ele ainda dava uma caminhada diária e bebia a cerveja de arroz local. No livro *Guinness* dos recordes há uma foto engraçada de Isumi, parecendo um duende oriental com sua comprida barba branca de neve, cercado por umas dez crianças nascidas em sua aldeia desde o seu 110º aniversário.

Outras pessoas, sem uma certidão de nascimento confiável, podem ter vivido tanto tempo ou mais que Isumi. Arthur Reed, um americano, parece que tinha 124 quando morreu em 1984, o que significa que nasceu no ano em que Lincoln foi eleito pela primeira vez. Dizem que a criatura mais velha atualmente viva é uma francesa chamada Jeanne Louise Calment, com 117 anos de idade. Como os governos e as autoridades de saúde só por acaso conseguem nos manter informados sobre indivíduos de longa vida, os mais notáveis são geralmente tornados públicos graças ao livro *Guinness* dos recordes, o qual recentemente listou três mulheres, uma com 112 anos, de Gales, e duas com 115, dos Estados Unidos, como as mais velhas no mundo. (O fato de estes recordistas potenciais serem todos mulheres tem a ver com a vantagem que as mulheres guardam sobre os homens ao longo de toda a vida; entre os centenários, as mulheres ganham dos homens de dois a um.)

A maioria das tabelas de longevidade mostra a tartaruga gigante, que é de sangue frio, como a criatura que vive mais tempo, no mínimo 150 anos. Um espécime com esta idade foi registrado como vivendo num velho forte existente na ilha Mauritius, no Oceano Índico. Esta tartaruga já era adulta quando foi capturada, e não morreu de velhice e sim de acidente, quando entrou por uma base de canhão em decomposição. Tecnicamente falando, uma colônia de corais pode ser considerada um único organismo dotado de vida extremamente longa; muito embora cada pólipo não sobreviva muito tempo, a colônia inteira perdura por milhares e talvez dezenas de milhares de anos.

Entre os mamíferos, quem compete mais perto de nós nesta questão de longevidade são as grandes baleias, que podem viver 100 anos ou mais — uma baleia azul foi observada retornando ao mesmo lugar na Austrália por quase um século. Os elefantes podem sobreviver nas melhores condições até por volta dos 70 anos, mas entre os pequenos mamíferos a duração da vida reduz-se dramaticamente, de modo que camundongos, musaranhos e ratos atingem só de 1 a 3 anos de idade em condições ótimas. Cães domésticos e gatos podem atingir 20 e 30 anos, respectivamente.

Os biólogos usam duas medidas para determinar a duração da vida de um animal. Há a duração *máxima* (o limite extremo de longevidade da espécie) e a expectativa de vida *média* (quanto tempo os membros de uma espécie vivem em condições normais). Costuma haver uma imensa divergência entre estes números. A natureza é extravagante com o nascimento e igualmente extravagante com a morte, fazendo com que um número muito maior de criaturas nasça do que as que conseguem atingir a idade da reprodução. No mínimo a metade da população de pequenos animais e de aves, seja qual for a espécie, morre todos os anos. Criaturas tão diversas quanto o louva-a-deus e o peixe tropical brilhante da Grande Barreira de Recifes se reproduzem às centenas ou milhares para cada exemplar que sobrevive. A baleia jubarte teoricamente tem uma duração máxima de vida de mais de 70 anos, mas nos mares poluídos de hoje em dia, as jubartes recém-nascidas parecem ter uma expectativa média de vida de apenas dois ou três anos. Esta redução chocante é trágica, porque se não houver um número suficiente de bebês-baleias para chegar à idade de reprodução, a espécie se extinguirá.

Mesmo sem a interferência destruidora do homem, viver até uma idade avançada é uma das grandes improbabilidades da natureza. O único modo viável de avaliar a duração máxima da vida de um animal é observá-lo num zoológico, que serve como uma espécie de museu da longevidade. Os animais em cativeiro são bem alimentados e livres dos predadores e assim ficam até morrerem de velhice. Deste modo, aprendemos como pode ser peculiar a longevidade. De um modo geral, quanto menor o animal for, menos viverá, eis por que os elefantes vivem 35 vezes mais do que os musaranhos. Tendo afirmado este fato, imediatamente nos vemos às voltas com complicações. Alguns animais pequenos, principalmente se forem de sangue frio, sobrevivem muito tempo: as anêmonas-do-mar e os mexilhões de água doce podem viver um século.

A despeito do elevado batimento cardíaco e do metabolismo acelerado, as aves não se consomem rapidamente: águias, condores, corujas e papagaios podem passar dos 50 anos e chegar aos 70. Há algo relacionado à capacidade de voar que lhes aumenta a durabilidade, pois até mesmo os morcegos vivem três a quatro vezes mais do que camundongos do seu tamanho. O próprio homem é muito menor do que o elefante, mas vive mais. Todas essas anomalias indicam que há poucas regras fixas sobre como a natureza determina a duração da vida.

Os seres humanos têm capacidade de pensar a respeito de serem imortais, mas o mais perto disto que o DNA chegou está nos organismos primitivos — algas, plâncton, amebas e micróbios — cuja existência é simples demais para envelhecer. Qualquer ameba a flutuar numa vala nos campos de hoje em dia resultou da primeira ameba que apareceu neste mundo; em vez de envelhecer e morrer, a ameba ancestral prolongou sua existência indefinidamente dividindo-se em cópias carbono de si própria, repetidamente. Imortalidade foi a primeira estratégia de sobrevivência que o DNA aprendeu, centenas de milhões de anos antes do aparecimento das plantas complexas e dos animais — trazendo consigo as complicadas síndromes do envelhecimento. Uma formação de coral nunca tem câncer; os estreptococos são imunes ao mal de Alzheimer.

Cinqüenta anos antes, ainda parecia possível que as células humanas fossem potencialmente imortais, que pudessem se dividir indefinidamente se lhes dessem uma chance. O elemento mais convincente em favor desta idéia veio de uma famosa experiência iniciada no Instituto Rockefeller em 1912.

O Dr. Alexis Carrel, eminente cirurgião francês e prêmio Nobel, pegou uma amostra de fibroblastos (células encontradas em tecidos conjuntivos como a cartilagem) de corações de embriões de galinhas e começou a cultivá-la numa solução nutriente. As células prosperaram, dividiram-se e dividiram-se de novo. O crescimento foi tão entusiástico que as células acabaram por transbordar dos frascos, ponto em que Carrel cortou fora o excesso e começou tudo de novo. Sob este regime, as células se multiplicaram incontidas por 34 anos, vindo finalmente a parar quando o projeto foi abandonado, dois anos após a morte de Carrel. Carrel tinha uma certa queda pela dramaticidade, e à medida que a fama daquelas células de galinha se espalhou, ele as investiu de qualidades sobrenaturais. "O cuidado das células mais parecia um rito religioso", conta Albert Rosenfeld. "Na verdade, tudo que acontecia no laboratório de Carrel tomava um ar de cerimonial à medida que sua fama crescia. Ele inclusive fazia com que seus assistentes executassem seus solenes deveres metidos em esvoaçantes mantos negros com capuzes."

Carrel morreu acreditando ter resolvido uma parte crucial do quebra-cabeças do envelhecimento: as células podiam viver para sempre desde que lhes fosse dado o ambiente certo. Lamentavelmente, descobriu-se que Carrel cometeu uma grave falha técnica. Quando acrescentava novas quantidades do nutriente, que também era derivado de galinhas, estava acidentalmente introduzindo novas células de embrião. Eram estas células que continuavam a se dividir depois que as gerações anteriores de fibroblastos haviam morrido.

A última esperança de que as células humanas fossem imortais foi liquidada por acaso no final da década de 1950, quando Leonard Hayflick, um jovem pesquisador da Filadélfia, não conseguiu que um grupo de células de embrião humano se multiplicassem além de um certo limite. Por mais cuidadosamente que ele as cultivasse, morriam após cerca de cinqüenta divisões. Só que a experiência fracassada de Hayflick se transformou numa importante descoberta, quando ele percebeu que havia descoberto o limite máximo da longevidade da célula. Aquilo que veio a ser conhecido como "o limite de

Hayflick" surgiu. Além de negar os resultados de Carrel, Hayflick também observou que à medida que se aproximava de sua divisão de número cinqüenta, elas passavam a se subdividir mais devagar e adquiriam uma aparência mais velha, acumulando resíduos amarelados.

Outras experiências revelaram que o limite de Hayflick aparentemente fazia parte da memória programada do DNA, pois as células cultivadas *in vitro* (isto é, em tubos de ensaio e em condições de laboratório) pareciam se lembrar da distância que se encontravam do seu limite. Se uma cultura de células é congelada após vinte divisões, por exemplo, irá se reproduzir trinta vezes mais depois de ser descongelada, e aí morrerá. Isto sugere que está sendo seguido um calendário fixo. O limite Hayflick, desta forma, reforça vigorosamente a idéia de que o envelhecimento é controlado por um relógio biológico. Agora como porta-voz de teorias que tratam de relógios que regulam o nosso envelhecimento, Hayflick acredita que os seres humanos têm uma duração máxima fixa de sua vida, usando a lógica simples de que se as nossas células têm limite fixo no seu tempo de vida, nós não podemos excedê-lo.

Em apoio a esta teoria, quando células extraídas de idosos são cultivadas em laboratório, elas morrem após um número de divisões muito menor que o das células jovens, sugerindo que já estivessem perto do limite de Hayflick; dar-lhes um novo ambiente com nutrientes perfeitamente controlados não expande suas vidas. Da mesma forma, pele de camundongos velhos enxertada em animais mais jovens continua a envelhecer e vem a morrer de acordo com o ciclo de vida do seu doador.

O limite Hayflick aparentemente não é o mesmo para todas as células, contudo. Roy Walford, da UCLA, realizou experiências posteriores mostrando que as células brancas do sangue podem atingir um limite de apenas 15 a vinte divisões, e limites ainda inferiores foram vistos em células extraídas de animais de vida curta, como camundongos e ratos. A fim de ultrapassar o limite de Hayflick, os pesquisadores tiveram que recorrer a condições artificiais desconhecidas na natureza. Pode-se retirar a medula óssea de camundongos velhos e implantar em animais jovens; quando estes envelhecem, ela pode ser retirada de novo e mais uma vez implantada em camundongos mais jovens. Deste modo, as células da medula óssea sobreviveram a quatro ou cinco gerações de camundongos hospedeiros, muito além do limite de Hayflick. Adversários desta teoria lembram que o cultivo de células *in vitro* ainda não é uma arte perfeita; afirmam que quando forem desenvolvidas melhores condições para a cultura de tecidos, as células poderão se dividir mais do que cinqüenta vezes.

O DNA E O DESTINO

Como o limite de Hayflick afeta as nossas chances de viver além de uma certa idade? Muito embora o limite de Hayflick seja com freqüência considerado a descoberta experimental mais significativa a respeito do envelhecimento, sua relevância para a vida real ainda é desconhecida. No laboratório toda geração de células descende de um número limitado de células-mãe. Por outro lado, os bebês não nascem com um complemento de células completo; novas células são produzidas através da vida. A medula óssea, por exemplo, gera células de sangue imaturas que crescem e se transformam em maduras. Nos vários estágios do seu desenvolvimento inicial e às vezes pela vida afora, cada órgão contém uma mistura de células primitivas, parcialmente maduras e maduras. Células maduras são as que se diferenciaram, tornando-se células do coração e não do estômago, ou células do cérebro e não do rim.

O mesmo DNA existe no interior de cada célula, mas graças à diferenciação ele expressa certas características e reprime outras. Alguns teóricos propõem ultrapassar o limite de Hayflick afirmando que a célula não inicia sua carreira de cinqüenta subdivisões senão quando já se tornou diferenciada. Nos vários estágios de nossas vidas algumas células primitivas se dividem e tornam-se maduras enquanto outras permanecem primitivas. O corpo assim é equipado com possibilidades de reforços. Mesmo que todas as células tenham que obedecer ao limite de Hayflick, elas não terão de fazê-lo ao mesmo tempo. Para que esta chance de fuga ao limite Hayflick venha um dia a ser aceita, vai depender, antes de mais nada, da compreensão de como as células decidem se diferenciar, e os geneticistas ainda estão longe de saber isto.

Toda uma classe de células — as cancerosas — não apresenta um limite de crescimento. Livres da restrição genética, as células cancerosas dividem-se loucamente até que o corpo que as hospeda morra; mesmo que criadas em tubos de ensaio, este limite é removido. A maioria das células malignas cultivadas em laboratório pelo mundo todo são descendentes de tecidos tirados de uns poucos indivíduos, há muito tempo falecidos.

Uma vitória inquestionável para Hayflick é o fato de ele ter levado a questão do envelhecimento ao nível celular. Seu método de "envelhecer *in vitro*", como uma vez ele o designou, é aceito como norma pelos biólogos. Hayflick declarou que "a causa principal das mudanças provocadas pela idade não pode mais ser vista como resultante de eventos ocorridos nos tecidos, isto é, em níveis superiores aos das células. É na célula que reside a ação gerontológica". De acordo com esta lógica, ver como os organismos vivem é muito menos importante do que ver como vivem as células.

Esta é a lógica que domina a biologia do envelhecimento hoje em dia, mas a mim me parece que seja puro reducionismo. A lógica que sinto através deste livro é que o todo é muito mais importante do que as partes; que a vida de uma pessoa determina a atividade de suas células, e não o contrário. E, mesmo assim, estas não são abordagens irreconciliáveis, já que ninguém pode sobreviver às suas células — sem dúvida nenhuma. Biólogos como Hayflick tendem a considerar o DNA como todo-poderoso e muito distanciado do nosso cotidiano — uma espécie de Júpiter bioquímico cujos decretos não podem ser desobedecidos. "É como se o DNA *nos usasse* para *ele próprio* sobreviver", lamentou-se Albert Rosenfeld. No entanto, este é apenas um ponto de vista. Se você olhar a vida com os olhos de um geneticista, não atribuirá o menor significado ao fato de uma pessoa idosa ter uma forte vontade de viver ou desfrutar os prazeres simples da vida. E na verdade estas coisas podem ser insignificantes em termos da programação geral do DNA, mas como resultado de uma vida bem vivida são enormemente significativas — na verdade, são o que há de *mais* significativo.

Longe dos tubos de ensaio dos biólogos, o DNA é influenciado por todos os sentimentos, pensamentos e atos. Os hormônios do estresse que desempenham papel tão importante no envelhecimento são regulados pelo RNA, que é uma cópia do DNA; mesmo que o DNA possa ficar quieto no seu canto, seu gêmeo tão ativo está constantemente a alterar suas instruções. Quando você adota um estilo de vida que reduz o estresse, o RNA em suas células reage produzindo menos hormônios do estresse.

O limite Hayflick torna sem sentido todo o processo de envelhecimento; passa a ser um mecanismo a ser trabalhado em laboratório, despido de fôlego, movimento, calor, experiência, lembrança, amor, esperança, coragem, sacrifício, vontade, curiosidade e tudo mais que faz a vida valer a pena ser vivida. Lastimavelmente, a manipulação de células ainda é a atividade dominante na gerontologia e atrai todas as atenções. Em 1990 a mídia anunciou que pesquisadores da Universidade de Wisconsin injetaram hormônio humano sintético de crescimento em um pequeno grupo de homens idosos situados na faixa entre 61 e 81 anos. O resultado foi um súbito rejuvenescimento que reverteu a idade biológica em uns vinte anos. No decurso dos seis meses da experiência, a massa muscular e o vigor físico retornaram prontamente; a gordura dissolveu-se, sem dieta; a memória e outras funções cerebrais melhoraram; e o vigor e a resistência física foram renovados.

Esta juventude artificialmente recuperada foi saudada com tremenda excitação da opinião pública. Não faltou quem a comparasse, entusiasticamente, com o filme de sucesso denominado *Cocoon*. Os próprios indivíduos submetidos à experiência se sentiram profundamente afetados. "Comecei a sentir as mudanças depois de três meses. Senti-me muito mais forte — quer dizer, nunca me senti mais forte na minha vida", relembrou um operário aposentado de Waukegan. A experiência envolveu apenas homens cujos níveis naturais de hormônio do crescimento eram extremamente baixos. A maior parte dos idosos tem níveis adequados, mesmo que reduzidos, de hormônio do crescimento; os que não o possuem envelhecem mais depressa e mais gravemente do que o normal. Quando estas pessoas começaram a experiência, exibiam excessivo envelhecimento biológico; assim sendo, restaurar seus níveis de hormônio fez uma diferença significativa. Pela primeira vez em anos, muitos deles puderam viajar, dar longas caminhadas ou trabalhar nos seus jardins.

Mas a melhoria não foi permanente. Depois que cessaram os tratamentos extremamente dispendiosos (em torno de 14 mil dólares por ano), os estragos causados pela idade gradualmente retornaram. Os músculos definharam de novo, a gordura reapareceu, a força se desvaneceu e os homens foram deixados sem um benefício permanente, exceto talvez resquícios da memória melhorada. "Foi maravilhoso enquanto durou. Talvez um dia eu possa tentar de novo", disse um homem melancolicamente. Quando lhe contaram que a experiência seguinte incluiria mulheres, ele aprovou, "Acho que elas devem ter mesmo uma chance de se sentirem como eu me senti".

Estas palavras, que cito com base na arrebatada reportagem de um jornal, me perturbam. Não se pode imaginar que a aplicação do hormônio do crescimento não tenha efeitos colaterais a longo prazo. Isto pode até não ser verdadeiro para idosos com níveis anormalmente baixos de hormônio do crescimento produzido naturalmente, mas para pessoas normais, a dose extra é inútil para finalidades de rejuvenescimento.

Interferir na função corporal na verdade não afeta a origem do problema. A administração de uma droga, inclusive uma que o próprio corpo segrega, pode efetivamente forçar a fisiologia de um jeito ou de outro, mas o corpo se lembra do que quer fazer, e enquanto esta lembrança não for modificada, sempre haverá desequilíbrio. Quem quer que já tenha lidado com o diabetes conhece os muitos desequilíbrios metabólicos que os dependentes de insulina sofrem, assim como o cuidadoso malabarismo com as dosagens necessárias para evitar o choque insulínico e o coma. O hormônio que está sendo substituído tem a molécula certa, mas o que está faltando é a inteligência inata para usá-la. O diabetes, o hipotiroidismo e o próprio envelhecimento são devidos à perda de inteligência, não a moléculas exauridas.

Inevitavelmente, qualquer "milagre" de rejuvenescimento conseguido com elementos químicos destruirá a inteligência do corpo. Quando o hormônio do crescimento humano foi administrado a crianças mirradas, os especialistas se viram às voltas com sérios efeitos colaterais e diversas fatalidades. O argumento de que o envelhecimento é causado por uma produção anormal de hormônios parece convincente, mas os hormônios funcionam para carregar mensagens, e as mensagens em última análise são controladas conscientemente. Aumentando sua inteligência interior, ao aumentar sua felicidade e seu nível de realização pessoal, você vai poder derrotar o envelhecimento de um modo duradouro e significativo, sem químicos e seus possíveis efeitos colaterais. A responsabilidade de modificar esta consciência está presente em todos os indivíduos.

O "GENE DO ENVELHECIMENTO"

Além dos tratamentos hormonais, há muita esperança de se derrotar o envelhecimento colocada na engenharia genética. Depois que Watson e Crick decodificaram há quarenta anos a estrutura química do DNA, a caçada por um gene do envelhecimento tornou-se inevitável. Encontrando este gene, os cientistas poderiam ter em mãos o botão de controle das células imortais, mesmo que a natureza falhasse na tarefa. Em diversas universidades americanas os pesquisadores vêm anunciando progressos na localização dos genes que controlam o envelhecimento em levedos, moscas e, finalmente, seres humanos.

Michael West, biologista molecular da Universidade do Texas em Dallas, ao trabalhar com células humanas cultivadas isolou dois "genes da mortalidade", cujo efeito era acelerar o processo do envelhecimento nessas células. Designados como M-1 e M-2, esses dois genes podem ser quimicamente ligados e desligados, fazendo com que o processo de envelhecimento ande para trás ou para a frente, conforme se queira. No envelhecimento normal tanto o M-1 quanto o M-2 parecem estar ligados. Desligando-se o M-1, West foi capaz de restaurar a juventude da célula e duplicar a duração da sua vida, medida pelo número de vezes que a célula se divide. Aparentemente, West descobriu como ultrapassar o limite Hayflick a seu bel-prazer.

Os resultados são ainda mais dramáticos quando o segundo gene da mortalidade, o M-2, é desligado. As células continuam a se dividir indefinidamente e permanecem jovens para sempre. Ligando o M-1 de novo, West descobriu que as células voltavam a envelhecer normalmente. Pode ser que ele seja o único gene do envelhecimento, embora haja outros propostos por pesquisadores concorrentes. Segundo o consenso geral, o envelhecimento parece ser poligênico, envolvendo a cooperação de diversos ou talvez muitos genes ao mesmo tempo. Há também o fato de que encontrar estes botões não significa que se descobriu o que os opera. Pode ser que haja mecanismos cerebrais desconhecidos que controlam os botões genéticos, mecanismos estes que certamente variam de acordo com a vida e a experiência de cada indivíduo.

O fato de que o corpo é capaz de recordar a passagem do tempo é inquestionável. Os proponentes da existência de um relógio controlador do envelhecimento biológico seguiram os biorritmos internos do corpo até um feixe minúsculo de neurônios no hipotálamo conhecido como núcleo superquiasmático. Não maior que a ponta de um lápis, este feixe de tecidos regula o sentido de tempo do corpo. Só que descobrir o relógio biológico não resolveu o mistério do envelhecimento, porque o hipotálamo é conectado com o resto do cérebro, o sistema endócrino e o sistema imunológico. Qualquer um deles ou todos podem estar envolvidos, porque todos possuem uma formidável inteligência própria.

Nossos corpos são inteligentes em qualquer parte. Os agentes químicos cerebrais não são segregados apenas em nossas cabeças — pele, estômago, intestino e coração os produzem também. As células dos glóbulos brancos flutuando pelo nosso sistema imunológico são equipadas com os mesmos receptores para neurotransmissores — formando uma espécie de "cérebro flutuante". A pele segrega mais hormônios endócrinos do que o próprio sistema endócrino. M-1 e M-2 são fragmentos fascinantes nesta vasta rede de inteligência. Michael West abriu uma empresa para ver se é possível encontrar uma droga que manipule esses genes. Mas assim como se descobriu que o interferon usado na luta contra o câncer tem horríveis efeitos colaterais, acarreta despesas imensas e oferece sofríveis resultados, os esforços de West ainda têm um longo caminho pela frente até conseguirem representar algum benefício para as células fora de um laboratório. A engenharia genética por enquanto envolve procedimentos de altíssimo risco, tais como transplantes de medula óssea, que são operações drásticas. Até o presente momento, os organismos que têm sua vida aumentada por manipulação genética são moscas-da-fruta, fungos de levedura e nematelmintos. Penso que a aplicação desta tecnologia a seres humanos é improvável.

No entanto, o otimismo permeia este ramo da gerontologia e atrai o interesse da imprensa popular. "Se aperfeiçoarmos meios de reparar tecidos envelhecidos com células de embriões poderíamos acrescentar trinta anos de vida saudável ao homem na próxima década", disse um professor de medicina na Virgínia, cujas palavras encontraram eco nas de um colega no Texas: "Possivelmente em trinta anos teremos dominado os genes mais importantes que determinam a longevidade e estaremos em posição de duplicar, triplicar ou mesmo quadruplicar a duração da nossa vida... É possível que algumas pessoas que estão vivas agora ainda estejam vivas daqui a quatrocentos anos."

Um pesquisador da Louisiana, mais contido, afirmou: "Talvez venhamos a descobrir ser possível estender consideravelmente mais a duração da vida, talvez uns 100% — o que nos daria de 100 a 120 anos a mais." Outros gerontologistas procuram não citar números específicos, mas nem por isto são menos entusiasmados. "Penso que seremos capazes de aumentar a duração da vida humana muito além do que qualquer pessoa já tenha sonhado", disse um pesquisador do Colorado, cujo trabalho tem sido bem-sucedido com um nematódeo, um verme transparente do tamanho de uma vírgula.

Há algo de perturbador sob a superfície das arrebatadas predições feitas pelos geneticistas quanto ao envelhecimento. Os americanos gostam de pensar que a técnica, a engenhosidade técnica, resolve qualquer problema. Como engenheiros da IBM às voltas com computadores para fazê-los mais rápidos e mais eficientes, os gerontologistas querem melhorar a máquina humana. A teoria é de que com uma readaptaçãozinha bioquímica, nossos corpos poderão ser mais eficientes, menos propensos a enguiços e apresentarão um desgaste mais reduzido e demorado. Se existe um campo da ciência dedicado à proposição de que o corpo não tem mente e é intrinsecamente defeituoso, é a genética.

Como outros modelos reducionistas, a visão genética do envelhecimento ignora a vida como um todo. Diferentemente do salmão do Pacífico, os seres humanos não são peões indefesos do seu destino biólogo. Neste exato momento existem populações inteiras que venceram com larga margem a hipertensão arterial, as doenças arteriais, as enfermidades infantis, têm baixas taxas dos tipos de câncer mais importantes e assim por diante. O problema é que não há uma cultura que combine todas essas características favoráveis. Quando tentamos atingir uma longevidade que satisfaça os desejos da pessoa como um todo, descobrimos que o DNA pode mudar para se ajustar às nossas mais altas expectativas. Adaptação a novas condições — é tudo de que trata a inteligência do corpo. Se você fosse um biólogo pesquisador na Idade Média e tivesse um mapa perfeito do DNA humano, poderia tê-lo usado para prever o progresso da civilização? Teria previsto Mozart, Einstein, o Partenon, o Novo Testamento? Poderia ter sabido que lá por volta do ano 2000 a melhoria das condições de vida iria acrescentar seis décadas à expectativa de vida dos primeiros homens?

A maravilha do DNA não reside no fato de ele governar a minha vida e sim que possa desdobrar possibilidades anteriormente desconhecidas quando surgem na minha mente e coração. Em outras palavras, o DNA serve aos meus propósitos, e não o contrário. Há sociedades onde a longevidade é altamente valorizada, e é lá, em cenários da vida real, que temos encontrado nosso melhor laboratório. Em vez de dependermos de indivíduos isolados que atinjam enorme longevidade, podemos examinar toda uma população na qual esta ambição tenha sido instilada desde a infância. Os resultados foram notáveis, a despeito da ausência de envolvimento científico.

SEGREDOS DA "LONGA VIDA"

Abkházia, uma remota região montanhosa ao sul da Rússia, é uma terra de longevidade quase mítica. É o único lugar de que eu tenha notícia onde há uma palavra exclusiva para tataravós aplicada a pessoas vivas. A lendária longevidade desta região despertou a curiosidade do mundo no final da década de 1960, quando visitantes ocidentais foram convidados a visitar os "supercentenários" da Rússia. Eram camponeses, quase todos analfabetos, que se dizia terem atingido as inacreditáveis idades de 120, 130 e até 170 anos.

Fora da União Soviética estas afirmações não pareceram muito dignas de crédito. Era amplamente aceito por gerontologistas de todo o mundo que o limite máximo da vida humana ficava entre os 115 e os 120 anos. Mesmo este era um limite teórico, já que até então não havia ninguém vivo com uma certidão de nascimento confiável que já tivesse vivido mais de 113 anos. Mas na Rússia, o mais velho dos supercentenários, um homem chamado Shirali Mislimov, constava como tendo nascido em 1805, sete anos antes de Napoleão ter marchado contra Moscou. Mislimov vivia numa aldeia remota do Azerbaijão, a oeste do Mar Cáspio, onde morreu em 1973 com a incrível idade de 168 anos. Já para o final de sua vida, ele fora proibido de receber visitas devido à saúde fraca. Mas se não podiam visitar o homem mais velho que já existiu, os ocidentaris foram capazes de conhecer a mulher mais velha de todos os tempos.

Tratava-se de Khfaf Lazuria, uma nativa de Abkházia que dizia ter aproximadamente 140 anos. Com um misto de fascinação e ceticismo, visitantes estrangeiros, inclusive médicos e correspondentes da imprensa, começaram a aparecer. Desde o primeiro momento, Abkházia foi considerada um lugar encantador para quem quer que chegasse das cidades superpovoadas e poluídas dos Estados Unidos e da Europa. A região rural era verde e idílica. A maioria dos seus habitantes morava em altitudes que variavam de 200 a 300 metros acima do nível do mar, em excelentes casas de dois andares, freqüentemente construídas de nogueira e com varandas amplas e aposentos bem arejados.

O clima naquelas elevações junto ao Mar Negro é temperado o ano todo, tendendo um pouco para o frio, com a temperatura média variando de 10 a 13 graus centígrados. Porém os vigorosos habitantes de Abkházia se deleitavam com aquele ar cortantemente frio, dizendo que ele contribuía para a sua longevidade. Exceto pelo forno da cozinha, as casas geralmente não dispunham de aquecimento.

Embora a região tivesse padecido com a malária e o tifo até que os pântanos que a cercavam fossem drenados por engenheiros soviéticos nos anos 30, a Abkházia podia orgulhar-se de ter cinco vezes mais centenários do que qualquer outra parte do mundo, e 80% daquelas pessoas de "longa vida" — a palavra *velho* nunca era aplicada a eles — eram gente ativa e vigorosa. Era comum tanto para homens quanto para mulheres trabalhar nos campos de chá da região durante décadas após a idade oficial de aposentadoria para os soviéticos — 60 anos —, colhedores de chá que se destacavam recebiam certificados quando atingiam o centenário.

Em seu livro *The Methuselah Factors,* Dan Georgakas descreve o encontro que teve com o centenário nascido em Abkhásia chamado Vanacha Temur: "Usando um vistoso chapeuzinho de couro, o venerável, a quem sempre as outras pessoas se referiam pelo primeiro nome, atravessou o jardim elegantemente e assumiu as responsabilidades de anfitrião. Localizando um bebê entre seus convidados, Vanacha insistiu que uma vaca fosse ordenhada para que o bebê pudesse tomar uma bebida saudável do campo. Para os demais convidados, cestas de maçãs de sua melhor macieira e uma rodada de bebidas foram trazidas. Somente quando estas providências foram tomadas é que ele se preparou para falar...

"Diferentemente da maioria dos outros centenários, [Vanacha] tinha uma certidão de batismo. De acordo com a data deste documento, estava com 106 anos, mas ele explicou que o batismo fora adiado, só sendo realizado quando já tinha quatro anos, porque seus pais não tinham o dinheiro para pagar os padres. Embora isto fosse a repetição de uma desculpa que [os visitantes] haviam ouvido com freqüência, o vigor de Vanacha, mesmo para 106 anos, era inacreditável. Com cerca de um metro e sessenta, faiscantes olhos azuis e um elegante bigode branco, era a personificação de um avô brincalhão e bondoso. Atribuía ter um corpo esbelto e rijo a comer frugalmente, cavalgar, trabalhar na roça e caminhar nas montanhas. Naquele tempo dormia mais do que estava acostumado antes, mas sentia-se bem e mostrava-se ansioso para comemorar o sexagésimo primeiro aniversário da Revolução."

Embora Vanacha Temur tenha sido considerado um dos mais saudáveis de todos (um médico americano mediu sua pressão arterial de 12/8,4), ele não era atípico. Na análise de Georgakas de uma pesquisa realizada com todos os nativos da Abkhásia com mais de 90 anos, 85% foram considerados mentalmente saudáveis e sociáveis, só 10% tinham problemas auditivos e 4% acusavam deficiências de visão. Homens e mulheres naquela cultura compartilhavam da mesma paixão por cavalos, e era ponto de orgulho para os centenários aparecer montados nas paradas da aldeia.

Nos Estados Unidos o conceito de permanecer extremamente ativo na velhice estava começando a ganhar sustentação médica, mas havia séculos na Abkházia que a aposentadoria sedentária era desconhecida, exceto em casos de incapacidade. Os trabalhadores mais velhos costumavam reduzir suas horas de trabalho no campo quando se aproximavam dos 80 e 90 anos; em vez de labutar de dez a 15 horas, podiam retirar-se depois de 3 ou 5 horas. Esta carga, contudo, não lhes era imposta. O amor pelo trabalho árduo era profundamente entranhado em todos, e os registros acusavam uma mulher de 109 anos que havia sido remunerada por 49 dias completos de trabalho nos campos de chá num determinado verão.

Toda a cordilheira do Cáucaso é famosa há séculos como sendo o "cinturão da longevidade". Limitada pelo Mar Negro a oeste e Mar Cáspio a leste, três repúblicas alardeiam os seus supercentenários: a Geórgia (onde fica Abkházia), o Azerbaijão e a Armênia. Uma mistura de raças vive por toda essa área escassamente industrializada; a religião pode ser muçulmana ou cristã, dependendo da região, e o clima varia muito, do alpino elevado (o Cáucaso é a cadeia de montanhas de maior altitude da Europa, chegando seu ponto culminante a possuir mais de cinco mil metros) ao subtropical. Estes detalhes foram importantes para os gerontologistas, porque com tão ampla diversificação de culturas, raças e climas, nenhum gene ou conjunto de genes podia, isoladamente, ser responsabilizado pela longevidade da região, nem tampouco se tratava de um local favorecido geograficamente — uma espécie de Shangrilá russo.

No final dos anos 60 e início da década de 1970, a epidemia de ataques do coração que se seguiu à Segunda Guerra Mundial atingiu seu auge, com o índice de mortes por câncer não se alterando significativamente desde 1930 (o mesmo é verdade hoje em dia, após outras três décadas de pesquisas generosamente custeadas). Os centenários russos tinham evitado ambas as pragas notavelmente, e muito do crédito por isto, ao lado do exercício freqüente, deve ser imputado à dieta. Favorecida com uma terra rica e um clima adequado para o cultivo de milho, tomate e toda a sorte de legumes e verduras, a população subsistia com base em verduras produzidas em casa e laticínios, com uma pequena quantidade de nozes, grãos e carne para completar o passadio. (O iogurte, o elemento principal de sua dieta, há muito tem a reputação de ser o alimento da longevidade; para capitalizar isto, uma empresa americana patrocinou uma série de anúncios mostrando um nativo da Abkházia com 89 anos de idade provando o produto deles enquanto sua mãe de 117 anos belisca suas bochechas.)

A despeito do fato de a maioria dos longevos consumirem queijo, leite e iogurte todos os dias, a ingestão total de gordura e calorias era extraordinariamente baixa pelos padrões ocidentais, algo entre 1.500 e 2.000 calorias diárias. A fim de comer tão frugalmente, muitos americanos teriam que *cortar* de 1.500 a 2.000 calorias diárias de suas dietas! A ingestão diária de gordura para os abkhazianos era de 60 gramas, exatamente a metade da média americana. Embora gostassem de beber a aguardente local, somente uns poucos supercentenários fumavam, e isto raramente incluía as mulheres, que tradicionalmente abstinham-se de tal prática, considerando-a uma prerrogativa dos homens. Quase todos eram casados desde os vinte anos. E como a região contava com poucas estradas pavimentadas, era comum que as pessoas caminhassem até mais de trinta quilômetros por dia.

Um dos primeiros americanos a penetrar nessa cultura espantosamente saudável foi o Dr. Alexander Leaf, um renomado professor da Faculdade de Medicina de Harvard que se tornou um dos primeiros defensores da prevenção. A fim de sustentar sua crença de que o exercício físico e a dieta são os fundamentos da boa saúde durante toda a vida, Leaf fez uma peregrinação a todos os lugares do mundo onde se podia encontrar uma longevidade legendária. A Abkházia o entusiasmou enormemente; foi lá que Leaf conheceu, em pessoa, criaturas sobrevivendo com boa saúde numa idade que até então ninguém ouvira falar.

Em sua visita à Abkházia em 1972, Leaf teve que esforçar-se para acompanhar Gabriel Chapnian, um ancião baixo e lépido que subia com facilidade uma encosta íngreme para atingir o seu jardim aos 117 anos de idade. Aos 104, Markhti Tarkhil ainda se levantava de madrugada e mergulhava num riacho gelado para o seu banho matinal. Leaf escreveu: "Markhti atribui sua longa vida a Deus, às montanhas e a uma boa dieta — e ele aconselha que não se coma sem uma boa pimenta! Sua 'melhor' idade foi aos 18 anos, mas, tal como Vanacha, considerou-se um jovem até os 60 anos. 'Ainda me sinto jovem, durmo bem, cavalgo, como bem e nado todos os dias, e assim eu me sinto como um rapaz, mesmo que não seja mais tão forte quanto já fui.'"

Quando nós no Ocidente perdemos músculos e os substituímos por gordura — aos 65, quase a metade do peso tanto de homens quanto de mulheres é de gordura, ou seja, o dobro do que tinham por volta dos 20 anos. Por comparação, quase todos os abkhazianos centenários eram magros, com a espinha ereta e músculos firmes. Muito tempo após a aposentadoria, os mais velhos como que vicejavam com a vida ao ar livre — percorriam grandes distâncias a pé até as áreas de pasto alto no verão e plantavam batatas nos seus pomares. Mesmo nos casos em que as artérias coronarianas estivessem bloqueadas ou tivesse ocorrido outra lesão ao músculo cardíaco, as caminhadas e escaladas em que todos estavam envolvidos pareciam ultrapassar todas as limitações físicas.

Quando Leaf trouxe fotos dos longevos russos para a revista *National Geographic* em 1972, milhões de leitores puderam ver o rosto de uma velhice que nunca haviam visto antes nos Estados Unidos e tampouco imaginado. Vinte anos depois estamos testemunhando um significativo aumento dos grupos de idade superior a 65 anos, e os abkhazianos longevos cada vez nos fascinam mais. Na cultura deles a velhice "nova" existia há gerações. Tradicionalmente eles viviam de uma forma em que todos os ingredientes certos se combinavam para uma longevidade consciente e intencional — não uma longevidade só de sobreviventes, mas de "jovens velhos" ou de "juventude na velhice", que foi o título que Leaf escolheu para o seu livro.

Os abkhazianos conseguiram redefinir a juventude de uma forma que não se contrapusesse a uma longa sobrevivência. A pessoa podia ser cronologicamente velha e no entanto jovem pelos padrões deles. Registrando suas impressões de um homem de 98 anos de idade chamado Tikhed Gunba, Leaf escreveu: "A pressão sangüínea de Tikhed era 10,4/7,2 e seu pulso era regular, com 84 pulsações por minuto. Parecia um indivíduo muito plácido, com muito chão ainda pela frente. Na presença de dois centenários, Tikhed ainda era considerado um jovem."

A "FRAUDE" SUPERCENTENÁRIA

Por que motivo então, com uma situação tão idílica, não temos mais notícias da Abkházia? A razão é que a confusão e a desconfiança rapidamente ofuscaram os relatos iniciais trazidos por ocidentais. O que tornou Abkházia tão interessante em meados da década de 1970 não foi o estilo de vida, mas sim o fenômeno dos supercentenários. O governo soviético de então quis se beneficiar da propaganda de ter em seu território as pessoas mais velhas do mundo, com idades muito além do que era conhecido no mundo não-comunista. Um foco tremendo foi aceso sobre indivíduos como Khfaf Lazuria, a mais celebrada dos longevos.

Khfaf Lazuria foi considerada a mulher mais velha que já existiu. Ela morreu em 1975 afirmando ter 140 anos, o que significava que teria nascido vinte e cinco anos antes dos primeiros tiros serem disparados em Fort Sumter, dando início à Guerra da Secessão americana. Enquanto viva, Khfaf Lazuria era uma mulher pequena, com apenas um metro e vinte e sete. Embora frágil, deslocava-se agilmente, estava sempre ansiosa por conhecer os visitantes, era capaz de enfiar uma agulha sem óculos e era excelente contadora de casos.

Coisa rara em se tratando de uma mulher na Abkházia, ela gostava de fumar, um hábito que adquirira, segundo afirmava, aos 100 anos. (Como era velha demais para ser considerada como mulher, gostava de gracejos e, na verdade, se comportava como os homens.) Entre suas lembranças vívidas, Khfaf se deleitava em contar as histórias da "grande guerra no Norte", que Leaf supunha tratar-se da Guerra da Criméia, travada entre 1853 e 1856. Foi neste período também que foi seqüestrada pelos turcos, não voltando para casa senão dez anos depois, mais ou menos por volta da época em que Lincoln foi assassinado. Talvez ainda mais notável que a superlongevidade de que Khfaf Lazuria se orgulhava, era o fato de sua família mais próxima alardear ter mais de 12 membros que haviam ultrapassado os 100 anos.

Fascinado, Leaf acreditou completamente em todas aquelas

histórias, e por isto o choque foi muito grande quando enormes incoerências começaram a aparecer. O que veio a se descobrir foi que Khfaf Lazuria contara a cada visitante uma história diferente, mudando a idade a seu bel-prazer, alterando o número de maridos que tivera, a duração da vida dos pais — na verdade, poucos detalhes permaneciam constantes. Leaf tem que ser desculpado por não saber, como nenhum visitante casual poderia saber, que um dos costumes favoritos na Abkházia era mentir para estrangeiros! Os visitantes ocidentais que se demoravam o bastante para se familiarizarem com a área, descobriram que o amor dos abkhazianos pelo exagero era legendário, particularmente se estivessem contando histórias para estranhos.

Quando consultados sobre a idade que os longevos teriam, os gerontologistas enviados pelo governo soviético estimaram que alguns certamente eram muito velhos, com 115 anos ou mais, mas nenhum dos que diziam ter 120 e muito menos os que afirmavam estar com 140 ou 168 podiam mostrar documentos confiáveis. Na verdade, como quase 90% das igrejas locais tinham sido destruídas pelos soviéticos no governo de Stalin, quase não existiam registros de nascimentos, comunhões ou casamentos em Abkházia.

O golpe final veio quando Zhores Medvedev, um dos mais respeitados geneticistas soviéticos, exilou-se no Ocidente no início dos anos 70. Medvedev havia viajado pelo Cáucaso e era intimamente familiarizado com os métodos dos gerontologistas que lá trabalhavam. Em Londres ele revelou as falhas existentes em todas as alegações de superlongevidades: 98% daqueles velhos eram analfabetos e não sabiam sequer as datas dos seus aniversários. Para eles, manter o controle da passagem do tempo era algo feito ao acaso, particularmente considerando-se que havia uma sobreposição dos calendários cristão e muçulmano naquela área (o muçulmano tem como base um ano de dez meses). Não havia registros soviéticos anteriores a 1930, e suspeitas de uma fraude deliberada foram levantadas quando Medvedev lembrou que Stalin nascera na Geórgia. Tentativas entusiásticas para convencê-lo de que ele viveria uma longa vida — algo que os mais absolutos déspotas estão sempre ansiosos por crer — acrescentaram combustível político ao folclórico orgulho dos abkhazianos de atingir uma idade extremamente avançada. Os comentários pegaram fogo rapidamente. À luz fria dos fatos, não havia realmente uma prova convincente de que as famílias caucasianas tivessem produzido diversas gerações de centenários. Quando a empresa americana de iogurtes imaginou uma campanha onde aparecia um homem com a bochecha beliscada pela mãe, esforçou-se para encontrar mãe e filho com mais de 100 anos (o que parecia plausível em uma sociedade onde as mulheres casam por volta dos 20 anos), mas foi impossível. Ninguém foi capaz de encontrar uma família onde tanto os pais quanto os filhos fossem centenários. Os investigadores, em sua maioria, concluíram que os supercentenários georgianos eram produtos de uma cultura tradicional em que ser tão velho quanto possível sempre fora motivo para merecer grande respeito social.

POR QUE PRECISAMOS DA ABKHÁZIA

A despeito da inconsistência de suas descobertas, o Dr. Leaf defendeu os princípios da prevenção da velhice que viu funcionando no Cáucaso. Seu trabalho contribuiu para fazer com que os americanos passassem a se exercitar mais e a seguir uma dieta mais balanceada, particularmente no que dissesse respeito à prevenção de ataques cardíacos, porém o ceticismo cada vez maior fez com ele retirasse o apoio que inicialmente dera à superlongevidade. Abkházia, contudo, não deve ser deixada de lado; em um mundo onde a vasta maioria das sociedades condiciona seus integrantes a que deverão viver vidas curtas e condenam os anciãos a uma existência marginal, a sua sociedade incentivava o ideal consciente da velhice como a fase mais gratificante da vida — e a gratificação estava disponível a todos os que desejassem alcançá-la.

Para mim, Abkházia passou a ser o lugar onde o conceito tradicional de "velho" nunca pôde se enraizar. A própria palavra foi banida, e no lugar dela os longevos dedicaram-se a um estilo de vida sem idade — galopavam seus cavalos, labutavam sob o sol e cantavam em coros, sendo que o membro mais jovem tinha 70 anos e o mais velho 110 (diferentemente da propaganda soviética, que dizia que o mais jovem tinha 90). Abkházia provou que envelhecer pode ser uma época de *aperfeiçoamento*. O brinde entre os seus velhos era, "Que você viva tanto quanto Moisés", e eles veneravam seus anciãos como pessoas que tivessem realizado um ideal.

De longe a maior vantagem que os longevos desfrutavam era a seguinte: eles confiavam no seu modo de vida. Os visitantes ocidentais os consideravam notavelmente afinados aos ritmos da vida, precisamente o que perdemos neste país. Vale a pena citar algumas palavras de Dan Georgakas, um escritor americano que foi à Abkhásia e esteve entre os primeiros a documentar incoerências nos relatos dos centenários sobre sua idade. Em seu livro *The Methuselah Factors*, Georgakis escreveu: "Os abkhazianos não gostam de ser apressados, odeiam prazos fatais e nunca trabalham até a exaustão. No mesmo filão, consideram extremamente impolido comer depressa ou comer demais... Sua rotina de vida tem um tempo mais ligado aos ritmos biológicos do que a padrões atabalhoados que predominam nos países mais desenvolvidos."

É preciso sentir como vive um povo que atingiu um equilíbrio natural. Em vez de lutar para abandonar maus hábitos, a sua cultura só contribuiu com boa saúde em sua visão geral da vida. Setenta por cento da alimentação dos abkhazianos consistiam em verduras e laticínios, e outro aspecto singular da sua dieta tradicional era a insistência em que tudo fosse muito fresco.

"As verduras eram colhidas pouco antes de serem preparadas ou servidas, e se no menu ia ter carne, mostrava-se aos candidatos o animal antes de ele ser sacrificado. Qualquer que fosse a comida servida, os restos eram jogados fora, porque considerados prejudiciais à saúde. Tal preocupação com o frescor dos alimentos garantia que houvesse apenas uma perda mínima de nutrientes entre a horta e o prato. A maior parte dos alimentos eram consumidos crus ou cozidos, nada de frituras."

Comendo pouco e se exercitando muito era fácil para os abkhazianos manterem-se esbeltos, conservando o perfil mais apreciado em sua cultura (como na nossa), mas havia naquilo um significado mais profundo que a vaidade. "Os abkhazianos estavam entre os únicos povos do mundo a avaliarem tão bem os efeitos mórbidos da gordura que até mesmo suas crianças e bebês de colo eram magros." O tradicional amor pelos cavalos acrescentava outro ritmo a este modo de vida integrado que já abraçava o trabalho e a dieta. "Desde o mais cedo possível, 2 ou 3 anos, as crianças aprendem a montar. Os cavalos proporcionam o esporte principal, e a capacidade de realizar truques sobre uma sela é que marca o valor do indivíduo. Os cavalos nunca foram usados para o trabalho, só para recreação e esportes."

Em toda sociedade a expectativa regula o resultado. Em uma cultura onde a riqueza é o objetivo mais elevado, toda a sociedade concentrará seus esforços em ganhar dinheiro, e o prestígio premiará os que conseguirem ganhar maior quantidade, com os pobres sendo considerados um fracasso. Na Abkházia o valor maior repousava na longevidade; assim sendo, toda a sociedade sentia-se motivada para perseguir esse ideal. Nos Estados Unidos é o contrário; a velhice não é valorizada, e muito menos exaltada.

Isto ajuda a explicar a maneira evidente pela qual desperdiçamos os últimos anos da vida na nossa sociedade. Um estudo extremamente pessimista do Centro para o Controle de Doenças do governo sublinha este ponto. Com o objetivo de avaliar a saúde das pessoas ao fim de suas vidas, pesquisadores examinaram 7.500 indivíduos falecidos em 1986. Suas famílias foram inquiridas se os seus respectivos mortos ainda podiam executar cinco atividades diárias mínimas no ano do passamento: vestir, andar, comer, ir ao banheiro e tomar banho. Em média, só 12% das pessoas que morreram depois dos 65 anos foram classificados como "integralmente funcionais" de acordo com esses padrões mínimos.

No extremo oposto, 10% das pessoas precisavam de ajuda para executar três ou mais dessas atividades diárias nos últimos seis meses de vida; estas pessoas foram classificadas como tendo "severas restrições". O grosso dos anciãos americanos fica entre estes dois extremos, uma região sombria entre a auto-suficiência e a dependência. É bastante perturbador ver que apenas uma única pessoa em cada sete pode se responsabilizar pelas exigências mais simples da vida, mas os números ficam ainda mais alarmantes quando se examina a questão de perto.

Na categoria mais jovem, de 65 a 74 anos, apenas um quinto das pessoas poderia ser classificada como integralmente funcional. Cerca de 15% manifestavam confusão quando perguntadas onde estavam; 13% tiveram problemas para se lembrar do ano em que estavam; 10% não foram capazes de reconhecer, confiavelmente, família e amigos. Uma percentagem maior de pessoas que morreram de ataques do coração era mais integralmente funcional do que as que morreram por motivo de câncer. As mulheres, além de sofrerem um período mais longo de incapacidade, foram atingidas com mais violência do que os homens: 40% tinham menos possibilidade de tomar conta de si próprias no último ano de suas vidas, e 70% tinham mais probabilidades de cair na categoria dos que sofrem severas restrições. Outro fator a aumentar a chance da incapacidade foi não ser casado.

Os pesquisadores consideram este estudo altamente significativo, pois poucas pesquisas se detiveram tanto na condição de saúde de pessoas idosas nos últimos anos de suas vidas. Temos que ter cuidado para não ampliar demais o alcance destas descobertas — já que a vasta maioria dos anciãos não se encontra no seu último ano de vida, as probabilidades são muito menores de serem severamente restringidos. Mas os números do Centro de Controle de Doenças nos dão uma visão equilibrada do quanto que a "nova" velhice ainda tem que progredir.

Imensas diferenças dividem as culturas americana e abkhaziana. Teríamos que voltar ao ano de 1920 para encontrar uma época em que a maioria dos americanos vivia em zonas rurais. Uma vida de alimentação frugal e considerável atividade física é algo que será preciso aprender de novo, mas a fixação nesses ingredientes faria com que fosse perdido o espírito de Abkházia, o que para mim é muito mais inspirador como motivação para chegar aos 100 anos. Recentemente recebi uma carta de uma mulher chamada Mary Ann Soule, me convidando para uma conferência sobre "envelhecimento consciente". Ela terminou com a seguinte e eloqüente afirmação:

> Se continuarmos a sucumbir à visão estereotipada americana, temendo as mudanças em nossos corpos, resistindo às transições naturais da vida e evitando o desconhecido território da morte, negaremos a nós próprios e a toda a civilização as dávidas do envelhecer: perspectiva madura, criatividade sazonada e visão espiritual.

A verdade destas palavras afirma-se diariamente quando falo com pacientes mais idosos. Um deles, um gerente aposentado, uma vez comentou comigo pesarosamente: "Eu sempre quis atingir uma idade avançada, mas nunca desejei ficar velho." Ele falou isto ironicamente; desnecessário dizer que seria impossível ele ter uma coisa sem a outra. Mas por que não? Era um homem bastante saudável e ativo, mas, lastimavelmente, via-se como velho, o que neste país significa o ingresso numa terra de ninguém de dignidade perdida e valor próprio incerto. Após as visitas que realizou em 1972 à Abkházia, Alexander Leaf voltou "sentindo que viver até os 100 anos era uma coisa muito natural e simples. Bastou um curto período depois em Boston para que esse sentimento passasse a ser apenas mais uma lembrança exótica".

Este país experimentou recentemente um enorme aumento no número dos seus centenários: estimado atualmente em 35.800, o dobro do que foi há dez anos e que se espera dobre de novo antes do ano 2000. Este número é fornecido pelo Serviço de Recenseamento, que aceita as idades declaradas pelas pessoas sem verificação. (Uma investigação detalhada da Previdência revelou que 95% dos pensionistas que declararam ter 100 anos estavam exagerando; o que é fácil de entender, já que ter 97 ou 98 anos tem muito menos misticismo envolvido do que ter 100 anos de idade.)

Mesmo presumindo que um certo número de declarantes tenha inflacionado suas idades para cruzar a marca mágica do século de vida, os estatísticos concordam que pelo menos 1 em cada 10 mil americanos tenha 100 anos de idade ou mais. Este é um número histórico, e no entanto é apenas uma média. Algumas regiões do país orgulham-se de taxas incrivelmente altas de longevidade. Em Iowa, onde a expectativa de vida é a mais elevada da nação, 1 em cada 3.961 tem mais de 100 anos de idade. Depois vem Dakota do Sul, com 1 em cada 4.168. Por contraste, algumas áreas estão muito abaixo da média nacional: os dois últimos estados na lista do Serviço de Recenseamento são o Utah, com 1 centenário por 19.358 habitantes, e o Alaska, com 1 em 36.670. O que estes números querem dizer é que ganhamos a luta pela longevidade e agora enfrentamos o desafio de nos tornarmos uma terra onde os longevos ainda são jovens.

SENILIDADE: O MEDO MAIOR

A maioria de nós acha que seria mais fácil suportar as doenças físicas da velhice do que as mentais. Na Índia, onde fui criado, a idade ainda é sinônimo de sabedoria. No campo, as aldeias são governadas pelo *panchayat*, um conselho de cinco anciãos que ganharam respeito e autoridade por causa de sua idade venerável. No Ocidente, quanto mais se vive, mais se é suspeito de incompetência mental. O mal de Alzheimer provavelmente ultrapassou o câncer na honra duvidosa de ser a doença mais temida no país. Conheço sexagenários que lêem obsessivamente todos os artigos que saem sobre a doença e entram em pânico quando por acaso esquecem o número do telefone de um amigo, tão convencidos estão de que contrair o mal de Alzheimer seja só uma questão de tempo.

"A verdade nua a crua", escreveu Anthony Smith em *The Body*, "é que os progressos da medicina estão nos capacitando cada vez mais a atingirmos a senilidade." Este é um ponto de vista demasiado sombrio. Só 10% das pessoas acima de 65 exibem sintomas do mal de Alzheimer, mas não há dúvida de que este número aumenta com o avanço da idade, e depois dos 75 anos, até um total de 50% dos idosos pode evidenciar sinais da doença. Um legado sombrio da "velha" velhice foi a crença de que a senilidade é uma característica inevitável e normal do envelhecimento. Paradoxalmente, o fator mais importante na derrubada do mito é o próprio Alzheimer. Esta doença foi descoberta em 1906 por Alois Alzheimer, um proeminente pesquisador e médico em Munique. Ele dissecou o corpo de uma mulher de 55 anos que estivera se deteriorando mentalmente por três anos antes de morrer. No cérebro dela o Dr. Alzheimer encontrou danos visíveis que não podiam ser explicados pelo envelhecimento normal: nervos retorcidos e emaranhados e depósitos endurecidos de placas químicas.

Ninguém jamais havia estabelecido uma ligação entre a senilidade com uma doença específica, e ao descobrir aquela que recebeu seu nome, o Dr. Alzheimer desfechou um golpe decisivo na teoria da senilidade "normal". As atitudes sociais, contudo, com freqüência perduram demasiado, e foram precisos setenta anos para que a importância da descoberta de Alzheimer fosse integralmente percebida. Nas últimas décadas a questão aumentou dramaticamente, quando se percebeu que a enfermidade incide em mais de um milhão de americanos, ou seja, em torno de 50 a 60% de todas as pessoas que exibem sinais de demência senil. Demência senil é uma expressão médica que designa um elenco de sintomas associados ao termo geral senilidade ou, mais popularmente, esclerose: esquecimento, confusão, desorientação, curtos períodos de atenção, irritabilidade e redução da inteligência.

Lewis Thomas chamou o mal de Alzheimer de "a doença do século" e referiu-se a ela eloqüentemente como sendo "a pior das doenças, não só pelo que faz à vítima, mas pelos seus efeitos devastadores sobre as famílias e os amigos. Começa com a perda das habilidades aprendidas, aritmética e datilografia, por exemplo, e progride inexoravelmente até que a mente se feche por completo. É impiedosa, mas não letal. Os pacientes seguem vivendo, essencialmente sem cérebro, mas, a não ser por isto, saudáveis, até uma idade avançada, a não ser que talvez tenham a sorte de serem salvos por uma pneumonia".

Os pacientes que sofrem do mal de Alzheimer apresentam lucidez intermitente nos estágios iniciais da sua provação. No livro *The Myth of Senility*, o Dr. Siegfried Kra de Yale cita a esposa de um colega, ela própria uma renomada médica e escritora de histórias infantis, que viu-se forçada a aposentar-se aos 55 anos devido ao mal de Alzheimer. Logo no início ainda tinha períodos de lucidez, particularmente de madrugada, entre três e cinco da manhã; foi nesse período que ela deu alguma expressão à sombria transformação que estava tendo lugar em seu corpo. Tudo o que foi capaz de produzir foram frases hesitantes, tanto mais pungentes pelo fato de ela adorar as palavras e de ter sabido um dia tão bem usá-las:

> Eu tenho um problema neurológico. Quem precisa de um? Ninguém.
> Ninguém gosta de mim. Nem eu.
> Antigamente eu era médica, eu dirigia um carro. O que eu quero? Não quero estar aqui.
> Tenho medo de tudo.
> Não passo de um lixo. Meu lugar é na lata de lixo.
> Você precisa de uma mulher nova. Esta não presta mais.
> Ninguém mais sabe o meu nome — porque não sou nada.
> Perdi tudo — o trabalho de médica, a datilografia e a escrita. Não sei fazer mais nada. Só faço é comer. Tenho que morrer. Nem consigo mais ler o que escrevo.
> Perdi um reino.
> Não canto mais. Acho que nunca mais vou cantar de novo.

Qual é a origem desta terrível doença? Muito tem se especulado: um raro "vírus lento" que leva décadas para amadurecer; uma falha no sistema imunológico que faz com que os próprios anticorpos da vítima ataquem o cérebro; acúmulo de alumínio nos neurônios. Nenhuma destas causas foi comprovada. Embora altos níveis de alumínio tenham sido encontrados no cérebro de pacientes com o mal de Alzheimer, estes mesmos níveis não foram confirmados em suas correntes sangüíneas.

Alguns livros populares soaram um toque de alerta contra o uso de papel de alumínio, panelas e até de desodorantes com base em sais de alumínio, mas milhões de pessoas usam estes produtos sem adquirir o mal. A culpa, mais provavelmente, é de alguma anormalidade fisiológica; talvez a barreira que normalmente impede o alumínio de entrar no cérebro tenha se rompido, permitindo a existência desses depósitos. Outra razão para suspeitar que seja um mau funcionamento do próprio cérebro é que pelo menos um neurotransmissor importantíssimo, a acetilcolina, é deficiente nas pessoas que sofrem do mal de Alzheimer, prejudicando a capacidade das células cerebrais de se comunicarem umas com as outras.

O mal de Alzheimer nos dias que correm é incurável. Não há prevenção viável, embora haja pesquisadores que acreditem ter encontrado indícios genéticos da doença em algumas famílias. Depois que a enfermidade se manifesta, os cuidados médicos são limitados a tranqüilizar ou sedar o paciente, o que não tem conseqüências quanto ao resultado final, mas ajuda a reduzir o sofrimento psicológico que pacientes e suas respectivas famílias sentem tão intensamente. A verdadeira esperança reside nos casos de demência senil que não são resultantes do mal de Alzheimer, pois uma vez que o mito da senilidade "normal" foi vencido, tornou-se evidente que mais de uma centena de distúrbios tratáveis pode reproduzir os sintomas da demência senil, inclusive o hipotiroidismo, os derrames e a sífilis.

COMO O CÉREBRO RESISTE AO ENVELHECIMENTO

O envelhecimento do cérebro não é motivo bastante para causar o mal de Alzheimer ou qualquer dessas outras enfermidades. Sabe-se que com o tempo a estrutura do cérebro se modifica. Fica mais leve, por exemplo, e encolhe um pouco. Um dos clichês da neurologia é que o cérebro humano perde mais ou menos um milhão de neurônios por ano à medida que envelhece, o que gerou uma argumentação bem conveniente para explicar a senilidade como resultante de um cérebro decadente.

A falha desta explicação, contudo, é que as pessoas que *não* se tornam senis presumivelmente perderam o mesmo número de neurônios (o que é algo que só se pode conjecturar, já que não se podem fazer contagens confiáveis de neurônios em seres humanos vivos.) Ainda não se sabe por que um cérebro velho permanece cheio de vida e criativo — basta pensar em Michelangelo projetando a basílica de São Pedro quando tinha quase 90 anos, ou em Picasso, pintando com a mesma idade, ou Arthur Rubinstein tocando piano no Carnegie Hall — enquanto outros começam a se deteriorar. Uma teoria, baseada em pesquisa com animais, é que nosso cérebro cria novas conexões quando envelhecemos. Estas conexões novas podem compensar a perda de neurônios em alguns indivíduos.

Na verdade, duas células cerebrais jamais se tocam fisicamente. Elas se ligam por intermédio do que se chama de sinapse, usando centenas ou milhares de filamentos finíssimos denominados dendritos. O efeito é como dois arbustos quase se entrelaçando ao vento (a palavra *dendrito* deriva da palavra grega para "árvore"). Justo no ponto onde dois filamentos quase se encontram, um sinal químico pode ser enviado de um neurônio para outro. Os elementos químicos básicos envolvidos são bem conhecidos. Um é a acetilcolina, deficiente nos pacientes com o mal de Alzheimer, e outro é a dopamina, cuja falta leva ao mal de Parkinson. Ninguém sabe precisamente a razão pela qual alguns neurônios possuem cinqüenta dendritos para enviar mensagens enquanto outros apresentam dez mil. Uma descoberta encorajadora, contudo, é que, ao manter-se mentalmente ativo, o idoso pode continuar produzindo novos dendritos o tempo todo.

Esta notícia, que foi muito difundida, teve como base uma pesquisa realizada por Marian Diamond na Universidade de Berkeley. Ela mostrou que os cérebros de ratos cresciam ou encolhiam de acordo com o tipo de experiências a que eram submetidos. Ratos confinados em gaiolas pequenas e privados de interação social desenvolviam um córtex cerebral encolhido e perdiam dendritos. Por outro lado, se um rato velho fosse colocado numa sociedade de ratos e recebesse muitos estímulos, seu cérebro expandia e criava novos dendritos. Isto ajuda a dar explicação fisiológica para algo que todos nós já observamos: pessoas idosas solitárias e isoladas têm muito mais probabilidade de ser confusas, desorientadas, apáticas e parvas do que as que permanecem ativamente envolvidas com a família e os amigos.

Graças ao nosso gosto por explicações materialistas, o crescimento de dendritos novos é algo que parece muito científico e seguro. Só que na verdade a situação é bem mais complexa. Ter mais dendritos não é a mesma coisa que ter um cérebro mais desenvolvido. Os bebês nascem com muito mais dendritos do que os adultos; o processo de maturação consiste em podar o excesso, reduzindo gradualmente o córtex em favor de suas conexões mais úteis. Ainda assim, é encorajador descobrir que cérebros velhos são capazes de substituir os dendritos perdidos quando necessitarem.

Durante muito tempo pensou-se que nascemos com um número fixo de células cerebrais que nunca se dividiam para formar novas células. Recentemente, contudo, descobriu-se que o DNA nos neurônios é ativo, o que pode levar a novas conclusões. Alguns neurologistas também duvidam de que o cérebro perca mesmo um milhão de neurônios por ano. Robert Terry, neurocientista na Universidade da Califórnia em San Diego, descobriu que não chega a haver um declínio significativo na densidade de neurônios em três áreas importantes do cérebro. O número de neurônios grandes realmente decresce, mas esta perda é compensada com sobras pelo aumento de neurônios pequenos. Parece também que os neurônios grandes não morrem, mas se contraem.

Dois outros neurocientistas, Samuel Weiss e Brent Reynolds, na Universidade de Calgary, em Alberta, descobriram que era possível estimular células cerebrais adormecidas, trazendo-as para a vida ativa. Eles cultivaram neurônios de camundongo em laboratório e lhes ministraram um agente químico chamado fator de crescimento epidérmico, fazendo com que algumas células imaturas e inativas se dividissem e formassem células maduras. Quase que certamente o cérebro humano armazena células adormecidas como reserva. Também é encorajador saber que o cérebro possui seus próprios mecanismos para se ativar na velhice. Crescem novos dendritos mais compridos e brotam novas ramificações depois de 80 anos. À medida que os neurônios encolhem, criam novas sinapses, as quais, por sua vez, estimulam a atividade eletroquímica no cérebro. Substâncias naturais estimulam esse crescimento e reparação — em particular o fator de crescimento dos nervos (NGF), uma proteína pertencente a uma classe conhecida como fatores trópicos. O NGF parece ter funções importantes. Na Universidade Johns Hopkins, o NGF impediu a degenerescência de velhos neurônios em ratos e macacos; quando injetado no cérebro de ratos velhos, melhorou significativamente sua memória espacial. Uma esperança é que os pacientes com o mal de Alzheimer possam recuperar sua funcionalidade usando elementos químicos que induzam a atividade dos neurônios (a experiência já foi tentada na Suécia com algum sucesso).

Todas estas boas novas acerca do envelhecimento do cérebro reforçam as nossas expectativas de que conservar as faculdades mentais seja algo absolutamente normal. "As pessoas mais velhas podem não se sair tão bem em testes cronometrados", observa o neurocientista Robert Terry, "mas não perdem a capacidade de apreciação, a orientação ou o vocabulário. Não há como pessoas como Picasso, Pablo Casals ou Martha Graham terem continuado a ser tão bem-sucedidos apenas com a metade do cérebro."

Preservando a inteligência na velhice. Para documentar se o declínio da inteligência é ou não uma parte natural do envelhecimento, a pesquisadora Lissy Jarvik, da Universidade de Colúmbia, realizou estudos com gêmeos a partir de 1947, não encontrando queda significativa no QI entre os 65 e 75 anos. Com freqüência há uma queda acentuada no nível de inteligência no ano que precede a morte da pessoa, mas há muitas inconsistências de indivíduo para indivíduo e também de um teste de inteligência para outro. As pessoas idosas simplesmente não podem ser classificadas em grupos; é o indivíduo, e não a idade avançada sozinha, que faz a diferença.

Para corroborar tais evidências, podemos recorrer a um estudo de longo prazo efetuado na Duke University que não encontrou um declínio generalizado na inteligência de pessoas mais idosas (entre 65 e 75), a menos que estivessem sofrendo de hipertensão arterial. É fato notório que derrames mínimos, quase sempre dificilmente detectáveis, são associados com a hipertensão, o que pode ter ocorrido neste caso. Qualquer que seja a causa específica, é a doença, e não a velhice em si, que parece provocar o declínio nas funções mentais há muito tempo associado à senilidade. Embora o quadro neurológico ainda não esteja claro, é completamente realístico esperar sobreviver com a memória e a inteligência intactas.

A questão do envelhecimento associado ao QI proporciona um exemplo perfeito de como o pensamento linear se equivoca ao interpretar as modificações completas trazidas pelo tempo. Não basta dizer que envelhecer é melhor ou pior do que ser jovem. O cérebro humano desenvolveu-se com a experiência de muitas formas. Os estudos evidenciam que as modificações orgânicas acompanham a mente em sua jornada de expansão, mas é também importante confiar no processo em si, entender que a mente *deseja* expandir-se.

Os psicólogos estão começando a verificar que o desenvolvimento humano se estende pela idade avançada através de estados mais elevados de consciência, como a sabedoria. Um importante pesquisador alemão, Paul Baltes, defende a idéia de que qualquer declínio na estrutura física do cérebro com a idade é suplantado pelas novas realizações mentais. Quando a pessoa envelhece, certos tipos de tarefas da memória precisam de mais tempo para serem realizadas: por exemplo, quando Baltes pedia que fosse feita uma associação de palavras a lugares, numa espécie de teste de livre associação de idéias, verificou que os mais velhos não conseguiam apresentar a mesma velocidade de memória exibida pelos mais jovens.

"A situação é inteiramente diferente, contudo, quando examinamos o tipo de conhecimento que é transmitido de geração a geração através da cultura", escreveu Baltes. Em outro teste, Baltes apresentou uma situação hipotética como a seguinte: o que você faria se um amigo telefonasse e comunicasse que iria cometer suicídio? Ou se uma garota de 15 anos lhe dissesse que estava pensando em se casar imediatamente?

É Baltes quem comenta: "A reação a estes e outros dilemas varia muito, mas, com o passar dos anos, nós desenvolvemos uma espécie de 'escala da sabedoria' com a qual avaliamos as respostas. Vejamos o problema da garota que quer casar. Um participante poderia responder da seguinte forma: 'Uma garota de 15 anos querendo casar? De jeito nenhum. Casar, com esta idade, é totalmente errado.' Mesmo depois de informado da existência de possíveis circunstâncias atenuantes, esta pessoa continua a insistir que o problema é simples, com uma única resposta: 'O casamento não é possível.'

"Outra resposta pode refletir um conhecimento mais profundo da condição humana: 'Bem, a nível superficial este parece um problema fácil. De um modo geral, o casamento para uma menina de 15 anos não é uma coisa boa. Por outro lado, pensar em casar-se não é a mesma coisa que se casar de fato. Acho que muitas garotas podem pensar em se casar sem chegar a concretizar a idéia ao fim de tudo. E também há situações em que o bom senso não se aplica. Pode ser que num determinado caso a garota tenha uma doença terminal ou esteja completamente só no mundo. Ou, pensando melhor, a garota pode, para começar, não ter nascido neste país; talvez viva em outra cultura ou outro período histórico onde as garotas se casam cedo.' "

Na "escala da sabedoria" Baltes descobriu que as pessoas mais velhas se saíam muito bem — mais da metade das respostas mais sábias vinham de pessoas acima dos 60 anos. Nem todas são sábias, mas geralmente se saem melhor do que os jovens, revertendo os resultados dos testes de memória. Baltes acha que a sabedoria corresponde a um desenvolvimento de "software" que a cultura usa para ultrapassar os limites biológicos. O pianista Arthur Rubinstein ainda se apresentava em concertos aos 90 anos de idade, e quando perguntado como fazia para dar conta de uma atividade tão exigente, citou três estratégias sábias: tocar menor número de peças, praticar cada peça com mais freqüência e, para compensar a perda da rapidez e da destreza manual, reduzir o ritmo por alguns segundos antes de a música entrar em uma passagem particularmente ligeira (você vai parecer estar tocando mais depressa do que realmente está!).

Estas descobertas de Baltes apontam para mistérios que não podem ser testados, pois sabedoria é mais do que experiência. Sócrates sustentava que a sabedoria não podia ser ensinada, mas apenas conhecida diretamente. Embora possamos sentir isto na atmosfera que cerca uma pessoa sábia, a sagacidade dela não pode ser pesada, medida ou prontamente definida. Jonas Salk expressou-se do seguinte modo a respeito da sabedoria: "É algo que você conhece quando vê. Pode-se reconhecer, pode-se experimentar. Tenho definido sabedoria como a capacidade de fazer avaliações que depois, quando relembradas, parecerão ter sido sábias."

Mas o que confere sabedoria? Sendo impossível de ser ensinada, a única resposta possível é ficando sábio. Um provérbio indiano afirma que "se trata do tipo de conhecimento que não se adquire, mas sim do que a pessoa nele se transforma". Tendo passado horas com o Maharishi, que me parece um verdadeiro sábio, não acho que tenha absorvido a sua sabedoria, mas não tenho dúvida de que para ser genuína, uma sabedoria assim deve ser tão íntima da pessoa quanto seu hálito. A sabedoria é o que você é, e não o que você faz.

Quando a nova velhice acabar com o preconceito contra os velhos, acredito que testemunharemos um florescimento das qualidades visionárias que a idade pode trazer em sua melhor forma. A visão é o traço oculto que une juventude e velhice. Na meia-idade nós comprometemos nossos ideais a fim de conseguir sucesso e segurança: não temos lá muito tempo para a sabedoria. Os jovens ainda são impetuosamente idealistas, mas os velhos podem conferir o equilíbrio a esta característica, ampliando-a com a sabedoria, talvez o maior dom do ciclo da vida humana em seus anos maduros.

OS LIMITES DA MEDICINA

As descobertas médicas sobre o envelhecimento do cérebro nos permitem fechar o hiato existente entre nossas baixas expectativas de atingirmos uma idade avançada e as grandes possibilidades que existem na realidade. No entanto elas podem nos induzir ao erro. A maioria das pessoas imagina que a medicina tem sido a principal responsável pela melhoria de saúde dos idosos e por aumentar a duração de suas vidas; assim sendo, costuma-se confiar que os médicos tenham como curar o câncer, as doenças do coração, o mal de Alzheimer e outros distúrbios degenerativos comuns entre os idosos. Tal crença ignora o fato de que o envelhecimento bem-sucedido é muito mais do que evitar as doenças, embora seja importante. Envolve toda uma vida de dedicação a si próprio, todos os dias; um médico pode ajudá-lo nesta empreitada, mas a medicina não substitui a sua atitude.

O papel da medicina moderna no que diz respeito a aumentar a nossa expectativa de vida está ficando mais fraco a cada década. Na grande era dos caçadores de micróbios que começou por volta de 1870 e durou quase um século, a medicina conseguiu progressos inegáveis, erradicando doenças infecciosas de todos os tipos. Este sucesso passado é uma das razões pelas quais os americanos estão dispostos a suportar o esmagador custo da saúde neste país, que já passou de 700 bilhões de dólares e caminha para 1 trilhão na próxima década. Temos fé em que este fantástico desembolso irá nos comprar alguns anos a mais de vida, assim como o investimento feito na descoberta da penicilina ou na vacina Salk, mas a contribuição global da medicina — passado, presente e futuro — pode estar sendo grandemente exagerada.

Desde 1900 que a média de vida dos americanos aumentou em 50%, só que grande parte deste aumento não afeta quem quer que tenha sobrevivido aos primeiros anos de vida e primeira infância. Examinando-se o gráfico que se segue, pode-se ver como foi pequeno o período de vida a mais que as gerações recentes ganharam na vida adulta. Dois gráficos, na verdade, foram sobrepostos aqui. Na parte de baixo está indicada a expectativa de vida quando se nasce: isto é relevante quando se fala do tremendo aumento de 26 anos em expectativa de vida ocorrido entre 1900 e 1990. Na parte superior, contudo, o segundo gráfico indica a expectativa de vida medida a partir dos 50 anos de idade, e, embora também aumente constantemente, o faz em proporções bem modestas. Um homem de 50 anos de idade hoje em dia pode esperar viver apenas mais oito anos do que um homem de 50 em 1900.

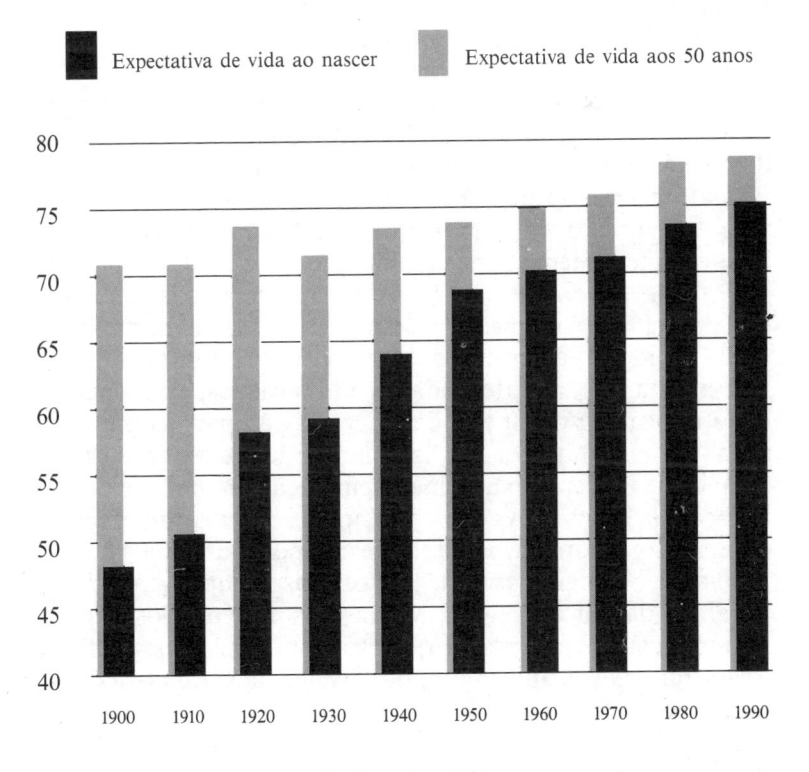

■ Expectativa de vida ao nascer   ▪ Expectativa de vida aos 50 anos

O fato é que neste século a medicina conseguiu progressos notáveis na eliminação da mortalidade infantil, basicamente ao reduzir as mortes no parto e causadas por doenças contagiosas como pólio, varíola, sarampo, pneumonia e gripe. Em contraposição, o impacto de suas descobertas sobre a mortalidade adulta foi muito menos dramático, e há fatos bastante persuasivos para demonstrar que a pesquisa médica ainda não está retribuindo os benefícios que a sociedade espera:

• *Câncer.* A taxa de mortalidade devida ao câncer não mudou em 50 anos. O diagnóstico precoce nos dá a ilusão de que os pacientes estão vivendo mais do que no passado, mas, ao que tudo indica, os tratamentos modernos não chegam a prolongar a vida, como um todo. Se fosse assim, as pessoas estariam morrendo de câncer em idades mais avançadas do que no passado, o que não é o caso. As mortes por câncer ocorrem mais ou menos na mesma idade em que ocorriam no tempo de nossos avós, e a taxa de mortalidade como um todo — cerca de 20% das causas de morte podem ser atribuídas ao câncer — tem permanecido estável pelo menos desde o final da década de 1940. Na verdade, a recente elevação das estatísticas do câncer do pulmão entre os negros e mulheres, algo vinculado ao aumento do uso de cigarros nestes grupos, aumentou ligeiramente o percentual.

• *Doenças do coração.* Já discuti o ambíguo estado de coisas referente aos ataques do coração. As taxas de mortalidade estão caindo — ao ritmo lento de 1 ou 2% ao ano —, mas a causa, ou seja, as enfermidades coronarianas, está longe de ser erradicada. A despeito das maciças campanhas preventivas, artérias danificadas estão aparecendo até em crianças de 10 anos de idade, com ampla disseminação em metade da população de 20 anos. As duas principais cirurgias para doentes do coração, a popularmente conhecida ponte de safena e a angioplastia ou angioplastia de balão, quase sempre são efetivas no alívio da dor da angina. Mesmo assim, repetidos estudos não têm conseguido provar que estas operações dispendiosas e tão traumáticas aumentem, na verdade, a expectativa de vida do paciente.

• *Distúrbios degenerativos.* Ainda carecemos de tratamento efetivo para muitas enfermidades crônicas, tais como a artrite, o diabetes, a esclerose múltipla e a osteoporose. A medicina moderna às vezes pode ajudar através do uso de drogas para diminuir a dor ou tornar mais lenta a progressão dessas doenças, mas não somos capazes de curar os pacientes ou sequer explicar por que motivo ficam doentes.

• *Medicamentos.* A dependência de drogas, em particular comprimidos para dormir e tranqüilizantes, continua a crescer. Estima-se que o americano médio *saudável* toma 3,5 tipos de remédios, comprados na farmácia com ou sem a receita. Uma pessoa doente pode tomar 10 remédios ou mais. Um estudo datado de 1988, feito na Califórnia, conclui que o excesso de remédios representa um risco maior para os idosos, sendo que algumas dessas drogas existem apenas para aliviar o efeito colateral de outras drogas tomadas anteriormente.

Há também um grande problema relacionado à obediência às ordens médicas, já que muitos pacientes ou não tomam a medicação adequada ou tomam erradamente. Pelo menos metade dos pacientes idosos deixa de seguir as instruções para os medicamentos que tratam do glaucoma, a principal causa de cegueira no país; milhões de pessoas deixam de tomar corretamente os remédios contra a hipertensão arterial. Irresponsavelmente eles os misturam com tranqüilizantes, álcool, cigarros e comprimidos para dormir, e o resultado é um número incontável de casos de doença desnecessária e morte.

• *Vícios.* Depois de focalizar a atenção pública neste assunto por mais de vinte anos, o país está ficando mais viciado a cada ano que passa, e não menos. Nenhum tratamento efetivo para o alcoolismo foi encontrado ("efetivo" aqui significa curar pelo menos 50% dos pacientes). O vício em drogas já atingiu as crianças; cada vez mais operários, mulheres jovens e minorias fazem uso do cigarro. Vinte e cinco anos depois do relatório do Chefe do Departamento de Saúde do país sobre os males causados pelo fumo, 58 milhões de adultos — quase um terço da população dos Estados Unidos — ainda fumam; 75% dizem que querem deixar, mas não conseguem.

• *Custos médicos.* O custo da saúde continua a bater recordes, tornando uma longa estada num hospital catastroficamente dispendiosa para a maioria das pessoas. Um leito fica na faixa de 500 a 2.000 dólares diários, dependendo da necessidade de tratamento intensivo, e contas superiores a 100 mil dólares para tratamento de uma única doença que implique risco de vida são comuns. Cerca de um quarto de todos os gastos incide no último ano de vida, quando são comuns esforços dispendiosos para afastar enfermidades mais graves. (Inevitavelmente, a última doença — aquela que o médico não consegue curar — é a mais cara.) A menos que haja uma reviravolta inesperada, o custo disparado dos seguros de saúde poderá acabar com os lucros de muitas das 500 empresas mais ricas listadas pela revista *Fortune* ainda antes do ano 2000.

• *Consciência social.* A pesquisa médica disparou bem na frente da compreensão da pessoa comum. A maioria dos americanos é incapaz de descrever acuradamente o papel do colesterol no organismo, a função dos genes ou a natureza do sistema imunológico. Poucas pessoas são capazes de listar os maiores agentes carcinogênicos em ordem de perigo (muitos pensam que *qualquer* produto químico pode causar câncer).

Tendo em vista estas tendências sombrias, é altamente improvável que estejamos entrando numa idade de ouro para a longevidade, graças à medicina. Estima-se que a cura das doenças cardíacas e do câncer acarretaria um aumento líquido na expectativa de vida de menos de dez anos (a lógica aqui é que ambas as doenças atacam basicamente após os 65 anos, as pessoas que morrem do coração e de câncer já estão perto do fim do que poderiam esperar viver, sendo assim privadas de um número relativamente pequeno de anos de vida).

Há, contudo, um lado positivo para a atual crise da medicina: valorizar muito a necessidade da iniciativa pessoal. A longevidade ainda é uma realização de cada um; e acontece basicamente naqueles cujas expectativas são altas o bastante para persegui-la. O nosso país poderia tornar-se uma terra onde ninguém se visse fragilizado e incapacitado pela idade, mas, para isto acontecer, precisamos ver o ciclo completo da vida humana como uma curva em ascensão. Hoje, felizmente, poucos sinais de envelhecimento ''normais'' ainda não foram desafiados, e estudos importantes provaram que esperamos muitíssimo pouco do corpo idoso, o qual tem grande potencial para melhorar em idades muito avançadas.

MAIS VELHO NÃO, MELHOR

Em 1958, em Baltimore, teve início um projeto *sui generis*: 800 homens e mulheres com idades entre 20 e 103 anos apresentaram-se como voluntários para serem examinados à medida que envelheciam. Cada uma dessas pessoas retornava todo ano ou de dois em dois anos para ser submetida a uma extensa bateria de exames. O Estudo Longitudinal de Envelhecimento de Baltimore, como este projeto ficou oficialmente conhecido, veio a ser o mais famoso do seu tipo. Seu objetivo básico era determinar o quão diferentemente os órgãos do corpo envelhecem. Centenas de descobertas foram feitas, e, de um modo geral, elas apóiam o otimismo de uma nova velhice.

Eis algumas das descobertas principais:

- À medida que as pessoas envelhecem, o seu estado físico varia grandemente de indivíduo para indivíduo, e quando chegam aos 80 ou 90 anos, as diferenças são imensas.
- Mesmo que o desempenho físico decline com o tempo, ao ser medido num grupo, isto não tem que ser verdade sempre para todas as pessoas. Há quem consiga reter a capacidade pulmonar quando todos os demais já a perderam; outros chegam mesmo a melhorar suas funções renais ou a quantidade de sangue que o coração bombeia a cada batimento. Na maioria destes casos, o indivíduo conservou em atividade o órgão em questão: "use-o ou perca-o" foi a chave.
- A função mental também é conservada com o uso. Por exemplo, quem ganha a vida resolvendo problemas tende a reter esta capacidade ao envelhecer, mesmo que a função decline no grupo como um todo.
- Os órgãos mais complexos, como os músculos, são os primeiros a declinar. A perda de tecido muscular é a principal razão pela qual as pessoas são incapazes de reali-

zar a mesma carga de trabalho da juventude depois que envelhecem.
- Ser moderadamente gordo na meia-idade aparentemente não reduz a duração da vida (o que depende, contudo, de se evitar os daninhos efeitos colaterais do excesso de peso, como o diabetes, a hipertensão e a insuficiência cardíaca).
- Ser sexualmente ativo no início da juventude e durante a meia-idade aumenta as chances de se permanecer sexualmente ativo na velhice. Aqui também há uma significativa variação de pessoa para pessoa. Homens casados na faixa entre 60 e 80 anos podem manter relações sexuais tanto três vezes por ano quanto uma vez por semana, se não mais. A maioria das pessoas examinadas, contudo, acreditava que a atividade sexual regular fosse boa para a saúde.
- Quando solicitados a realizar exercícios leves ou moderados, os homens de 60 anos mostraram-se tão eficientes quanto os de 20, só que os mais velhos tiveram que usar um percentual maior de sua capacidade física total. (Os pesquisadores da Tufts University descobriram que corpos idosos se beneficiam tanto com o exercício quanto os jovens; o ganho em massa muscular após 12 semanas de musculação foi o mesmo para os sexagenários e para pessoas muito mais jovens.)
- Os idosos metabolizam o álcool tão bem quanto no tempo em que eram jovens, porém seus efeitos são mais fortes. Depois de tomar um drinque, a pessoa mais velha apresentará uma reação menor e mais problemas com a memória e com a capacidade de tomar decisões do que uma pessoa mais jovem.
- Os altos níveis de colesterol não continuam aumentando com a idade. Eles alcançam o pico por volta dos 55 anos (um pouco mais cedo para os homens e um pouco mais tarde para as mulheres).
- Embora a tolerância ao açúcar decline com a idade, isto leva ao diabetes do tipo II apenas em algumas pessoas; outras não contraem a enfermidade a despeito da

modificação na sua capacidade de usar a glicose existente no seu sangue.

Isto representa apenas uma fração do que os pesquisadores de Baltimore descobriram, mas é o bastante para confirmar um dos pontos principais com que comecei: com a idade cada pessoa vai adquirindo características cada vez mais únicas, e nesta sua individualidade está incluída a possibilidade de melhoria em qualquer setor. De 650 homens, só 12 conseguiram melhorar a função renal, enquanto a vasta maioria sofreu alguma forma de declínio ou permaneceu na mesma. Aquele pequeno grupo de 12, contudo, é o bastante para nos dar uma idéia das possibilidades que há.

O novo paradigma nos diz que estamos constantemente fazendo e desfazendo os nossos corpos no nível quântico, o que significa dizer que estamos constantemente também revelando algum potencial oculto. Parte deste potencial será positiva, parte negativa. O campo tem uma atitude neutra; os nossos desejos e expectativas é que vão governar a resposta que teremos. Se pensarmos em como melhorar as funções físicas e mentais a cada dia do resto de nossas vidas, três valores surgirão como parte integrante da intenção de cada pessoa:

1. a longevidade em si, já que a vida é um bem fundamental
2. a experiência criativa, o que conserva a vida interessante e nos faz querer continuar vivendo
3. a sabedoria, que é a recompensa coletiva de uma vida longa

Impossível estabelecer limites sobre o que pode se conseguir em cada área. A criatividade e a sabedoria inspiraram Picasso, Bernard Shaw, Michelangelo, Tolstói e outros gênios longevos até o dia em que morreram. Verdi escreveu uma de suas maiores óperas, *Falstaff*, aos 80 anos, e o grande naturalista alemão, Alexander von Humboldt, completou seu mais importante trabalho, intitulado *Cosmos*, aos 89. Há imensa beleza e dignidade nessas realizações outonais; a cúpula da basílica de São Pedro parece ainda mais digna de admiração pelo fato de Michelangelo tê-la projetado na sua nona década de vida.

Psicólogos que estudam a criatividade dizem que pintores e escritores com freqüência produzem mais novas idéias aos 60 ou 70 anos do que produziram aos 20. Uma variável interessante é que quanto mais tarde você se dedica a uma atividade criativa, mais provavelmente você continuará dedicado a ela na velhice. Eliot Porter, um dos maiores fotógrafos americanos especializados em paisagens, não publicou seu primeiro trabalho senão quando já estava com 50 anos. Julia Child ingressou na televisão na meia-idade. Em ambos os casos, o sucesso foi aumentando cada vez mais nas três décadas seguintes.

A experiência criativa pode ampliar a própria estrutura do cérebro. Estudos chineses realizados com anciãos de Xangai indicam que pessoas com menos instrução têm maiores taxas do mal de Alzheimer; depreende-se que quem estudou, tendo sido treinado a usar o cérebro, estimula uma atividade cerebral sadia. É fato comprovado que aumenta o fluxo de sangue destinado ao cérebro durante os períodos de pensamento criativo; um EEG característico de ritmos coerentes abrangendo todas as faixas de ondas cerebrais é associado com as experiências que caracterizam a arte e a criatividade de um modo geral, experiências essas que podem ser resumidas na satisfação de uma determinada descoberta, quando a pessoa exclama algo como "Ah!" ou "Heureca!" É também um mito pensar que faz mal ao cérebro o excesso de trabalho mental. Desde que agradável, a atividade mental concentrada gera os padrões de ondas alfa de "alerta repousado", o estado de relaxamento consciente também encontrado na meditação.

Certos neurotransmissores desejáveis, tais como a serotonina, também aumentam durante atividades criativas que tragam prazer ao indivíduo (aqui também a mesma mudança é associada com o alerta em repouso encontrado na meditação). O quadro neurológico ainda é discutível, mas os resultados gerais — mais anos de existência plena — não são. Será o caso de se pensar então que querer tanta vida, criatividade e sabedoria quanto for possível é algo muito desejável. Se as suas expectativas nessa área são baixas, você provavelmente não as excederá, enquanto que a determinação de padrões muito altos faz com que cada década valha a pena que se espere com ansiedade. (Gosto muito de uma frase de Lorde Byron que gravei em minha memória quando criança na Índia: "Um homem deve tentar esticar a mão além do seu alcance, se não, para que serviria o céu?") Uma sensação de "mestria ativa... é o estado do ego mais claramente associado à longevidade", escreveu David Gutmann, pesquisador especialista em gerontologia na Universidade de Michigan. Esta conclusão veio após estudar pessoas longevas de diversas culturas e períodos da história. Mestria ativa significa ter autonomia sobre a própria vida e suas circunstâncias, e não ter poder sobre os outros. Transcendendo qualquer conjunto de evidências sobre o envelhecimento e como preveni-lo, o fator mais importante de todos é que você faça qualquer coisa de criativo da sua existência.

O renomado autor religioso Huston Smith uma vez declarou: "A fim de viver, o homem precisa acreditar naquilo pelo qual vive." As pessoas definham e morrem quando perdem a essência de suas crenças. Desenvolver todo o seu potencial pode ser a meta mais significativa da sua vida. Qualquer que seja sua idade, seu corpo e mente não passam de uma minúscula fração das possibilidades ainda abertas a você — sempre há um número infinito de novas habilidades, *insights* e realizações à frente.

Todo este potencial está fora do alcance para a vasta maioria das pessoas, que mal têm habilidades com que preencher 65 anos de existência. Desta forma, é extremamente importante começar a desenvolver sua capacidade conscientemente, libertando-se das expectativas sociais e colocando para si próprio o objetivo de se tornar um mestre. A razão subjacente ao motivo pelo qual os idosos se sentem marginais em nossa sociedade, afastados do fluxo principal das atividades e do valor social, é que eles próprios não têm um ideal positivo do estágio de vida no qual se encontram. Para ajudá-lo a definir sua vida ideal, fiz uma lista com dez *chaves para a mestria ativa*. Sumarizam muito do que aprendemos até agora sobre envelhecimento e consciência. Pretendem também ser ideais práticos, ideais que podem se transformar em ação todos os dias (detalharemos o tipo de ação no capítulo "Na Prática" que se segue).

DEZ CHAVES PARA A MESTRIA ATIVA

1. Ouça a sabedoria do seu corpo, que se expressa através de sinais de conforto e desconforto. Ao escolher um determinado comportamento, pergunte a seu corpo, "Como se sente a este respeito?" Se o seu corpo enviar um sinal de sofrimento físico ou emocional, cuidado. Se o sinal for de conforto e animação, siga em frente.

2. Viva no presente, pois é o único momento que você tem. Fique atento ao aqui e agora; procure a plenitude de cada momento. Aceite o que chega até você total e completamente de modo que possa apreciar, aprender e deixar passar — seja o que for. O presente é como deveria ser. Reflete leis infinitas da natureza que trouxeram a você este exato pensamento, esta exata reação física. Este momento é o que é porque o universo é o que é. Não lute contra o infinito esquema das coisas; em vez disso, una-se a ele.

3. Aproveite algum tempo para ficar em silêncio, para meditar, acalmar o diálogo interior. Nos momentos de silêncio, perceba que está entrando em contato com sua fonte de pura consciência. Preste atenção à sua vida interior para que possa ser guiado pela intuição e não por interpretações impostas externamente do que é bom ou não para você.

4. Renuncie à necessidade de aprovação externa. Você é o único juiz do seu valor, e o seu objetivo é descobrir um valor infinito em si próprio, não importa o que os outros pensem. Esta percepção traz grande liberdade.

5. Quando você se descobrir reagindo com raiva ou antagonismo a qualquer pessoa ou circunstância, acredite que só está lutando consigo mesmo. Resistir é a resposta de defesas criadas por velhas mágoas. Ao renunciar à raiva, você estará se curando e cooperando com o fluxo do universo.

6. Saiba que o mundo "lá fora" reflete a sua realidade "aqui dentro". As pessoas contra as quais você reage mais fortemente, seja com amor ou ódio, são projeções do seu mundo interior. O que mais você odeia é o que mais nega em si mesmo. Use o espelho dos seus relacionamentos para guiar sua evolução. A meta é o autoconhecimento total. Quando consegui-lo, o que mais você deseja estará automaticamente lá, e o que mais despreza desaparecerá.

7. Livre-se do fardo do julgamento — você se sentirá muito mais leve. Julgar impõe rótulos de certo ou errado em situações que simplesmente são. Tudo pode ser compreendido e perdoado, mas quando você julga, fecha as portas à compreensão e abandona o processo de aprender a amar. Ao julgar os outros, você reflete sua carência de auto-aceitação. Lembre-se de que toda pessoa que você perdoa é mais uma parcela somada a sua auto-estima.

8. Não contamine seu corpo com toxinas, seja através de alimentos, bebidas ou emoções venenosas. Seu corpo é mais do que um sistema de suporte à vida. É o veículo que o transportará em sua jornada rumo à evolução. A saúde de cada célula contribui diretamente para o seu estado de bem-estar, porque cada célula é um minúsculo ponto de consciência dentro do campo de consciência que é você.

9. Substitua comportamento motivado pelo medo por comportamento motivado por amor. Medo é produto da memória, que reside no passado. Ao relembrarmos o que nos magoou antes, dirigimos nossas energias para nos assegurarmos de que uma antiga mágoa não se repetirá. Mas tentar impor o passado ao presente jamais afastará

a ameaça de ser magoado outra vez. Isto só acontece quando você encontra a segurança de seu próprio ser, que é o amor. Motivado pela verdade dentro de você, será possível enfrentar qualquer ameaça porque sua força interior é invulnerável ao medo.

10. Compreenda que o mundo físico é apenas um espelho de uma inteligência mais profunda. A inteligência é o organizador invisível de toda a matéria e energia, e uma vez que uma porção desta inteligência reside em você, você compartilha o poder organizador do cosmos. Por ser inseparavelmente ligado a tudo, você não pode se permitir prejudicar o ar e a água do planeta. Mas a um nível mais profundo, você também não pode se permitir viver com uma mente venenosa, porque todo o pensamento deixa uma impressão registrada no campo da inteligência. Viver em equilíbrio e pureza é o bem mais elevado para você e para a Terra.

A vida é uma empreitada criativa. Há muitos níveis de criação e, assim sendo, muitos níveis de possível mestria. Ser completamente amoroso, evitar julgamentos e auto-aceitar-se são um grande objetivo, mas o importante mesmo é trabalhar a partir de um conceito de totalidade. O eminente psiquiatra Erik Erikson lamenta o fato de a sociedade não ter uma visão do fim da estrada: "A nossa civilização não acolhe o conceito da vida como um todo." O novo paradigma nos provê este conceito ligando corpo, mente e espírito em uma unidade. Os últimos anos deveriam ser uma época em que a vida se tornasse um todo. O círculo se fecha e o propósito da vida é atingido. No tocante a este ponto, a mestria ativa não é apenas um meio para sobreviver à idade avançada — é a estrada para a liberdade.

NA PRÁTICA
O sopro de vida

No seu sentido mais completo, mestria ativa significa dominar a vida como um todo. É um processo de integração, pois comumente muitos aspectos da mente são bastante separados e dissociados do corpo, sendo também separados do espírito. Sentado silenciosamente e consciente de si próprio, você notará que sua percepção fica tomada de "ruídos" mentais (pensamentos aleatórios, emoções, lembranças), além de ocasionais sensações físicas que podem ter ou não relação com o que está se passando na sua mente. Em geral, a percepção do espírito é completamente perdida ou ignorada; mesmo em momentos de silenciosa contemplação, aquelas pausas bem-vindas em que a pessoa se distancia do turbilhão habitual dos eventos mentais, a maioria não reconhece estar entrando em contato com o seu self essencial.

Trazer todos esses ingredientes de volta à unidade não é possível, considerando-se exclusivamente o nível mental ou físico. Atentar a um deles tende a excluir automaticamente o outro. A unidade pode ser conseguida em muitos níveis profundos de consciência através da meditação, quando a dualidade mente e corpo é transcendida, mas a meditação restringe-se ao tempo especial a ela destinado. Como integrar as horas restantes das nossas vidas?

Milhares de anos atrás sábios indianos deram uma resposta a isto na forma de *prana*, a forma mais sutil de energia biológica. O prana está presente em cada evento mental e físico; flui diretamente do espírito, ou da consciência pura, para trazer inteligência e consciência a todos os aspectos da vida. Às vezes vê-se o prana definido como "força vital" ou "energia vital", mas o que é mais importante que uma definição é ter conhecimento experimental. Se você puder experimentar o prana, poderá também começar a alimentá-lo e preservá-lo. A importância enorme da energia vital foi reconhecida em muitas tradições culturais; os chineses a conhecem como *Chi* e controlam seu fluxo através da acupuntura, meditação e exercícios especializados tais como o *tai chi*. Outros nomes para o sopro de vida aparecem no sufismo, no cristianismo místico e nos ensinamentos do antigo Egito. O que é universalmente aceito é que quanto mais prana você tem, mais vitais serão os seus processos mentais e corporais. Equilibrado, o prana dá origem às seguintes qualidades:

RESULTADOS DO PRANA EQUILIBRADO

Vivacidade mental	Formação adequada de tecidos
Sistema nervoso responsivo; boa coordenação motora	Sono saudável
Ritmos corporais equilibrados (fome, sede, sono, digestão, eliminação etc.)	Forte imunidade a doenças
Entusiasmo	Vitalidade física
Realização espiritual	Senso de jovialidade

Estas são as qualidades naturais da vida humana quando equilibrada e plena. O prana exaurido é diretamente ligado ao envelhecimento e à morte. Nada pode permanecer vivo quando o prana está ausente, porque ele é inteligência e consciência, os dois ingredientes vitais que animam a matéria física. O prana pode ser experimentado de muitos modos: quando você está tomado de súbita energia, sente o influxo de uma clareza e vivacidade súbitas, ou simplesmente percebe que está "no fluxo", a sua atenção foi atraída para o prana. Algumas pessoas o sentem como uma corrente de energia em seus corpos. Estas sensações tendem a ser consideradas como sendo qualquer outra coisa (zumbido no ouvido, nervos formigando, pulsação acelerada), mas isto não passa de um reflexo do modo como somos ensinados a perceber os nossos corpos. Na Índia o corpo é percebido primeiro como um produto da consciência e apenas secundariamente como objeto material. A conservação do prana é considerada extremamente importante, e os antigos ensinamentos transmitem as seguintes regras básicas para assegurar a presença no corpo de um prana equilibrado e vital em todas as idades:

Dieta. Coma alimentos frescos, preferivelmente produzidos em casa. O prana mais elevado se encontra em alimentos saídos diretamente da horta. Comida velha rapidamente perde seu prana. Na verdade, qualquer coisa velha, bolorenta, rançosa ou mofada indica a ausência da energia vital e deve ser evitada. Alimentos industrializados também têm um nível muito baixo de prana. A água de beber deve ser pura; a melhor é a água da fonte ou a resultante da neve derretida. Água poluída é deficiente em prana.

Exercícios. A atividade física aumenta o prana ao trazer energia para o corpo, a menos que levada ao ponto da exaustão. Exaustão e fadiga são importantes indicadores da exaustão do prana. (Na medicina ocidental também reconhecemos esta questão: quando o exercício físico é conduzido a um ponto além das reservas de oxigênio do corpo, ele tem que ganhar energia metabolizando seus próprios tecidos. Ver a discussão sobre metabolismo catabólico e anabólico, páginas 183 e 184.)

Respiração. A fonte principal de prana do organismo é a respiração, o que, numa ótica mais ampla, capta o oxigênio, e, num nível mais sutil, capta a energia da vida. O prana é assim literalmente identificado com o sopro de vida. Os sábios antigos consideravam que a qualidade da vida de uma pessoa seria refletida na qualidade da sua respiração. Quando a respiração é refinada, lenta e regular, a circulação do prana está alcançando todos os níveis de corpo e mente, promovendo um estado de equilíbrio completo.

Comportamento. Nossos atos podem danificar ou alimentar o prana do corpo. Um comportamento tenso, áspero, conflituoso (a que hoje em dia chamamos de comportamento estressado) perturba o fluir do prana. O comportamento refinado que vem de uma sensação de tranqüilidade e auto-aceitação promove um prana equilibrado. A atitude de não-violência (*Ahimsa*), às vezes chamada de reverência pela vida, está na raiz do comportamento que favorece a vida.

Emoções. Quatro emoções negativas — medo, raiva, cobiça e inveja — desequilibram o prana e devem ser evitadas. Emoções positivas, particularmente o amor, aumentam o prana. O amor é considerado a emoção mais básica que a consciência humana pode sentir; assim, é a que está mais próxima da fonte da vida. A onda de bem-estar que você sente quando se apaixona deve-se ao fato de terem sido, inconscientemente, abertos os canais da consciência que permitem que mais prana flua. Emoções reprimidas através de vergonha e culpa fazem com que esses canais se contraiam. Quando o prana é impedido de fluir, desenvolvem-se focos de inércia e estagnação, os quais acabam por promover doenças. A depressão é um estado de quase completa ausência de fluxo, e é associada a enfermidades crônicas, envelhecimento e morte prematuros.

Assim, uma vida saudável, tal como é medida pela conservação do prana, exige o seguinte:

- Comida fresca
- Água e ar puros
- Sol
- Exercícios físicos moderados
- Respiração equilibrada e refinada
- Comportamento não-violento e reverência pela vida
- Emoções amorosas positivas; livre expressão das emoções

Pense na diferença entre uma salada feita com verduras recém-colhidas na sua horta e uma outra feita com as mesmas verduras compradas no supermercado. Compare um piquenique nas montanhas com um sanduíche numa lanchonete, ou o sabor da água fresca da fonte com o da água clorada de uma torneira na cidade. O frescor indica a presença de prana; a falta de frescor indica sua ausência.

O fator menos assimilado em nossa cultura é a respiração equilibrada, o que na Índia é considerado importantíssimo. A própria palavra respirar implica mais do que a ação física de bombear o ar para dentro e para fora de nossos pulmões. Pode-se dizer que a respiração seja o ponto de junção entre mente, corpo e espírito. Cada mudança de estado mental é refletida na respiração e depois no corpo. Indicações em escala maior, como a postura ou sensações nitidamente corporais, são relacionadas de modo direto com o estilo de respirar da pessoa.

As mudanças de sentimentos são registradas imediatamente no modo como a pessoa respira. A raiva produz inspiração superficial e expiração forte e ofegante. O medo cria uma respiração rápida, rasa e desigual. Já da tristeza resulta uma respiração espasmódica, entrecortada — do tipo que acontece quando se está soluçando. Por outro lado, emoções positivas, como a alegria, induzem a uma respiração mais regular, já que a cavidade torácica relaxa. Em momentos em que a mente pára, alcançada por uma visão de extrema beleza ou por uma revelação, assim também pára a respiração — é a isto a que as pessoas que vêem o Grand Canyon pela primeira vez se referem quando falam que foi "de perder o fôlego". Em um nível mais sutil, a entrada no silêncio da meditação profunda reduz o ritmo da respiração, e o que os mestres espirituais chamam de "êxtase de Deus" — contemplar diretamente o espírito — reflete-se em pouca ou nenhuma respiração.

Este fenômeno funciona também ao contrário — modificar o padrão da respiração gera emoções alteradas. Como jovem interno de plantão na sala de emergência, ensinaram-me a acalmar pacientes agitados simplesmente sentando-me ao lado deles e pedindo que respirassem vagarosa, profunda e regularmente junto comigo. Quando caíamos num ritmo respiratório relaxado, nossos corpos espontaneamente se ajustavam, harmonizados, e suas emoções agitadas eram acalmadas.

No quadro que mostro a seguir aparecem alguns exemplos extraídos da experiência comum de como funciona o elo que liga respiração, corpo e emoção.

Como se pode ver, quando a alegria, o amor e a compaixão dominam, a respiração é mais espontânea e relaxada. Os vários sistemas de ioga na Índia ensinam muitos tipos de exercícios respiratórios altamente controlados, conhecidos como *Pranayama*, para equilibrar a respiração, mas seu real objetivo não é produzir respiração controlada ou disciplinada em circunstâncias normais. Na verdade, prestar atenção à respiração é um veículo para liberar o estresse e permitir que o corpo encontre seu próprio equilíbrio. Uma vez em equilíbrio a respiração iogue é espontânea e refinada, de tal modo que as refinadas emoções do amor e da devoção podem ser levadas através do corpo em todos os nívèis. Quando as suas células experimentam a plenitude do prana, estão recebendo o equivalente físico dessas emoções.

Os dois exercícios seguintes são para equilibrar a sua respiração. Não são pranayamas completos, que devem ser feitos em conjunção com a meditação e as posturas iogues,* mas, quando realizados adequadamente, estes exercícios darão a você a experiência do prana como uma sensação luminosa, refrescante e fluida no seu corpo. De um modo geral, seus músculos se tornarão notavelmente quentes e relaxados. No plano mental, a respiração equilibrada é refletida numa sensação de calma, livre de tensões, e de quietude, já que a estática dos pensamentos inquietos cede lugar ao silêncio.

---

* O pranayama forma uma parte importante dos procedimentos tradicionais da medicina ayurvédica que emprego na minha clínica. O leitor interessado pode consultar um livro méu anterior intitulado *Perfect Health* (Nova York: Harmony Books, 1990), que detalha o programa completo do Maharishi Ayurveda, uma espécie de revivescência do mais poderoso conhecimento da antiga "ciência da vida" da Índia.

NA PRÁTICA 317

EMOÇÃO	SENSAÇÃO CORPORAL	PADRÃO DE RESPIRAÇÃO	POSTURA
AFLIÇÃO, PERDA, MÁGOA	Sensação de vazio, especialmente na boca do estômago. Corpo apático, lânguido e fraco	Espasmódica, suspirante e superficial, como quando se soluça	A postura passa a impressão de desconforto. Fechada, contraída, recurvada de um modo ou de outro. Pescoço e costas tensos.
MEDO E ANSIEDADE	Músculos enrijecidos; coração disparado; boca seca; suor anormal; cabeça latejante	Rápida, superficial, desigual e irregular	
RAIVA	Corpo tenso; sensação de pressão, especialmente na área do peito; as mãos podem ficar cerradas; alargamento das narinas	Inspiração superficial; expiração forte e ofegante	
CULPA	Sensação de estar sendo esmagado por enorme peso; sensação de estar sendo empurrado para baixo	Respiração confinada; sensação de sufocamento; incapacidade de apreender integralmente o sopro de vida	
ALEGRIA, AMOR, COMPAIXÃO	Abertura da postura; músculos relaxados; calor no corpo, em especial no coração; palmas abertas; sensação de energia no corpo	Profunda, regular, espontânea, confortável, suave, fácil	A postura passa a impressão de bem-estar; relaxada; ombros abertos, costas eretas e confortáveis; pescoço flutuando confortavelmente sobre a espinha

(Os padrões de respiração acima descritos apresentam-se quando a emoção é esmagadora e domina por completo a estabilidade da pessoa. Aparecem, contudo, numa forma mais sutil quando a emoção está sendo experimentada.)

EXERCÍCIO 1: RESPIRAÇÃO DO CORPO

Sente-se quieto numa poltrona ouvindo música suave, ou ao ar livre ouvindo o vento nas folhas das árvores. Ao ouvir, deixe sua atenção fluir suavemente para fora dos seus ouvidos quando você expirar, sem forçar. Repita por um minuto, depois faça a mesma coisa com seus olhos, deixando a atenção sair com o ar, lenta e gentilmente. Repita através das narinas, a boca e depois deixe-se ficar sentado bem quieto, só ouvindo a música, com todo o seu corpo.

Em seguida, concentre-se em seu peito. Localize o centro do seu coração (no ponto onde se juntam as costelas e o esterno) e exale o ar por aí, deixando sua atenção sair com o ar expirado. Continue delicadamente por outro minuto, depois fique quieto, consciente do seu corpo. Este exercício leva cerca de dois minutos, mas pode ser estendido, executando-se mais um ou dois ciclos.

Este exercício liga conscientemente a respiração ao sistema nervoso, ajudando a promover sua integração suave. É delicioso de se realizar ao ar livre, sentando-se perto de água corrente ou debaixo de uma árvore quando o vento agita levemente suas folhas. Sentir a sua consciência fluindo na respiração proporciona uma poderosa sensação de harmonia com a natureza.

EXERCÍCIO 2: A LUZ QUE SE EXPANDE

Fique de pé, olhos fechados, braços para baixo, ao lado do corpo, e reviva com intensidade a sensação de sua última experiência estimulante. Recapture a sensação de estar feliz, vibrante e despreocupado. (Você pode usar uma imagem visual, uma lembrança amorosa, um momento de triunfo no passado — qualquer coisa que traga a sensação de alegria de volta; não se preocupe se for muito fraca, basta a intenção de estar com ela.)

NA PRÁTICA

Ao fazer isto, inspire lentamente pelo nariz e comece a esticar os braços, também devagar. Imagine que, à medida que for inspirando, seu fôlego irá se expandindo a partir do centro do seu peito. É uma luz em expansão que faz seus braços flutuarem abertos sem esforço, e, junto com a luz, sua sensação de alegria e felicidade também se expande. Se quiser, pode visualizar isto como uma bola de luz refulgente branco-azulada, ou apenas como uma sensação. Deixe a luz crescer tão lenta ou rapidamente quanto ela quiser, sempre se espalhando a partir do centro do seu coração, alcançando a ponta dos seus dedos, a sua cabeça e os dedos dos seus pés. Você também estará sorrindo, e deixe também o seu sorriso se ampliar.

No ponto de extensão máxima, comece bem devagar a expirar pelo nariz e a trazer seus braços de volta para o lado do corpo. Faça isto lentamente, levando mais tempo para expirar do que para inspirar. Leve a luz da sensação expandida de volta para o seu peito, até que fique pequena e localizada de novo no seu coração. À medida que seus braços descerem, vá deixando a cabeça inclinar-se para a frente também.

Repita agora o exercício na próxima respiração, expandindo a sensação de novo — não dê atenção aos seus movimentos físicos, fique só com a sensação. Você quer abrir e fechar como uma flor a cada respiração.

Ao continuar, pode começar a abrir cada vez mais, lançando a cabeça para trás, expandindo o peito e ficando na ponta dos pés no final do movimento. E quando expirar, encolha-se como uma boneca de trapo, curvando os joelhos e cintura. Não acelere os movimentos, contudo, limite-se a continuar vagarosa e ritmadamente. Você vai notar que este é um exercício extremamente agradável, porque quando você se abre o seu corpo enche-se de ar, consciência e alegria ao mesmo tempo — a sensação é leve, clara, quente, estimulante. Quando você se fecha, o corpo relaxa e desaba sob o próprio peso, tornando-se mais ancorado e quieto. Você está explorando uma gama completa de sensações, o que permite à respiração sutil penetrar em todos os canais.

A CONEXÃO VATA

À medida que envelhecemos, há uma tendência natural para o prana diminuir; deve-se lutar contra isto para se preservar a juventude. Na Índia, a longevidade era tradicionalmente estudada por um ramo do conhecimento chamado Ayurveda, palavra derivada de duas raízes sânscritas, *Ayus* ou "vida", e *Veda*, significando "ciência" ou "conhecimento". Esta antiga "ciência da vida" é geralmente conhecida como a medicina tradicional da Índia, mas ela tem uma base espiritual mais profunda. O verso mais famoso dos antigos textos ayurvédicos diz, *Ayurveda amritanam* ("Ayurveda é para a imortalidade"). O significado tem duplo sentido: a promoção da longevidade sem limites, e a crença de que a vida é essencialmente imortal, crença esta que é a base para a promoção da longevidade.

De acordo com a ciência ayurvédica, a energia vital, ou prana, é canalizada através dos nossos corpos por um "vento" conhecido como *Vata*. Vata é um dos três princípios metabólicos (*doshas*) que dão forma a todas as coisas vivas, seja um mosquito, um elefante, um ser humano, um planeta, uma estrela ou todo o cosmos. O vata é responsável pelo movimento de todos os tipos. No corpo humano ele divide-se em cinco partes:

Prana Vata regula o sistema nervoso.
Udana Vata regula as faculdades cognitivas, a fala e a memória.
Samana Vata regula a digestão.
Vyana Vata regula a circulação.
Apana Vata regula a excreção.

Todos os cinco aspectos do vata são controlados pelo primeiro e mais importante deles, o prana, pois, como sugere seu próprio nome, este dosha capta o prana, a força vital, que aí então é distribuído pelo resto do corpo. Quando o Prana Vata está desequilibrado, há uma ruptura geral através do sistema. A ayurveda sustenta que a velhice é uma época particularmente sensível para tais desequilíbrios. O vata é naturalmente mais elevado na idade mais avançada, e, se a pessoa não tiver sido cuidadosa para conservar o Prana Vata equilibrado, resultarão os seguintes sintomas:

SINTOMAS DO DESEQUILÍBRIO DOS VATAS

Sintomas Físicos	*Sintomas mentais/comportamentais*
Pele seca ou áspera; rugas	Insônia
Magreza crônica; perda da massa muscular	Preocupação, ansiedade
	Constipação
Rins fracos; perda do controle da bexiga	Depressão
	Fadiga
Constipação	Confusão, pensamentos agitados
Artrite comum	
Crises de dor não específicas	Intolerância ao estresse
	Intolerância ao frio
Enfraquecimento da imunidade (suscetibilidade a resfriados, pneumonia e outras infecções)	

Você notará imediatamente a ligação estreita entre esses distúrbios devidos ao desequilíbrio dos vatas e o envelhecimento. Como o "vento" do corpo, o vata é frio, seco e penetrante. Quando se agrava, é como se um vento devastador começasse a soprar dentro do corpo. De um modo geral o primeiro lugar visitado pelo vata serão as juntas, iniciando-se aí toda uma seqüência de problemas, começando com leves crises de dor (problema que se destaca em especial no inverno, a estação pior para os distúrbios do vata) e terminando com artrite degenerativa se a ação agravada do vata persistir.

Como cada célula contém o dosha vata, os efeitos desta sua ação intensificada não se limitarão às juntas. O corpo todo começa a atrofiar e secar; os intestinos ficam secos, perdem a elasticidade e surge a constipação; presa da insônia e das preocupações, a pessoa definha, vítima de crises de dor que se agravam a cada dia. Milhões de receitas de analgésicos, tranqüilizantes e soníferos são passadas por médicos incapazes de explicar por que os pacientes idosos começam a exibir tais sintomas, já que usualmente não há nada organicamente errado, ou seja, nenhum *órgão* apresenta sinais de enfermidade ou disfunção. Os médicos tendem a desconsiderar sintomas que não tenham uma causa orgânica, considerando-os psicossomáticos ou idiopáticos (inexplicáveis).

Os idosos raramente sofrem de apenas um dos sintomas de desequilíbrio do vata e muitos os sofrem em grande escala. Se foram receitados vários remédios para cada sintoma, novos desequilíbrios começam a se acumular, pois o corpo não pode deixar de reagir com desequilíbrio aos analgésicos, diuréticos, tranqüilizantes, soníferos, betabloqueadores e todas as outras medicações comumente receitadas aos idosos. Quer gostemos ou não, um sintoma é algo que o corpo quer expressar — uma mensagem — e os remédios suprimem essa expressão.

A rapidez com que se envelhece está intimamente ligada à rapidez e à intensidade com que se agrava o vata. Algumas pessoas são extremamente dadas a sofrerem o desequilíbrio do vata, enquanto outras não. Alguns manifestam o problema do vata agravado nos dedos, levando à artrite, enquanto outras o sofrem nos intestinos, o que leva a uma constipação crônica.

O que pode causar o desequilíbrio do vata? A ayurveda segue o princípio da complementaridade — "o igual fala com o igual". O que isto significa é que qualquer que seja a qualidade que o dosha vata possua será estimulada pela mesma qualidade do lado de fora do seu corpo. Tais qualidades são as seguintes:

QUALIDADES DO DOSHA VATA

Seco
Frio
Mutável
Áspero
Móvel
Leve
Sutil
Rápido
Lidera os outros doshas

Qualquer coisa em seu ambiente que contenha as características acima servirá para aumentar o vata. Por exemplo:

SECO: Tempo seco; alimentos secos (bolachas, cereais, batatas fritas etc.)
FRIO: tempo frio, comida fria, e bebida
MUTÁVEL: mudanças súbitas na vida; morte na família; perda do emprego; mudanças de humor; mudança súbita de estação etc.
ÁSPERO: tecidos ásperos junto à pele; palavras ou comportamento áspero
MÓVEL: viagem; queda; trabalho ou exercício físico; exposição a correntes de ar ou vento
LEVE: comidas leves com alto conteúdo de ar, particularmente frutas cruas e verduras
SUTIL: mudanças sutis de humor, uma sutil corrente de ar
RÁPIDO: qualquer atividade física ou mental que requeira rapidez; ser obrigado a correr

Vamos ilustrar como essas qualidades (chamadas de *gunas* em sânscrito) interagem. Se meus rins detectarem uma carência de líquido na minha corrente sangüínea, eles segregarão um mensageiro químico específico — angiotensina 2 — que é transportada até o hipotálamo no cérebro e convertida num evento mental: eu estou com sede. Esta sensação me faz agir, e vou pegar um copo d'água.

Em termos ayurvédicos, o que aconteceu foi o fluxo continuado de um único impulso de inteligência — vata — ao registrar as necessidades de 50 trilhões de células simultaneamente. O vata tem a qualidade de ser seco, e aumenta em qualquer tipo de condição seca. Bolachas secas, o calor seco do deserto, o frio seco do ar condicionado e até mesmo humor seco, tudo isso serve para aumentar o vata. A secura nos deixa com sede porque nossos corpos percebem este vata aumentado, e o sinal persistirá até que alguma coisa úmida, como um copo d'água, faça entrar em cena a qualidade oposta e o vata recue.

Vata é o dosha mais fácil de perder o equilíbrio, mas também é o mais fácil de recuperá-lo. Como o vata prana, no aspecto mais importante deste dosha, regula o sistema nervoso, ele muda com o menor pensamento ou sensação. Fazendo as coisas que são necessárias para manter o prana vata em equilíbrio, temos um sistema completo para conservá-lo, derrotando o processo de envelhecimento em um nível extremamente sutil. Isto significa que devemos prestar atenção ao vata todos os dias. O que, na verdade, é uma coisa bastante natural e fácil de fazer — ou seja, mantê-lo em equilíbrio — através de várias medidas referentes ao nosso estilo de vida.

PACIFICANDO O VATA

Para manter o dosha vata em equilíbrio, é preciso conservar em mente as qualidades a seguir:

Regularidade:	hábitos regulares; horário de refeições, esquema de trabalho
Calor:	comida quente, bem preparada; sol; evitar comida fria e bebida
Nutritivo:	alimentos ricos, nutritivos e mesmo pesados em tempo frio; emoções que acalentam
Relaxante:	dedicar tempo a um repouso adequado; evitar situações estressantes, excesso de excitação e excesso de exercícios físicos
Estabilidade:	relações e trabalho estáveis; vida caseira estável
Calma:	trabalho quieto e ordeiro; ambiente calmo; massagem delicada (particularmente boa é a massagem com óleo de gergelim quente)
Constância:	constante suprimento de alimento e água para o corpo; não pular refeições ou seguir em frente com a barriga vazia

Um dosha é pacificado pelas qualidades que não tem. Pelo fato do vata tender a tornar as pessoas erráticas, irregulares e inconsistentes, é útil contrapor a ele o seu oposto — constância e regularidade. Pequenas coisas como não pular refeições e ir dormir na hora certa resultam em grandes dividendos no que diz respeito a pacificar o vata. A exposição prolongada ao estresse cria sério desequilíbrio no vata, de modo que uma atenção toda especial deve ser dada a se trabalhar num meio ambiente silencioso e ordeiro. Condições prazerosas no trabalho aliviam em muito a tendência do vata à incerteza e insegurança.

Quando você está sob a influência do vata, vai naturalmente querer procurar o calor; manter-se aquecido no inverno e tomar banho de sol nas outras estações do ano acalmam este dosha. Sua dieta deve enfatizar comidas bem cozidas e que sejam bastante alimentícias; a ayurveda considera inclusive comidas pesadas e oleosas como sendo boas para o vata (motivo pelo qual ensopados bem cozidos e sopas são tão atraentes no inverno). Evitar saladas frias, bebidas geladas, álcool e comida seca ou crua no tempo frio servirá também para corrigir a tendência do corpo de desenvolver o vata agravado nessas ocasiões. Em geral, estimulantes de qualquer tipo, incluindo café, fumo e álcool, criam o desequilíbrio do vata.

Quando desequilibrado, o vata é responsável por um sono leve e interrompido; para se contrapor a isto o melhor é ir para a cama cedo e evitar lcituras e televisão tarde da noite. O corpo também requer alguns períodos de calma, relaxamento e paz durante o dia, todos os dias. A meditação transcendental é a melhor solução, já que, expondo o sistema nervoso ao silêncio profundo, permite que ele harmonize todos os ritmos corporais que o vata regula. Uma vida em família pacífica e amorosa é um ideal que muita gente sente ter perdido nas décadas recentes, mas, do ponto de vista do dosha vata, é vital.

Vata tem uma afinidade especial com óleos quentes; uma massagem diária com óleo de gergelim morno nos pés, cabeça e baixo-ventre é uma das melhores medidas para aliviar estresses profundos no sistema nervoso. O óleo deve ser aplicado gentil e lentamente antes do banho da manhã e uma outra vez antes de ir para a cama. Especial atenção ao equilíbrio do vata deve ser dada sempre que você estiver se recuperando de alguma doença ou sofrendo de estresse emocional; sofrendo de *jet lag*; exibindo depressão, fadiga crônica e exaustão, ou se recuperando fisicamente de um ferimento — todas essas condições causam severa perturbação do vata.

Se você detectar sintomas crônicos do desequilíbrio do vata, as seguintes medidas específicas devem ajudar:

- Inclua sabores doces, azedos e salgados em suas refeições; eles representam equilíbrio para o vata. Este dosha requer mais alimentos azedos e salgados do que qualquer outro.
- Evite sabores adstringentes, amargos e picantes. Adstringência é considerada na Ayurveda como um sabor; é encontrada em alimentos de sabor seco que repuxam a boca (feijões, lentilhas, romãs, chá).
- Se você se sentir desconfortável morando num clima seco, frio e ventoso, pense em se mudar para um clima quente, que é mais apropriado ao equilíbrio do vata. Todas as pessoas que vivem em clima frio deveriam, segundo a Ayurveda, certificar-se de que sua casa e seu local de trabalho dispõem de ar quente e umidificado. Evite correntes de ar e exercícios prolongados ao ar livre no inverno. Comida quente e substanciosa ingerida em intervalos regulares é uma boa medida antivata em climas frios.
- Se possível, faça todas as refeições sentado num ambiente pacífico, silencioso, amistoso. Comer correndo perturba o vata. Evite qualquer tipo de dieta, jejum ou passar qualquer período de tempo com o estômago vazio.
- Se o seu apetite é irregular — um problema comum quando o vata está desequilibrado — tente fazer diversas pequenas refeições durante o dia (a última deve ser ao pôr-do-sol, ou pelo menos umas duas horas antes de se deitar.)
- Evite uma viagem prolongada sem repousar entre os vôos ou dirigir durante longo tempo. Em caso de *jet lag*, descanse e/ou durma o tempo que for preciso assim que atingir seu destino. Beba bastante líquido no trajeto; chá de

ervas ou água quente pura são coisas que ajudam em aviões a jato; bebidas alcoólicas e bebidas frias tendem a agravar o efeito dissonante sobre o dosha vata.
- Aromaterapia ou um banho quente com algumas gotas de óleo perfumado ajudam a acalmar o vata. Escolha perfumes quentes, telúricos e sedativos, como sândalo, cânfora, canela, laranja, rosa, gerânio, cravo, gualtéria e manjericão.
- Na preparação dos alimentos, as ervas e especiarias devem ser doces e quentes: gengibre, pimenta preta, açafrão, canela, mostarda, menta, pimenta-de-caiena, raiz-forte, comińho, noz moscada, cardamomo, coentro verde, erva-doce, manjericão, orégano, alecrim, sálvia e tomilho.

PARTE CINCO

A QUESTÃO DA MORTALIDADE

*Pela sua arte, espírito, você derrota
a devastação da morte.*
RIG VEDA

A ÚLTIMA fronteira da vida humana é a morte, e há milhares de anos que tentamos viajar além dessa fronteira. A despeito da óbvia mortalidade dos nossos corpos, surgem momentos quando a clara percepção da imortalidade nos atinge com súbito brilho. O poeta Tennyson escreveu sobre experiências que teve na juventude quando seu self individual "pareceu se dissolver e desaparecer num ser sem limites". Esta radical alteração da experiência comum "não foi um estado confuso", lembrava ele, "mas o mais lúcido dos lúcidos, o mais certo dos certos, inteiramente além da possibilidade das palavras — quando a morte era uma impossibilidade quase ridícula".

Por serem totalmente subjetivas, tais sensações de imortalidade não se ajustam na visão prática da ciência, e assim, tendemos a rotulá-las como religiosas. Mas milhares de pessoas parecem ter tido o privilégio de vislumbrar a realidade que abrange espaço e tempo como uma vasta bolha multidimensional. Algumas pessoas parecem ter contatado este reino atemporal através de experiências próximas da morte, mas isto também é acessível na vida diária. Bisbilhotando através da máscara da matéria "nós temos um certo sentimento, uma certa saudade que não somos capazes de colocar em palavras. É um esforço... o desejo de algo maior ou mais elevado em nós". Com estas palavras, o filósofo Jacob Needleman apontou para o que ele chamava de "nosso segundo mundo", ao qual qualquer um pode ter acesso em circunstâncias especiais.

O nosso primeiro mundo, escreveu Needleman, é "o mundo onde vivemos todos os dias, este mundo de ação, de atividade e de afazeres", governado pelos pensamentos e emoções do dia-a-dia. Mas como clarões de um relâmpago espiritual, há momentos em que o segundo mundo se faz conhecido, cheio de paz e alegria, e de um sentido claro e inesquecível do que nós realmente somos — "momentos vívidos de se estar presente em si mesmo", conforme expressou Needleman. Se o segundo mundo está dentro de nós, assim também estará o primeiro, porque, em última análise, não há nada de verificável "lá fora". Tudo que deve ser visto, sentido e tocado no mundo é reconhecível apenas como disparos de sinais dos neurônios dentro do nosso cérebro. Tudo acontece lá dentro.

Quem você é depende do mundo em que se vê vivendo. Por ser governado pela mudança, o primeiro mundo contém as doenças, o envelhecimento e a morte como partes inevitáveis do cenário; no segundo, onde há apenas o puro ser, estes componentes estão fora, em sua totalidade. Desta forma, descobrir este mundo dentro de nós mesmos e experimentá-lo, mesmo que apenas por um momento, pode ter um efeito profundo no processo de adoecer e envelhecer, se não na morte em si.

Esta possibilidade sempre foi aceita como fato no Oriente. Na Índia e na China acredita-se que alguns mestres espirituais viveram centenas de anos como resultado de terem atingido um estado de consciência sem os limites do tempo. Este estado é considerado como sendo uma das opções abertas ao espírito que alcançou o *Moksha*, ou liberação, embora nem todo mestre opte pela alternativa de ampliar a duração da sua vida. No Ocidente tais poderes são encarados com extremo ceticismo. Mas o novo paradigma nos assegura que há um nível na natureza onde o tempo se dissolve, ou, para colocar em outros termos, onde o tempo é criado.

Este nível é extremamente enigmático, mesmo por padrões quânticos, já que existia antes da criação do espaço e do tempo. A mente racional não pode conceber um tal estado, porque dizer que algo existia antes do começo dos tempos é uma contradição em termos de lógica. No entanto, os antigos sábios acreditavam que o conhecimento direto da realidade sem tempo é possível. Cada geração tem afirmado a mesma coisa.

O próprio Einstein experimentou episódios de completa liberação das fronteiras do espaço-tempo: "Em tais momentos imagina-se que se está de pé em algum ponto deste pequeno planeta apreciando, deslumbrado, a fria e, mesmo assim, profundamente comovente beleza do eterno, do imperscrutável. Vida e morte fluem numa coisa só e não há evolução nem eternidade, apenas Ser."

Foram necessárias três gerações para o novo paradigma nos mostrar que Ser é um estado muito real, existindo além da mudança e da morte, um lugar onde as leis da natureza que governam a mudança são subvertidas. A morte, em última análise, não passa de mais uma outra transformação, de uma configuração de matéria e energia para outra. Mas a menos que você possa situar-se do lado de fora da arena das mudanças, a morte representa um ponto final, uma extinção. Escapar da morte significa escapar da visão mundana que dá à morte seu terrível sentido de fechamento e fim.

— Tenho muito medo da morte — confessou uma vez um discípulo indiano a seu guru. — Ela me persegue e assombra desde que sou garoto. Por que foi que nasci? O que me acontecerá quando eu morrer?

O guru pensou, considerou demoradamente a questão e disse:

— Por que você acha que nasceu?

— Não entendo a sua pergunta — gaguejou o discípulo.

— Por que você acha que nasceu? — repetiu o guru. — Será que não se trata de algo que seus pais lhe contaram e que você tomou como certo? Você teve realmente a experiência de nascer, de entrar na existência vindo de um estado de não-existência, ou o que aconteceu foi que na sua infância, num belo dia, você se virou para seus pais e perguntou de onde vinha, e seus pais aí lhe disseram que você tinha nascido? Por ter aceito a resposta deles, a idéia da morte assusta você. Mas fique tranqüilo, não é possível nascer sem morte. São dois pólos do mesmo conceito. Porque você sempre esteve vivo e sempre estará. Mas ao aceitar o sistema de crenças dos seus pais, você concordou em temer a morte, porque a vê como um fim — esta é a possibilidade que mais vale a pena explorar.

Naturalmente que o discípulo ficou chocado porque, como o resto de nós, ele não via a morte como uma crença à qual ele aderira. O que o guru estava querendo dizer é que nascimento e morte são eventos do espaço-tempo, mas a existência não é. Se examinarmos dentro de nós, encontraremos uma vaga, mas positiva, lembrança de que sempre estivemos por aí. Ou, para colocar de outro modo, ninguém se lembra de quando *não* existia. O fato de que sejam levantadas tais questões metafísicas serve para mostrar como nós, seres humanos, somos únicos. Para nós, a morte não é só um fato concreto, mas um mistério, e precisa ser resolvido antes que o mistério do envelhecimento — o processo que leva à morte — possa ser resolvido. As próprias questões mais profundas acerca de quem somos nós e o que a vida significa estão embaralhadas com a natureza da existência.

Quando o encantamento da mortalidade estiver rompido, você se verá livre do medo que confere à morte o seu poder. O medo da morte marca muito mais as nossas vidas do que as nossas mentes conscientes estão dispostas a conceder. Conforme escreveu David Viscott: "Quando você diz que tem medo da morte, na verdade está dizendo que tem medo de não ter vivido sua verdadeira vida. Este medo cobre o mundo de silencioso sofrimento." Mas o fato de enxergar através do medo pode ser transformado numa força positiva. "Deixe que o seu medo da morte motive-o a examinar o seu verdadeiro valor e a ter um sonho para a sua vida", encorajou Viscott. "Permita que o ajude a valorizar o momento, agir com base nele e viver dentro dele."

Quero ir ainda além e sugerir que você se veja em termos de um Ser sem limites de tempo e sem morte — quando isto acontecer, cada uma de suas células despertará para uma nova existência. A verdadeira imortalidade pode ser experimentada aqui e agora, neste nosso corpo vivo. Isto acontece quando você aplica o conceito de Ser em tudo que pensa e faz. Esta é a experiência da mente sem fronteiras e do corpo sem idade para a qual nos preparou o novo paradigma.

O METABOLISMO DO TEMPO

Uma das mais brilhantes contribuições de Einstein à física moderna foi sua intuição de que o tempo linear, juntamente com tudo o que acontece nele, é superficial. O tempo parece fluir e passar; os relógios vão marcando segundos, minutos e horas; séculos e séculos de história se desenrolam e desaparecem. Mas, em última análise, Einstein provou que toda esta vasta atividade é relativa, querendo dizer que não tem valor absoluto. John Wheeler, um físico eminente, escreveu: "A própria idéia do espaço-tempo é errada, e com isto, a idéia do 'antes' e do 'depois' também fica anulada. Isto pode ser dito assim, facilmente, mas é muito difícil que esta lição seja aceita pelo mundo."

Uma prova de que ela ainda não criou raízes é que as pessoas continuam a envelhecer, seguindo um processo linear tão fielmente como se o conceito de espaço-tempo existisse mesmo. Mas se Einstein estava certo, envelhecer é uma ilusão. Envelhecer depende do "antes" e do "depois", dois conceitos que faliram há quase um século. Rumi, o poeta místico sufi, compreendeu esta verdade séculos atrás quando escreveu, "Você é o espírito incondicionado preso na armadilha das condições, o sol em eclipse". Tempo e espaço são condições, e quando nos vemos presos nestas condições, perdemos o contato com a realidade e passamos a viver uma ficção.

Einstein substituiu o tempo linear por algo muito mais fluido — a noção de um tempo capaz de se contrair e expandir, de andar mais depressa ou mais devagar. Ele costumava comparar este conceito com o de tempo subjetivo, lembrando que um minuto sentado num forno quente parece uma hora, ao passo que uma hora ao lado de uma mulher bonita parece só um minuto. O que ele queria dizer com isto é que o tempo depende da situação do observador. Para os físicos, a noção do tempo capaz de se contrair e expandir permitiu calcular melhor os vários fenômenos que ocorrem nas proximidades da velocidade da luz, que era o absoluto de Einstein, o padrão de medida universal que não podia ser alterado ou excedido. O tempo tinha que se expandir e contrair a fim de manter a velocidade da luz constante.

Todos nós temos um sentido de tempo que se expande e se contrai, parecendo se arrastar num minuto e voar no minuto seguinte, mas o que é nossa constante, o nosso absoluto? Eu acredito que seja o "eu", o âmago do nosso sentido de self. Para usar o exemplo de Einstein, se dois homens estiverem sentados ao lado da mesma mulher bonita, o tempo pode se arrastar para um, porque ela é sua irmã, enquanto que voa para o outro, que está apaixonado por ela. Isto quer dizer que cada um de nós tem um controle pessoal sobre o seu sentido de tempo. Consideremos todas as qualidades subjetivas que emprestamos ao tempo. Dizemos coisas assim:

> Não tenho tempo para isto.
> Esgotou-se o tempo.
> Seu tempo está no fim.
> Como o tempo voa.
> O tempo não passa.
> Gosto tanto de você que o tempo parece parar.

Tais afirmações nada têm a ver com o tempo medido pelo relógio. O relógio não mente sobre o tempo linear decorrido "lá fora". Mas o tempo subjetivo, o tipo que só existe "aqui dentro", é um negócio bem diferente. Todas as declarações acima refletem um estado do self. Se você está entediado, o tempo custa a passar; se está desesperado, o tempo não vai dar; se está alegre, o tempo voa; quando se está apaixonado, o tempo pára. Em outras palavras, quando quer que você tome uma atitude em relação ao tempo, na realidade estará dizendo algo a seu próprio respeito. O tempo, no sentido subjetivo, é um espelho.

Nós, médicos, sabemos que as pessoas que nunca têm tempo suficiente provavelmente irão desenvolver problemas de saúde. A descoberta do comportamento Tipo A, por exemplo, revelou que os ataques do coração eram ligados, em certo sentido, à questão de nunca se ter tempo; para um Tipo A, o próximo limite de prazo sempre é uma ameaça, e sua *luta contra o tempo* contribui para sua frustração e hostilidade. A hostilidade envia uma mensagem para o coração que contrai os vasos sangüíneos, faz elevar a pressão arterial, o nível do colesterol e gera vários tipos de arritmia, ou batimentos irregulares do coração.

Isto acontece com mais gente do que apenas com as pessoas do Tipo A. Com a aproximação do fim do ano fiscal, é comum que contadores especialistas em impostos experimentem temporárias elevações na pressão arterial e na taxa do colesterol, elevações estas que passam assim que passa o prazo fatal da entrega da documentação. Seu sentido subjetivo do tempo é o suficiente para colocar seus corpos em perigo. O que aponta para uma lição mais profunda. Peça a alguém para fazer uma omelete. Um cozinheiro habilidoso pode realizar a tarefa em cerca de dois minutos. Agora altere ligeiramente a situação, dizendo: "Faça uma omelete, mas só tem dois minutos." Quase sempre isto fará com que o cozinheiro mais experimentado fique tenso e aflito. A pressão do tempo faz com que os hormônios do estresse sejam liberados, o que, por sua vez, eleva o número dos batimentos cardíacos por minuto. Se a pessoa luta contra esta reação, sua situação só pode piorar. Seu coração passa a ter que suportar, além da pressão do tempo, a frustração. Quando pacientes de enfermidades cardíacas recebem tarefas exigentes com um prazo final para serem realizadas, um número bastante significativo fica tão agitado que seus músculos cardíacos chegam a sofrer ataques isquêmicos ou "silenciosos" (silenciosos neste caso significa que o dano ocorre sem qualquer sensação de dor).

O elemento da pressão do tempo também altera o comportamento, as atitudes e as reações fisiológicas. Um tempo tão subjetivo pode ser uma força incrivelmente poderosa. Não é por acaso que a expressão usada é prazo *final*. Ela dá a entender uma ameaça: "Se você não aprontar tudo dentro do limite do tempo dado, será o seu *fim*." A ameaça pode ser sutil ou explícita, mas quase sempre está presente. Caso contrário não nos sentiríamos ansiosos sob a pressão do tempo. Às vezes expomos a ameaça mais claramente, comparando a pressão do tempo a uma arma, a um canhão ou algo assim.

Algumas pessoas são muito mais sensíveis à pressão do tempo do que outras. Um cozinheiro nervoso pode ficar tão perturbado com o prazo final de dois minutos para fazer a omelete que será capaz de deixar cair os ovos e de se queimar, sem conseguir realizar uma tarefa na qual é perito quando o tempo não é um fator relevante. Outra pessoa poderá desabrochar diante de um desafio desses e terminar a omelete ainda antes do tempo previsto. Uma sente a pressão como uma ameaça, a outra, como um desafio. Uma sente que perde o controle, a outra se sente impelida a testar o seu autocontrole e aperfeiçoá-lo.

Todos nós, contudo, sentimos a pressão de um prazo final sério e ameaçador, sobre o qual não temos controle — a morte. Se você acreditar que foi determinada uma certa extensão de tempo para a sua existência, o prazo final da morte causará o mesmo tipo de estresse que afligiu o cozinheiro nervoso, fazendo-o correr demais com a omelete e estragando tudo. Como será muito melhor não sentir qualquer pressão do tempo, desabrochar integralmente a despeito do fato de a morte existir. Considerar a vida um jardim e não uma corrida é uma atitude que pode ser assumida. Mas, para tanto, não se pode acreditar que o tempo está acabando. Enviar esta mensagem às células do seu corpo é o mesmo, em última análise, que programá-las para envelhecer e morrer. No entanto, a verdade é que o tempo linear está se deslocando inexoravelmente para a frente, e para sobrepujar este problema, precisamos encontrar um lugar onde um tipo diferente de tempo, ou nenhum tempo, possa ser experimentado ou internalizado.

O CORPO MECÂNICO QUÂNTICO

Para um cético, esta proposição pode parecer puramente subjetiva, mas têm lugar, continuamente, no interior de nossas células, eventos quânticos que desafiam o tempo linear. A inteligência do DNA opera simultaneamente no passado, presente e futuro. Do passado ela pega o projeto, o esquema de vida, aplicando ao presente apenas a menor fração de informação necessária para a função celular (talvez um bilionésimo da sua base de dados total), reservando para o futuro a informação que será relevante dentro de alguns anos. A hélice dupla é o depósito quântico do futuro; aqui o tempo é comprimido e guardado num canto até que venha a ser necessário. No instante em que a pessoa é concebida, seus genes ganham o controle de uma vida inteira de eventos que se sucederão em uma seqüência precisa. Suas mãos, por exemplo, emergiram no útero primeiro como amorfas bolhas de células, depois como botões que se transformam em coisas parecidas com nadadeiras de peixes, pés anfíbios, patas de animal e, finalmente, mãos humanas. Toda essa seqüência ainda está presente hoje em dia como dados armazenados nos seus genes, da mesma forma como se encontram as mãos da sua infância como lactente, sua primeira infância, sua vida adulta e a velhice. No nível quântico, você vive tudo isso, todas essas idades, ao mesmo tempo.

Por sermos ao mesmo tempo físicos e quânticos, nós seres humanos vivemos vidas multidimensionais. Neste momento você está em dois lugares ao mesmo tempo. Um é o mundo visível, dos sentidos, onde o seu corpo está sujeito a todas as forças da natureza "lá fora". O vento racha a sua pele e o sol também a queima; você morrerá congelado no inverno sem um abrigo; e o assalto dos germes e dos vírus fará adoecer suas células. Mas você também ocupa o mundo quântico, onde todas essas coisas mudam. Se você entra na banheira cheia de água, a sua consciência não se molha. As limitações da vida física interferem muito pouco no mundo quântico, e freqüentemente em nada. O frio do inverno não congela as suas lembranças e o calor de uma noite de verão não faz você suar em seus sonhos.

Adicionando-se todos os eventos quânticos em suas células, a soma total será o seu corpo mecânico quântico, que opera de acordo com sua própria fisiologia invisível. Seu corpo mecânico quântico é a consciência em movimento, é parte do campo eterno da consciência que existe na origem da criação. A inteligência dentro de nós se irradia como luz, atravessando a fronteira entre o mundo quântico e o físico, unificando os dois num diálogo subatômico constante. Tanto o seu corpo físico quanto o mecânico quântico são como universos paralelos entre os quais você viaja sem sequer se dar ao trabalho de pensar nisso.

CORPO FÍSICO:
UMA ESCULTURA ANATÔMICA IMÓVEL

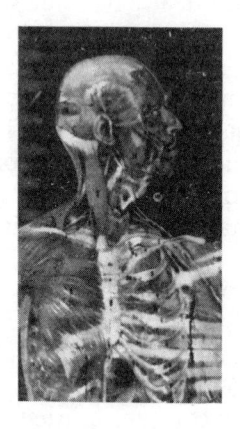

O "Eu" vê a si próprio como:

— feito de células, tecidos e órgãos
— confinado no tempo e no espaço
— operado por processos bioquímicos (comer, respirar, digerir etc.)

CORPO MECÂNICO QUÂNTICO: UM RIO DE INTELIGÊNCIA A SE RENOVAR CONSTANTEMENTE

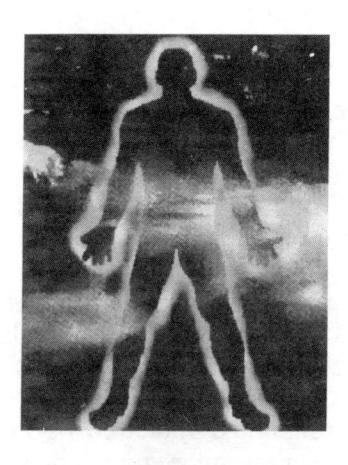

O "Eu" vê a si próprio como:

— feito de impulsos invisíveis de inteligência
— sem limites de tempo e espaço
— operado por pensamentos, sentimentos, desejos, lembranças etc.

Ao que tudo indica, o corpo físico ocupa uns poucos centímetros cúbicos de espaço e serve como suporte da vida por umas sete ou oito décadas antes que tenha de ser descartado. O corpo mecânico quântico, por outro lado, não ocupa um lugar bem definido e nunca se desgasta. Qual seria o tamanho do contêiner necessário para guardar o sonho que você teve ontem à noite, ou para o seu desejo de ser amado? Mesmo que todo o material genético de uma pessoa pudesse caber facilmente numa colher de chá, o que há de mais importante nos genes — a sua inteligência — não ocupa espaço físico.

Ao nível do corpo mecânico quântico cada aspecto de uma experiência vem acondicionado num ponto que se encontra além do mundo tridimensional. A foto da noiva nos dá um registro literal de sua aparência, assim como uma gravação em fita pode capturar sua voz; mas estes são os fragmentos mais imperfeitos da experiência; a menos que os guarde como lembranças, a textura do vestido da noiva e o sabor do seu bolo estarão perdidos para sempre.

Mas no espaço quântico tudo está lá ao mesmo tempo, e, pelo simples ato de rememorar, a noiva poderá recapturar todo um mundo. Por algum milagre, todas as outras experiências da noiva serão influenciadas por esta nova adição à sua memória. Ser uma mulher casada torna-se uma parte da visão que seu cérebro tem de toda a sua vida a partir daquele momento.

As imagens impressas no seu corpo mecânico quântico são tão complexas quanto você é. Numa palavra, essas imagens são *você*. Você vive o resto dos seus dias com as imagens que armazena, produzindo sua própria versão do tempo e, durante o processo, programa o tipo de corpo requerido pela sua versão do tempo. Vejamos um exemplo concreto de como isto funciona.

Em seu fascinante livro de estudos de casos psiquiátricos, *Love's Executioner*, Irvin Yalom conta a história de Betty, uma mulher solteira de 27 anos que foi procurá-lo para se submeter a uma terapia. Antes de mais nada, tratava-se de um caso bem difícil. Grosseira, arredia, resmungona, vivia se queixando de que ninguém gostava dela ou sequer a aceitava. Trabalhava como relações públicas de uma grande loja de departamentos, e cada desfeita que sofria dos clientes, colegas de trabalho ou chefes passava a integrar suas diatribes.

Enquanto a ouvia, Yalom deu-se conta do estranho fato de que, em toda a incansável descrição de seus sofrimentos, Betty não mencionava algo bastante óbvio — seu peso. Embora não chegasse a ter 1,60m de altura, Betty pesava 125 quilos. Ela e todas as outras pessoas sabiam que sua aparência era perturbadora, e no entanto transformara toda a sua existência num jogo elaborado para disfarçar este fato. Não mencionar seu peso era um escudo conveniente, protegendo a dor mais profunda que não era capaz de enfrentar.

Yalom viu que seria difícil demais para Betty atacar a questão da sua obesidade sem primeiro chegar a um acordo com o seu sofrimento psicológico. Passou meses tentando penetrar em suas defesas e, ao cabo de algum tempo, elas começaram a se dissolver. Um dia Betty anunciou dramaticamente a Yalom que iria perder peso. Esquematizou de modo notável um plano de ataque disciplinado e bem organizado. Com grande seriedade deu início a uma dieta, incorporou-se a um grupo de apoio e passou a evitar religiosamente qualquer tentação. Matriculou-se num curso de dança e instalou uma bicicleta ergométrica na frente do seu aparelho de televisão. E quando os quilos começaram a se dissolver rapidamente, Yalom reparou numa coisa notável.

À medida que Betty ia perdendo peso, foi tendo sonhos vívidos e reminiscências — como *flashbacks* — de incidentes dolorosos em seu passado. Os traumas ocultos que Yalom não conseguira remover com a terapia agora estavam se derretendo junto com a gordura. Betty começou a ter mudanças bruscas de estado de espírito, que, a princípio, pareciam ocorrer erraticamente. Yalom notou depois que seguiam um padrão coerente: ela estava revivendo os vários traumas que sofrera a cada mudança de peso. E Betty engordara regularmente após os 15 anos de idade.

A última vez em que Betty pesara 110 quilos, por exemplo, foi quando decidira, aos 21 anos de idade, mudar para Nova York. Fora criada numa fazendola pobre do Texas, filha única de mãe viúva e deprimida. No dia em que sua dieta a levou de volta aos 110 quilos, Betty vislumbrou de modo muito nítido como tinha sido difícil sair de casa. O tempo estava, literalmente, trancado dentro dela, misturado a suas células.

"Assim, a sua regressão dos 125 quilos a fez voltar no tempo, revivendo os eventos de carga emocional mais forte de sua vida; a mudança do Texas para Nova York (110 quilos), sua primeira formatura (95 quilos), sua decisão de desistir do curso de medicina (juntamente com o sonho de descobrir a cura para o câncer que matara seu pai) (90 quilos), sua solidão na formatura do segundo grau — sua inveja de outras filhas e pais, sua incapacidade de arranjar um par para o baile (85 quilos), a formatura na faculdade e a falta que sentira do seu pai (77 quilos)."

Yalom ficou entusiasmado ao ver como a lembrança do passado podia ser tão tangível e cheia de vida. "Que prova maravilhosa do reino do inconsciente! O corpo de Betty lembrou o que sua mente há muito tempo tinha esquecido." Eu iria ainda mais além e diria que seu corpo era em si uma espécie de mente também, um depósito de lembranças que tinham tomado forma física nas células gordas. As experiências de Betty transformaram-se na própria Betty; em vez de metabolizar apenas sanduíches, pizzas e milk shakes, ela metabolizara todas as emoções — tristes saudades, esperanças frustradas, amargos desapontamentos — associadas com cada mordida.

A perda de peso foi a libertação do passado, e com o surgimento de um novo corpo, uma nova Betty foi criada. Rapidamente ela ganhou uma nova visão de si própria: redescobriu desejos enterrados fundo e derramou lágrimas por causa de mágoas que escondera por tantos anos. Os contornos do seu corpo começaram a emergir: primeiro a cintura, depois os seios, aí então o queixo e os ossos malares. Seu peso a transformara numa rejeitada desde o início da adolescência: com a nova forma, encontrou coragem para aventurar-se numa vida social. Teve um primeiro encontro amoroso, e os homens do escritório mostraram-se atraídos por ela, não mais rejeitados pela sua couraça defensiva.

No fim, a metamorfose não se realizou por completo. O evento mais traumático na vida de Betty ocorrera pouco antes da adolescência, quando seu pai morrera de câncer após um longo período de sofrimento; ela pesava 75 quilos então e nunca mais conseguira ficar tão magra assim outra vez. Agora, quando chegou aos 77,5 quilos, sua dieta passou a ser uma luta melancólica — seu corpo recusou-se a perder mais um grama que fosse, e suas reminiscências tornaram-se mais difíceis de encarar.

"Logo passamos a dedicar sessões inteiras a falar sobre o seu pai. Chegara a hora de desencavar tudo. Fiz com que mergulhasse em suas reminiscências e encorajei-a a expressar tudo que fosse capaz de recordar a respeito da enfermidade dele, de sua morte, de como era sua aparência no hospital quando o vira pela última vez, os detalhes do seu funeral, as roupas que ele usava, o que o pastor falara, as pessoas que compareceram... Ela sentiu a perda dele como nunca antes, e, num período de duas semanas, chorou quase que sem parar.'' Este período foi muito difícil tanto para o médico quanto para a paciente. Atormentada por pesadelos relacionados à morte do pai, Betty disse que numa noite chegou a morrer três vezes; Yalom sentiu-se profundamente culpado por arrastá-la de volta a uma época em que perdera não apenas o seu pai como também o seu sonho de felicidade.

Betty recusou-se a revelar quaisquer outros sentimentos ocultos. Tornou-se claro que sua mente não era capaz de atravessar aquela última e ameaçadora barreira. E tampouco seu corpo. Um número grande demais de mágoas e esperanças frustradas havia se transformado em Betty. Mais ou menos por aí ela deixou de lado tanto a dieta quanto a terapia. A barreira dos 75 quilos, corporificando a perda de um pai que nunca retornaria para ela, foi mantida. Yalom lamentou que a sua cura tivesse sido apenas parcial, mas teve também que admitir seu alívio — a provação abalara profundamente os dois.

Tal como Betty, todo mundo incorpora o passado, só que também temos o poder de reverter o processo, de liberar o tempo imobilizado e nos livrar de lembranças que não nos servem mais e que impedem a nossa felicidade. Você está fazendo e desfazendo constantemente o seu corpo no nível quântico. A palavra *desfazer* é necessária porque a vida não é só criação; experiências antigas e ultrapassadas precisam ser revistas à medida que surgem as novas. Às vezes a pessoa se sente tentada a livrar-se de todas as experiências que criou através dos anos; pessoas que de repente trocam de emprego ou se divorciam sem motivo são, muitas vezes, motivadas pela sua incapacidade de rever o seu mundo interior.

Elas podem pôr a culpa em terceiros, como no emprego a que não se adaptam ou a mulher a quem não amam. Mas o que na verdade tornou-se intolerável é a sua experiência internalizada. Lembranças venenosas acumularam-se dentro da pessoa a um ponto em que situações perfeitamente neutras —

ver o chefe quando se está bebendo água no corredor, observar a mulher escovando os dentes pela manhã — despertam emoções negativas muito profundas. Fugir é uma tentativa para aliviar essas emoções, mas a tática raramente dá certo porque aquilo de que queremos fugir tornou-se parte de nós.

CONSCIÊNCIA PRESA AO TEMPO VERSUS CONSCIÊNCIA INTEMPORAL

Em todo este livro venho afirmando que o modo como você envelhece depende de como metaboliza a sua experiência. E, em última análise, o modo como você metaboliza o tempo é o aspecto mais importante deste processo, porque o tempo é a experiência mais fundamental. Um dos mais importantes ensinamentos espirituais de J. Krishnamurti diz que "O tempo é inimigo psicológico do homem", o que significa que somos psicologicamente abalados e privados de nosso eu verdadeiro pela sensação de que o tempo é um fator absoluto sobre o qual não temos controle. De certa forma nós nos esquecemos de que podemos escolher se vamos fazer do tempo nosso inimigo ou não.

É possível ter experiências reais de intemporalidade, e quando isto acontece, ocorre também uma mudança da consciência presa ao tempo para a consciência intemporal.

A consciência presa ao tempo é definida por:
- Objetivos externos (aprovação do outro; posses materiais; escalada do sucesso profissional e financeiro)
- Prazos finais e pressão do tempo
- Auto-imagem construída a partir de experiências passadas
- Lições aprendidas com mágoas e fracassos passados
- Atenção desviada para o passado e para o futuro (preocupações, arrependimentos, antecipações, fantasias)
- Anseio por segurança (jamais conseguida em caráter permanente)

- Egoísmo, ponto de vista limitado (motivação típica: "O que é que eu ganho com isso?")

A consciência intemporal ou sem limites de tempo é definida por:

- Objetivos internos (felicidade; auto-aceitação; criatividade; satisfação por estar fazendo o melhor possível em todas as ocasiões)
- Liberdade da pressão do tempo; sensação de que o tempo é vasto e aberto
- Pouca atenção à auto-imagem; ação focalizada no momento presente
- Confiança na intuição e nos vôos da imaginação
- Imparcialidade no que diz respeito às mudanças e confusões; nenhum medo da morte
- Experiências positivas de Ser
- Generosidade; altruísmo; sentido de humanidade compartilhada (motivação típica: "Posso ajudar?")
- Sentido de imortalidade pessoal

Embora eu as tenha descrito como opostas, na verdade há toda uma gama de experiências entre a consciência totalmente presa ao tempo e a totalmente livre dos seus limites. Uma pessoa apavorada com sua mortalidade, consumida pelo sucesso e prazos finais e que depende exclusivamente de motivações externas, seria o tipo quase que patologicamente preso à noção do tempo, e no entanto todos nós podemos ver algumas dessas características em nós mesmos. Por outro lado, o santo que vive somente para Deus, cuja experiência de Ser é constante e certa, representa a extrema liberdade da intemporalidade. A maioria das pessoas não se encaixa em qualquer dos dois extremos; e no entanto, de muitos modos nossas características e atitudes mais profundas são baseadas em como nos relacionamos com o tempo e o metabolizamos. Para você descobrir em que ponto da escala se encontra, responda ao seguinte questionário.

QUESTIONÁRIO: COMO VOCÊ METABOLIZA O TEMPO?

Leia as frases seguintes e marque aquelas que se aplicam a você com bastante freqüência ou com que você concorda, de um modo geral. Algumas das afirmações da Parte 1 podem contradizer outras da Parte 2, mas não importa. Mesmo que você tenha tendências e opiniões aparentemente antagônicas, responda a cada afirmação separadamente.

Parte 1

1. Um dia é pouco para fazer todas as coisas de que preciso.
2. Às vezes estou tão cansado de noite que não consigo dormir.
3. Tive que abandonar diversos projetos importantes que havia imposto a mim mesmo quando era mais jovem.
4. Sou menos idealista do que antigamente.
5. Aborrece-me ver contas para pagar na gaveta.
6. Sou mais cauteloso atualmente para fazer novos amigos e dar início a relacionamentos mais sérios.
7. Aprendi um bocado na escola do sofrimento.
8. Gasto mais tempo e atenção com a minha carreira do que com meus amigos e a minha família.
9. Eu poderia gastar o meu dinheiro com muito mais inteligência.
10. A vida é um balanço de perdas e ganhos; eu só tento ter mais ganhos que perdas.
11. Num relacionamento amoroso, devo contar com a outra pessoa para atender as minhas necessidades.
12. Às vezes dói lembrar das pessoas a quem decepcionei.

13. Ser amado é uma das coisas mais importantes que consigo imaginar.
14. Não gosto de figuras autoritárias.
15. Para mim, uma das perspectivas mais aterradoras da velhice é a solidão.

Escore da Parte 1 _____

Parte 2

1. Eu faço o que amo, e amo o que faço.
2. É importante ter um propósito maior na vida, além de apenas a família e a carreira.
3. Sinto-me único.
4. Experiências próximas da morte são muito reais.
5. Com freqüência me esqueço que dia é hoje.
6. Eu me descreveria como uma pessoa despreocupada.
7. É uma boa coisa tratar abertamente de questões sexuais, mesmo quando são incômodas.
8. Trabalho para mim mesmo.
9. Não me incomoda deixar de ler o jornal ou perder o noticiário da televisão.
10. Eu gosto muito de mim.
11. Dedico um pouco do meu tempo com terapia e/ou outras práticas de auto-aperfeiçoamento.
12. Não aceito tudo o que há sobre a Nova Era, mas ela me intriga.
13. Acredito que seja possível conhecer Deus.
14. Sou mais descansado em relação às coisas do que a maioria das pessoas.
15. Considero-me uma pessoa espiritual; esta é uma área de minha vida que eu trabalho.

Escore da Parte 2 _____

Avaliando o seu escore. Embora todo mundo marque pelo menos umas poucas respostas nas duas partes, provavelmente você descobrirá que contou mais pontos numa parte do que na outra.

Se você fez mais pontos na Parte 1, tende a ser ligado no tempo. Para você, o tempo é linear, freqüentemente corre demais e acaba faltando. Contando com aprovação, motivação e amor externos, não se familiarizou com o seu mundo interior tanto quanto com o exterior. Provavelmente valoriza a excitação e as emoções positivas mais do que a paz interior e o distanciamento. Pode ser que você valorize demais ser amado pelos outros e assim perca a oportunidade de vir a encontrar a auto-aceitação.

Se você fez mais pontos na Parte 2, tende a ser intemporal na sua consciência. Seu senso de amar e ser amado é baseado num relacionamento seguro consigo. Você valoriza mais o distanciamento do que a possessividade e suas motivações tendem a ser mais internas do que externas. Em alguma oportunidade de sua vida você teve a sensação de ser maior do que o seu limitado self físico; sua vida pode ter sido modelada por experiências decisivas com Deus ou com um nível mais elevado do seu self. Onde os outros receiam a solidão, você é grato por estar sozinho — o isolamento desenvolveu a sua capacidade de saber quem você é.

A maioria das pessoas tem muito pouca noção de quanto esforço despende para se manter presa na armadilha da consciência ligada no tempo. Em seu estado natural, tanto corpo quanto mente tentam descarregar as energias negativas assim que as sentem. O bebê chora quando tem fome, se debate quando se irrita, e cai no sono quando fica exausto. Ao atingir a idade adulta, contudo, a sua expressão espontânea foi em grande parte reprimida em favor de um comportamento seguro e socialmente aceitável, calculado para obter o que você quiser, ou simplesmente habitual. Esta perda de espontaneidade é o resultado de não viver no presente, coisa que já discuti antes. Mas há outra conseqüência de que não falei: a perda da intemporalidade.

Quando o organismo humano descarrega suas experiências negativas com eficiência, a mente se esvazia de preocupações passadas ou futuras; não há aborrecimentos, antecipações ou arrependimentos. Isto significa que a mente é deixada aberta para o Ser, o estado mais simples da consciência. Para sustentar a mente neste estado aberto, o corpo deve estar relaxado e flexível. Sem o estresse acumulado, o processo do envelhecimento não consegue se firmar. Assim, a experiência mais natural e fácil que qualquer pessoa possa ter é a da mente intemporal e do corpo sem idade. Lamentavelmente, a vida normal está longe deste estado. Todos nós somos presos ao tempo, e apenas nas ocasiões mais raras — geralmente quando menos esperamos — conseguimos entrar numa experiência consciente da nossa verdadeira natureza. E em um mundo faminto de contatos espirituais e tão desesperadamente carente deles, a experiência da intemporalidade cria um terremoto na consciência de uma pessoa.

Vejamos o exemplo de alguém cuja vida foi alterada por completo por uma experiência dessas, o mestre espiritual e escritor Alan Watts. Quando jovem, Watts foi inspirado a tentar encontrar a atitude certa com respeito à meditação. Ele sabia que a meditação era praticada de acordo com as grandes tradições espirituais de modo que fosse possível para a pessoa escapar das correntes da vida diária, mas as meditações dele eram desconfortáveis, tediosas e praticamente só serviam para lembrar-lhe o quanto limitado era.

Watts tinha observado que muitos dos métodos do Oriente eram contraditórios e mutuamente excludentes. Alguns mestres dizem que a mente deve observar a si própria, outros dizem que isto é absolutamente proibido. Uns dizem que a mente deve ser controlada como um elefante selvagem amarrado a uma estaca, outros afirmam que se deve deixar que corra frouxa. Irritado, ele decidiu rejeitar tudo. Um dia ele não assumiu qualquer atitude em especial e descobriu, assombrado, que aquele abandonar de expectativas foi o suficiente para libertá-lo.

"Com o esforço para me livrar das expectativas", escreveu Watts, "a impressão que tive foi de que também estava me livrando de mim mesmo. De repente até o peso do meu próprio corpo desapareceu. Senti-me como se não possuísse nada, como se não pertencesse a nada. O mundo tornou-se tão transparente e desobstruído como a minha mente. O 'problema da vida' simplesmente deixou de existir, e por cerca de 18 horas, eu e tudo mais que me cercava sentimo-nos como o vento soprando as folhas de um campo num dia de outono."

Esta é uma descrição lindamente evocativa do que seja ultrapassar as barreiras do tempo e do espaço. A sensação de liberdade, de se livrar da velha bagagem, surge automaticamente uma vez que a pessoa pare de se relacionar apenas com o seu limitado eu. Que coisa é esta que você chama de "eu"? Um ponto de referência construído a partir de lembranças. Assim como a noiva tem um ponto específico de referência que pode evocar para reviver o dia em que se casou, o conteúdo de sua mente é feito de pontos de referência similares — pacotes holográficos de experiências antigas — que você usa para definir quem é. "Eu" sou aquela pessoa que nasceu em 1946, estudou numa escola católica, tinha medo de contar à mãe que molhava a cama, ganhou um elefante de brinquedo aos 8 anos, casou jovem demais, abandonou os estudos, e assim por diante, interminavelmente. A memória vai acumulando lembranças até que uma estrutura rígida tenha sido construída. Esta é a sua auto-imagem.

Em momentos de consciência mais profunda nós transcendemos por completo a auto-imagem. Paradoxalmente, isto se dá quando os mestres espirituais dizem que o self é verdadeiramente experimentado, pois a ausência total de auto-imagem deixa exposta a pura imagem do self. Comparado com a rigidez da sua noção comum de "eu", o self é uma sensação de identidade fluida e cheia de vida que nunca se exaure. É um estado mais além da mudança, não importa que você o experimente como bebê, criança, jovem adulto ou velho.

Alan Watts teve uma experiência do self que todos podem ter. Você não precisa fazer nada para encontrar o self — tem de parar de fazer qualquer coisa. Tem que parar de se identificar com a sua auto-imagem e seu respectivo contexto de lembranças e tempo linear. "Eu uso a memória", observou certa vez um mestre indiano, "não deixo que a memória me use." Este é um ponto crucial. A memória não passa de uma imagem congelada, o tempo imóvel. É impossível para a mente presa ao tempo ver a intemporalidade, pois o que chamamos de tempo na verdade são mínimos pedaços quantificados de imortalidade. A realidade é um oceano, mas nós queremos esvaziá-lo com uma xícara de chá.

Quando Watts caiu na realidade, o oceano da intemporalidade, sua percepção mudou. Em vez de sentir-se preso e sufocado (que é como todos nós nos sentimos, embora possamos não ser capazes de explicitar), teve um "sentimento oceânico", expressão cunhada por Freud para indicar a sensação de mesclar-se com o todo. A existência baseada no tempo não é integral e nem pode ser, porque, por definição, é feita de fragmentos.

DERRUBANDO O TEMPO LINEAR

Quando Einstein furou a bola de gás da ilusão chamada espaço-tempo, não o fez somente em sua cabeça; algo de muito real aconteceu. Um dos absolutos da natureza de repente havia desaparecido. Ao derrubar o tempo linear, Einstein derrubou o espaço dimensional junto, pois a nossa percepção do espaço de um ponto no ar, mostrando que as luzes de uma pista são separadas três metros, muda totalmente quando o observador muda de posição. De um ponto de observação mais alto as luzes da pista se aproximam cada vez mais até que, quando se vai para o espaço sideral, desaparecem.

No âmago da realidade, disse Einstein, o tempo linear se evapora completamente, extravasando como um curso d'água inunda suas margens. Segundo a física anterior a Einstein, pensava-se que uma partícula que passasse velozmente por um observador seguiria uma trajetória reta, do tipo que as setas, os projéteis disparados por canhões e as balas dos revólveres seguem depois de deflagrados.

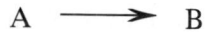

$$A \longrightarrow B$$

Aqui estão dois pontos separados no tempo, e a seta representa o evento mais básico no universo, a passagem de tempo do ponto A para o ponto B. A razão pela qual você pode se mover através do tempo é que as partículas e as ondas de energia o fazem, formando a base do passado, presente e futuro. Uma determinada partícula estava no ponto A, agora está viajando para o ponto B e acabará por chegar lá. Mas com grande precisão matemática, Einstein (ajudado por uma geração pioneira de outros grandes físicos) provou que a realidade parece mais com um lago de anéis que se expandem (ver desenho abaixo). O tempo se transforma em ondas de probabilidade, e o espaço está cheio de regiões ambíguas e nebulosas por onde uma partícula de matéria pode ter passado ou pode-se esperar que apareça.

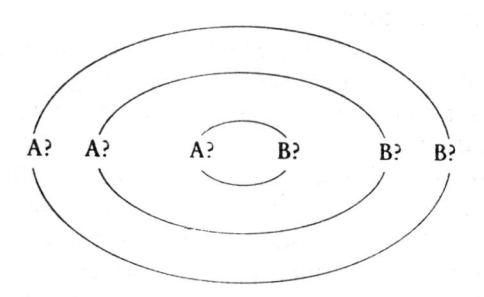

Nossos dois pontos A e B encontram-se em algum lugar no interior desses anéis em expansão, mas não há aqui um passado, presente ou futuro definitivos, só possibilidades de posição. Talvez uma partícula esteja aqui, talvez esteja ali. Quando a posição for determinada, a escala do tempo emerge com ela.

A e B podem estar bem juntos no centro ou separados, em outro lugar. O tempo linear nos engana, fazendo com que acreditemos que um minuto se segue a outro com igual espaçamento, mas mude só a sua referência para o tempo subjetivo: dois segundos sentado num fogão quente são muito mais separados um do outro do que dois segundos passados com uma mulher bonita. Einstein provou que o espaço entre quaisquer dois eventos é totalmente arbitrário; na realidade há apenas a *possibilidade* de intervalos.

Acabar com o conceito do tempo linear não fez de Einstein um homem muito feliz — ele pessoalmente preferia acreditar que as coisas e eventos tridimensionais fossem reais. Mesmo assim, um supremo ato de libertação foi conseguido para a ciência. Os jovens físicos ficaram radiantes, e na esteira do trabalho de Einstein temos agora o "superespaço", uma região explodindo com novas dimensões, novas geometrias, e qualquer tipo de tempo que se possa imaginar. No superespaço as estrelas não são mais separadas pelo vazio negro; a energia infinita pulsa através do vácuo, girando ao longo de invisíveis filamentos e anéis. O tempo pode ser sugado para dentro de buracos negros e posto para fora de "singularidades", sementes comprimidas de espaço-tempo que envolvem uma duração infinita em espaço zero.

No superespaço o tempo não tem que ter qualquer direção fixa; pode tão facilmente ir para a frente quanto para trás. Uma partícula que saia de A pode aparecer em B antes de ter saído de A, desafiando nossas expectativas lineares. Isto pode parecer impossível de compreender, mas imaginemos um jato levantando vôo à noite. Como um passageiro, sentado no interior do avião, você vê as luzes da pista passarem correndo uma após a outra, seguindo uma seqüência no tempo. Assim que o avião tiver levantado vôo, contudo, você pode olhar para baixo e ver que as luzes não estão se deslocando. Elas existem em um padrão que você experimentou como sendo o tempo se movendo. O tempo linear sempre parece estar se movendo, mas quando você rompe a barreira da visão tridimensional, é possível olhar para baixo, examinar o quadro mais amplo e constatar que o tempo em si não se move.

O retrato padrão da natureza endossado pela maioria dos físicos tem duas camadas que podemos compreender, ou através dos sentidos ou através da teoria científica:

CRIAÇÃO FÍSICA
....
CAMPO QUÂNTICO

O mundo físico originou-se no campo quântico, que é a fonte de toda matéria e energia. Mas isto coloca a pergunta óbvia: de onde vem o campo quântico? A realidade quântica já é o último limite do tempo e do espaço; depois dela não há onde ou quando. Assim sendo, a origem do campo quântico está em toda parte e em lugar algum, e a data do seu nascimento foi numa ocasião qualquer e nunca. Em outras palavras, a pergunta não tem uma resposta que faça sentido dentro do nosso conceito de espaço-tempo.

Neste caso, mais uma vez Einstein ofereceu uma solução. Após completar seu trabalho na Teoria Geral da Relatividade, que alguns físicos consideram o mais profundo ato do pensamento realizado por um ser humano, Einstein postulou uma teoria do campo unificado que reuniria todas as leis da natureza e lhes daria um alicerce comum. Seu famoso teorema $E = mc^2$ provou que a matéria pode ser convertida em energia — na terminologia da física, Einstein unificara as duas — e agora se dispunha a unificar também espaço e tempo. Em essência, ele substituiria o antigo modelo de duas camadas do cosmos por um de três. Como nesta figura:

CRIAÇÃO FÍSICA
....
CAMPO QUÂNTICO
....
CAMPO UNIFICADO

Como Einstein já tinha provado que o espaço-tempo é uma ilusão, esta nova camada do campo unificado tinha que ser a realidade por trás da ilusão, o todo além de todas as dimensões. Lamentavelmente, ele morreu antes de conseguir encontrar uma expressão matemática para a sua teoria. Trinta anos depois da morte do grande físico, colegas mais jovens como John Wheeler e David Bohm assumiram a tarefa, a despeito do fato de a maioria dos cientistas se mostrar extremamente cética. Parecia impossível elaborar uma verdadeira teoria do campo unificado, porque teria que ser nada menos que a "teoria do tudo". Hoje em dia, o ceticismo transformou-se em esperança, e essa teoria é considerada um objetivo viável por pensadores tão notáveis quanto Stephen Hawking e Roger Penrose.

No entanto, não temos que esperar que ela seja comprovada para entender que o campo unificado nos remete à experiência de intemporalidade de Alan Watts, à totalidade que é perfeitamente ordenada e que inclui todos os eventos espaço-tempo em uma teia inconsútil. Quando os mestres espirituais declaram: "Eu sou Aquilo", estão afirmando o mais completo senso de percepção do próprio lugar. Eles percebem que o campo unificado existe dentro deles, em torno e através. Mas para compartilharmos essa experiência temos que primeiro vencer um obstáculo de grande vulto — o medo da morte. Para a vasta maioria das pessoas, a morte representa o ponto onde a vida termina e começa o desconhecido. Mas o universo pós-Einstein não tem princípio nem fim, limites de tempo ou de espaço. Para nos incorporarmos a esta realidade mais ampla, cada um de nós deve redefinir onde nossa vida começa e onde acaba — ou se realmente começa e acaba.

A QUESTÃO DA MORTALIDADE

Vencendo a ilusão da morte

O campo unificado está dentro de nós, ancorando-nos ao mundo intemporal com cada respiração, pensamento e ato. Algumas pessoas são mais cônscias desta conexão do que outras, e para elas a morte é menos ameaçadora. Quando jovem, sofrendo de uma enfermidade grave e de uma profunda depressão, Einstein escreveu para um amigo íntimo: "Sinto-me tão integrado à vida que não estou nem um pouco preocupado com o princípio ou fim da existência concreta de qualquer pessoa nesta corrente interminável."

Esta sensação de ser um só com todo o resto traz a segurança representada pela ausência de ameaça. Se dar guarida a uma ameaça dentro de nós é o que enseja o envelhecimento, então não podemos nos dar ao luxo de viver com medo da morte. Na realidade, a morte não é a força todo-poderosa que o nosso medo diz que é. Na natureza, a morte faz parte do ciclo maior do nascimento e da renovação. As sementes deste ano brotam, crescem, florescem e geram as sementes do ano que vem. O ciclo da interminável renovação não se situa além da morte — ele incorpora a morte, usando-a para um objetivo maior. O mesmo é verdade dentro dos nossos corpos. Muitas células envelhecem e morrem como resultado de uma escolha, e não porque tenham sido forçadas a se extinguir por uma macabra entidade armada de uma foice.

Até mesmo presumir que a morte existe é uma meia-verdade, pois há muitos níveis de nossos corpos que nem tomam conhecimento de algo designado como extinção. Os nossos átomos têm bilhões de anos de idade e ainda restam neles outros bilhões de anos de vida. No futuro remoto, quando se fragmentarem em partículas menores, em vez de morrerem eles simplesmente se transformarão em outra espécie de energia. Antes de mais nada os átomos não passam de energia transformada, e no entanto não dizemos que a nossa "sopa de energia" primordial morreu quando se deixou aprisionar nos padrões organizados do hidrogênio, hélio e outros elementos. A gravidade e suas centenas de forças subatômicas que mantêm junto o seu corpo jamais morrerão, embora em futuro desconhecido talvez recuem para os campos de força maiores que deram nascimento a elas no Big Bang. Já que somos compostos por estes ingredientes imortais, por que não nos vemos à mesma luz?

NAS MALHAS DA ILUSÃO

Para se libertar dos grilhões da morte, você precisa ver que ela é baseada numa visão da realidade muito seletiva, a qual foi condicionada em você antes que pudesse fazer uma escolha. Lembre-se da sua primeira infância, da época em que descobriu que existia a morte. Essas descobertas geralmente são muito chocantes. O garoto de 4 anos de idade fica atônito quando se levanta um dia para descobrir que o seu canário, gato ou cachorro simplesmente não está mais vivo. O que foi que aconteceu? Para onde foi o meu bichinho de estimação?

Os pais raramente conseguem dar uma boa resposta a estas indagações. Dizem algo como: "O seu bichinho foi para o céu e está com Deus." Isto geralmente não resolve a questão — exprime apenas o que os pais *esperam que seja verdade*, mas no fundo eles sentem tanto medo quanto os filhos e compreendem tão pouco quanto eles. As crianças têm boas antenas para perceber as dúvidas e evasivas dos pais. As lágrimas cessam e a dor diminui, mas uma vaga suspeita surgiu em um nível mais profundo: talvez um dia isto aconteça comigo.

Depois, quando a criança tem entre 4 e 6 anos, os pais

confirmam tudo — aquela apavorante suposição é verdadeira. "A vovó morreu e foi para o céu, e um dia você também vai morrer, e papai e mamãe também." Pode ser que você não se lembre destes momentos — muitas crianças preferem negá-los e jurar que serão como Peter Pan — sempre jovens —, mas o fato de você se lembrar ou não é irrelevante. No momento em que você defrontou com a morte, segundo o que afirmam alguns psicólogos, incorporou um conceito que agrilhoa a humanidade há séculos. E é esta crença na morte como a própria extinção que condena o seu corpo a entrar em decadência, envelhecer e morrer, exatamente do mesmo modo que aconteceu com muitos outros antes de você.

Não é a morte que nos aflige, mas o medo de sua inevitabilidade. Todos nós já sentimos a dor, como se fosse um buraco nos nossos corações, resultante da primeira morte de uma coisa muito querida na nossa vida. Ficou um vazio para ser preenchido pelo medo, e como nenhuma outra coisa desde então preencheu este vazio, ainda não conseguimos defrontar com a morte. A perda causada pela morte é a mais poderosa causa de ansiedade e a mais difícil de enfrentar.

Quando adultos, o envelhecimento nos relembra da morte, e nos obriga a examinar o tal vácuo aberto na infância. Libertar-se da morte é o objetivo de todas as religiões. "Oh, Morte, onde está o seu ferrão? Oh, tumba, onde a sua vitória?" pergunta são Paulo ao seu minúsculo grupo de crentes em Corinto. Ele mesmo fornece a resposta: "O ferrão da morte é o pecado", querendo referir-se ao erro e à desgraça. Em outras palavras, a Morte é o resultado da separação do homem do Divino, que existe sem a morte. Depreende-se daí que a imortalidade é a nossa verdadeira vida.

Mas o que dizer do canarinho, do gato ou do cachorro que morreram na nossa infância? Neste caso não havia crenças teológicas. No entanto, dizer que um animal morreu é colocar as coisas em termos humanos. Olhe uma árvore lá fora. Está viva ou morta? As duas coisas ao mesmo tempo: suas folhas velhas estão mortas, assim como a semente da qual a árvore se originou. A madeira dentro do tronco está morta, exceto pelo delgado anel do câmbio, com pouco mais de um milímetro de espessura, que alimenta as folhas, as quais, por sua vez, são compostas em grande parte de fibras de celulose qùe não têm vida. No outono, os esqueletos mortos das folhas caem no chão, mas até então faziam parte de uma árvore viva. Além disso, o alimento, o ar e a água que circulam pela árvore não são mais vivos do que quando estavam presos nas pedras e nas gotas da chuva; o solo que sustenta a árvore não passa de terra e material orgânico apodrecido oriundo de árvores ali existentes antes. O que chamamos de árvore viva é um composto de vida e morte, e qualquer divisão entre uma e outra coisa encontra-se basicamente dentro da nossa cabeça. Qualquer planta ou animal é apenas um estágio no constante reciclar de elementos que perduram por toda a eternidade. Esse ciclo completo é a vida, e percorrer o ciclo é viver. O fato de tentarmos imobilizar o ciclo e dizer: "Agora a árvore está viva, agora a árvore está morta", representa como nossas mentes funcionam. Temendo a decadência e a desintegração, nós as rotulamos como morte quando na verdade não passam de mudanças.

Como a árvore, o canário é apenas um estágio de vida. Num tempo anterior o canário foi um ovo, antes disso uma célula fertilizada e antes ainda o alpiste que a mãe comia para transformar no ovo que poria depois. Após a morte do canário, ele se decomporá e os elementos do seu corpo alimentarão as plantas e as plantas produzirão sementes que irão alimentar outros pássaros. Quanto desta ronda interminável será morte e quanto não passa do modo como vemos as coisas — inclusive a nós mesmos? Você pode pensar que a morte é um evento horrível aguardando-o no futuro, quando na verdade a cada segundo morrem partes do seu corpo. O revestimento do seu estômago morre parcialmente a cada vez que você ingere alimento, para ser substituído logo por outro tecido. O mesmo é verdade em relação à sua pele, cabelo, unhas dos dedos dos pés, células do sangue e todos os outros tecidos.

Você pode achar que a morte é sua inimiga, mas todas essas células estão morrendo para manter você vivo. Se o revestimento do seu estômago não morresse e fosse substituído vezes sem conta, os sucos gástricos abririam um buraco na parede do seu estômago em poucas horas, e aí o resto do organismo morreria. A linha que separa o que está vivo do que está morto fica muito pouco nítida quando se examina de perto. Há partes do seu corpo mais vivas do que outras. Os músculos têm um metabolismo mais rápido do que a gordura; as células do cérebro, coração e fígado raramente — se é que isto chega a acontecer — se duplicam após o nascimento, enquanto que as do sangue, estômago e pele são substituídas em questão de dias, semanas e meses.

Um fato estranho da anatomia humana é que, se pudéssemos remover todas as células do nosso corpo, a forma remanescente ainda seria muito parecida com uma pessoa. As partes que compõem a nossa estrutura lembram uma formação de coral composta de ossos mineralizados, mais ligamentos, tendões, tecido conjuntivo e água, com todas as nossas células agregadas ao seu interior, da mesma forma que os pólipos de coral se agregam ao recife secretado por eles.

Como o recife, que leva no seu interior o mar que o cerca, somos em cerca de dois terços compostos de água salgada. Mas essas nossas partes mortas trocam seus átomos livremente com o meio ambiente: se se ferem, elas saram; se sofrem pressão, mudam lentamente de forma a aliviar o estresse. Assim, quanto do corpo tem vida e quanto está morto?

Até mesmo dizer "meu corpo" implica uma divisão que não existe obrigatoriamente. O ar nos meus pulmões faz parte do meu corpo? Caso positivo, o que dizer do ar que estou prestes a inspirar ou do que acabei de expirar? A expressão "lá fora" é composta de trilhões de átomos que já foram ou que logo serão o que sou, e todo o pacote de matéria e energia que chamamos de Terra é necessário para me conservar vivo. Eu poderia facilmente dizer que não passo de uma célula neste corpo maior, e já que preciso de todo o planeta para me sustentar, tudo na Terra é parte do meu corpo. Se isto é verdade, então nada deve ser considerado morto — carne putrefata, os vermes e os fungos que se alimentam dela e até os ossos dos meus ancestrais são apanhados na mesma onda de vida que me carrega na sua crista.

Algumas pessoas fazem questão de dizer que têm repugnância por toda essa conversa de morte, negando qualquer interesse no assunto. Dizem que não têm medo da morte, ou, se têm, ela não os assombra ou têm sobre elas o tipo de poder que venho descrevendo. Por que insistir num assunto tão mórbido? Não seria mais fácil simplesmente aceitar o inevitável e viver o dia de hoje? A resposta a esta objeção é que forças inconscientes operam dentro de nós. Podemos aceitar que vamos morrer, mas a não ser em momentos em que se tem de estar na presença de mortos ou moribundos, o nosso medo é mantido em segredo. Isto é quase uma necessidade biológica — não posso imaginar como conseguiria seguir vivendo se a idéia da minha morte emergisse ao nível da minha consciência mais que uma ou duas vezes por ano. (Sendo médico, sou forçado a ver a morte de perto com muito mais freqüência do que isto, mas fechar os olhos de um paciente vitimado pelo câncer não significa trazer automaticamente a minha mortalidade ao nível da minha consciência. Posso me sentir triste, mas não visualizo os meus próprios olhos sendo fechados.)

O fato de todos nós nos protegermos do que tememos não significa que tenhamos controle sobre isso. De seu buraco escuro, o medo continua a exercer controle sobre nós. Por um lado, o próprio fato de não agüentarmos imaginar a nossa própria morte a investe de tremendo poder, como se ela tivesse uma cerca eletrificada a sua volta, com uma corrente de 10 milhões de volts e um cartaz imenso dizendo NÃO TOQUE! Pois não tocamos. Só que como a morte está cercada em nossa mente, nós realmente não sabemos muito a seu respeito. O medo da morte deveria ser rebatizado de ignorância da morte.

Tenho certeza de que nada faz as pessoas envelhecerem mais depressa do que o medo. A tristeza vem logo depois, num segundo lugar muito perto do medo; não há médico que não tenha testemunhado a assombrosa deterioração que pode ocorrer tanto em homens quanto em mulheres que enviuvaram. Mas não há nada pior do que o medo neste joguinho: o paciente que recebeu um diagnóstico de câncer terminal pode definhar muitíssimo depressa, quase que diante dos seus olhos. Não que aconteça sempre. Há qualidades interiores que combatem o medo, tais como a coragem ou a fé em Deus, e há quem possa recorrer a elas em momentos de crises mais sérias. Mas se o medo se infiltrar, com toda a certeza fará seu trabalho. A questão não é que a morte seja uma ficção, mas nossa crença na morte cria limitações onde não existe nenhuma necessidade.

OS USOS DA MORTE

Uma suposição que todos nós tendemos a fazer é a de que a morte é algo de certa forma não-natural e, como conseqüência, má. A natureza é muito tolerante e flexível sobre como a morte é usada, ou não usada; e numa perspectiva mais ampla as questões relativas ao bem e ao mal tendem a parecer um tanto arbitrárias. Se considerarmos como a vida opera a partir do nível genético, o DNA há muito tempo descobriu o segredo de criar células que não envelhecem, na forma de amebas, algas, bactérias etc., cujas gerações se sucedem sem interrupção. O aparecimento ou desaparecimento de qualquer ameba é insignificante, pois a vida continua fabricando amebas a partir dos mesmos genes. A natureza também se dispôs a montar criaturas sem idade mais complexas. A hidra, por exemplo, é um primitivo animal marinho com a capacidade de produzir novas células com a mesma rapidez com que as velhas são perdidas. Compostas de um pé, uma haste e um punhado de pequenos tentáculos que lembram uma flor, a hidra está sempre crescendo numa extremidade e morrendo na outra, renovando todo o seu corpo a cada duas semanas. Suas células existem num fluxo perfeito, com as novas dispondo-se na linha de montagem para preencher o lugar das velhas que vão morrendo. Esta criação e destruição guardam um equilíbrio perfeito, não deixando espaço para a morte. O tempo assim não consegue alcançar a hidra: ela só morre por acidente, falta de alimento, falta d'água ou alguma outra causa externa.

    O segredo da eterna juventude então é um metabolismo equilibrado, um fluxo químico constante que processa alimento, ar e água em perfeito equilíbrio, sem perder absolutamente nada para a entropia. O DNA aprendeu a administrar este equilíbrio há centenas de milhões de anos. Neste sentido, a morte é um fato recente na cadeia evolutiva, mas, mesmo entre organismos mais complexos, o DNA exerce considerável controle sobre a morte. A abelha, por exemplo, pode mudar de idade a seu bel-prazer. Toda colméia precisa de jovens operárias cujo trabalho é ficar em casa para alimentar e cuidar das larvas. Após três semanas essas operárias crescem e passam a integrar a equipe que sai para colher pólen, as forrageadoras.

Num determinado período, contudo, pode haver um número demasiado de jovens operárias ou velhas forrageadoras. Na primavera, o número de larvas pode ser tão grande que a colméia precisa de mais forrageadoras maduras, e bem depressa. Por outro lado, se um enxame se divide e resolve formar uma nova colônia, esta quase certamente será composta de abelhas mais velhas. Sentindo a carência de jovens operárias, algumas dessas forrageadoras velhas revertem suas idades e se tornam novas de novo — regeneram os hormônios das operárias jovens e chegam inclusive a recriar as glândulas que haviam definhado e que são necessárias para a produção do alimento destinado às larvas.

Quando os pesquisadores descobriram isto, ficaram atônitos. Constataram que para as abelhas o envelhecimento não é um processo de mão única ditado por um cronograma fixo. É, isto sim, um processo "plástico" — capaz de ir para a frente e para trás, reduzir a marcha e acelerar; o verdadeiro mistério é por que isto também não acontece com as espécies de vida mais elevadas. "As colônias de abelhas são entidades dotadas de ritmo que precisam constantemente lidar com mudanças na sua população e estrutura, disponibilidade de alimento e condições atmosféricas", escreveu o especialista Gene Robinson. Com ligeiras modificações, seria possível adotar este modelo para o corpo humano: é uma colméia gigantesca de 50 trilhões de células que crescem, envelhecem ou ficam jovens de acordo com as necessidades da colônia como um todo a qualquer momento.

Flutuando no interior aquoso de cada célula há um mecanismo de autodestruição na forma de pacotes selados de enzimas corrosivas. Estas enzimas podem ou não ser responsáveis pelo envelhecimento "normal", mas, sem dúvida nenhuma, servem a propósitos especiais. Depois que uma célula branca, ou macrófaga, ingere um grande número de bactérias ou vírus, por exemplo, ela os elimina através da liberação dessas enzimas digestivas; no processo, a célula macrófaga também morre. Não se trata de um ato de violência e sim de uma decisão altamente consciente. Pelo bem do corpo, a célula se destrói.

O mesmo auto-sacrifício deliberado tem lugar milhões de vezes por dia em nosso maior órgão, a pele. Como objeto físico, uma célula viva da pele é muito frágil, tenra demais para fazer face aos elementos. A camada mais externa da pele, que se chama epiderme, por isso mesmo é composta inteiramente de células mortas, que têm resistência suficiente para resistir a todas as batidas, arranhões e coisas do gênero que acontecem conosco.

Estas células não perecem com a exposição ao ar. Ao invés disso, uma jovem célula é produzida na derme, na camada interna da pele — e empurrada na direção da superfície pela pressão de células ainda mais novas que vão se formando embaixo. Durante este tempo a célula começa a acumular em seu interior uma proteína chamada ceratina ou queratina, a mesma substância dura e resistente encontrada em nosso cabelo e unhas. A ceratina substitui a parte macia da célula, tornando-a cada vez mais dura. Quando finalmente alcança o ar livre, cada célula da pele contém ceratina bastante para proteger nossos corpos do vento, do sol e da chuva. A célula então cumpre sua missão morrendo, sem deixar vestígios quando se desprende a fim de abrir caminho para as células mais novas. Por saber quando deve morrer, a célula da pele ajuda a garantir a sobrevivência do corpo todo.

No extremo oposto, a célula cancerosa põe em perigo o corpo todo por não saber quando deve morrer. A célula cancerosa é basicamente descontrolada em busca da imortalidade — tenta sobreviver em seus próprios termos, ignorando o destino de todas as demais células. Por mais insano que tal comportamento possa parecer, ainda assim representa uma escolha feita dentro do esquema da natureza: cada célula do DNA é equipada com um gene chamado oncogene que, aparentemente, é acionado antes que o câncer possa ser disparado. De acordo com outra hipótese recente, há genes no primeiro cromossoma do DNA humano que, se ativados, permitiriam que todas as células fossem divididas indefinidamente. Os cientistas ainda não descobriram uma razão para que algumas células resolvam perseguir sua própria imortalidade. Pode ser que seja um resíduo da nossa evolução. Ou será um poder latente que ainda não aprendemos a usufruir?

As pessoas exercem muito mais sua capacidade de escolha sobre o próprio envelhecimento e morte do que estamos dispostos a reconhecer. Embora nos consideremos "vítimas" da idade avançada e da morte, a verdade nua e crua é que, para muitos de nós, envelhecer e morrer constituem a única válvula de escape de uma vida incompleta. Estes motivos escapistas desempenham um papel importante, creio eu, no fenômeno da aposentadoria precoce-morte, analisado na Parte Um. Outra variação deste tema é o "aniversário da morte", em que alguém morre na mesma data em que seu bem-amado cônjuge ou filho faleceu. Estudos das comunidades chinesas e judaicas revelaram que as taxas de mortalidade se reduzem drasticamente nos períodos que antecedem os feriados religiosos, para subirem logo depois. Como se as pessoas estivessem esperando por mais um ano-novo ou uma outra Páscoa antes de finalmente se decidirem a morrer. Desnecessário um estudo mais elaborado para nos dizer que todos se agarram à vida quando algo muito querido está em risco.

O exemplo mais recente que testemunhei ocorreu com um velho, que já tinha sido vítima de diversos derrames, e seu neto. O homem finalmente atingira o ponto em que tinha de ser considerado incapaz e estava hospitalizado com pouca esperança de voltar para casa. E assim ele foi se arrastando, muito fraco, semiconsciente. Cada vez que se sentia lúcido o bastante para falar, apontava para o retrato do neto e perguntava repetidamente onde ele se encontrava.

Os filhos do moribundo chamaram o neto, que foi correndo para Boston. Quando chegou no hospital, deu-se uma mudança no velho. Ele sorriu e acariciou o jovem que tanto significava para ele. Deram-se as mãos e conversaram baixinho, os dois juntos e sozinhos quase que o dia todo. Quando o neto foi embora, na expectativa de voltar na manhã seguinte, todo mundo lhe disse como seu avô tinha melhorado. Duas horas mais tarde o velho morria durante o sono. Quando penso neste incidente, fico imaginando como um pesquisador iria quantificar a força que sustenta a vida enquanto resta uma esperança ou se espera por um amor. De fora não podemos saber com certeza a que o corpo do indivíduo está reagindo. Tudo é muito pessoal.

Quando o tratado sobre suicídio, *Final Exit*, tornou-se — surpreendentemente — um campeão de vendas há alguns anos, seu público consistia basicamente em pessoas que sofriam de doenças incuráveis, ou alguma dor crônica, física ou emocional. O suicídio lento, proporcionado pela natureza, não era rápido o bastante para elas. Por mais que isto possa parecer espantoso, uma vida de dor e enfermidade pode ser mais aterradora se não houver uma saída. "Se não fosse pela morte", disse um guru indiano a seus discípulos, "nós todos estaríamos condenados à senilidade eterna".

Mesmo sem senilidade, a vida pode simplesmente seguir o seu curso. "Sinto-me ansioso para morrer", disse Redden Couch, um fazendeiro aposentado de Port Angeles, Washington, "por causa de todas as coisas que já fiz e que não posso fazer mais. Não tenho o menor medo da morte. Se eu tivesse que morrer agora, diria que tudo bem, estou pronto a qualquer instante." O que estas palavras revelam: resignação, serenidade, apatia, coragem, derrota? Não dá para saber com certeza. O que se sabe é que Redden Couch fez esta declaração aos 100 anos de idade e ainda estava vivo aos 104. A despeito do que dizia, tudo indica que o seu eu mais profundo queria viver mais.

Todos estes exemplos mostram que a morte não tem apenas um valor, seja positivo, seja negativo. Morrer é uma forma de mudança, e como tal tem que ser vista dentro do quadro mais amplo da não-mudança. "As pessoas têm uma idéia errada da morte", comentou o Maharishi uma vez comigo. "Vêem a morte como o fim, quando na realidade é o começo." Você pode considerar isto uma questão de fé, mas para

A QUESTÃO DA MORTALIDADE

mim é uma afirmação realística de um fato. No ciclo da vida, a destruição nunca teve a última palavra; a criação funciona como uma fênix renascendo das cinzas a cada vez. Toda célula sabe como se dividir para formar duas novas células; cada átomo desintegrado pode se reagrupar em novos átomos; e cada pensamento é seguido por uma nova inspiração. Como então podemos aprender a viver dentro desta continuidade que é a totalidade da vida? O que dizer da devastação emocional dos pais que perdem um filho ou da mulher que perde o marido?

Esses sentimentos são naturais, é claro; há dor na perda de quem amamos. Mas a dor não tem que ser profunda e duradoura se você já absorveu a realidade da vida como um ciclo eterno no qual não há perda ou ganho, apenas transformação. Em um dos seus sonetos Shakespeare escreveu: "Choro por ter o que receio perder" — o resultado inevitável da fixação à consciência presa ao tempo. O novo paradigma sustenta que a consciência é a fonte da realidade, e resultam dois tipos inteiramente diferentes de realidade da consciência presa ao tempo e da consciência intemporal.

RESULTADOS DA CONSCIÊNCIA PRESA AO TEMPO	RESULTADOS DA CONSCIÊNCIA INTEMPORAL
envelhecimento	liberdade, autonomia
entropia	juventude
confusão	conhecimento da realidade
fadiga	energia irrestrita
repressão	emoções liberadas
autovitimização	expansão transcendendo o corpo e o ego
angústia da separação	paz
conflito	poder
mágoa, dor	
aprisionamento no ego e no corpo	harmonia
medo	alegria
morte	

Todos nós experimentamos aspectos de ambas as realidades, porque a nossa consciência é fluida: pode nos trazer momentos devastadores de dor e medo e momentos maravilhosos de paz e poder. Pode preferir identificar-se com as limitações de um corpo físico e de um ego autocentrado ou pode libertar-se e mergulhar na transcendência e expansividade. Esta flexibilidade é a verdadeira marca do gênio da consciência humana, porque deixa todas as possibilidades em aberto. É óbvio, no entanto, que há grandes vantagens em viver permanentemente numa consciência intemporal.

Os mestres espirituais da Índia acreditam que há uma tendência natural do espírito humano para procurar liberdade e realização ilimitadas. Como a corrente do Golfo forçando caminho, invisível, através do Atlântico, nossas mentes contêm correntes ocultas instando nossos pensamentos e emoções na direção de uma realidade mais elevada. Na Índia isto é chamado *dharma*, uma antiga palavra sânscrita que pode ser traduzida de diversas maneiras. Significa lei, ordem, dever e comportamento correto. O dharma de uma pessoa é seu trabalho ou profissão; é também o dever, a obrigação que tem para com a família e o ideal espiritual com o qual se comprometeu.

A raiz da palavra dharma é um verbo que significa "sustentar". No sentido mais amplo, dharma é aquilo que sustenta o universo; é a força guia que transforma o caos e o ordena. Assim, o meio definitivo para evitar a entropia, o envelhecimento e a morte é viver em dharma. O universo evolui por causa da corrente de dharma que o guia; ele é a inteligência que tece a trama do tecido da vida. A consciência humana é capaz de tocar o dharma diretamente, de agarrar-se a ele e assim conduzir sua evolução. Assim, finalmente, é o que nos torna humanos — não somente evoluímos como também conduzimos a nossa evolução. Isto, em última análise, é o que nos torna humanos — o fato de não apenas evoluirmos, mas também guiarmos a nossa evolução. O dharma não é um conjunto de ensinamentos religiosos, mas uma força concreta que pode ser descoberta e usada.

Na seção "Na Prática" que se segue, veremos como isto pode ser realizado, pois com uma orientação consciente da nossa inteligência interior podemos criar um estado permanente de um corpo sem idade e uma mente sem fronteiras. Todos nós experimentamos momentos em que a paz, o poder e o amor surgem espontaneamente, só para desaparecer em seguida. Longe de ser um fenômeno aleatório, este entrar e sair da realidade reflete a capacidade da mente de conservar-se no curso certo, pois se o dharma for seguido com constância, não haverá fim para a paz, o amor e o poder. São o resultado natural do tipo mais natural que há de consciência — intemporal.

Para mim a grande alegria que encontrei ao escrever este livro foi pegar um assunto envolto no medo — o envelhecimento — e fazer dele um veículo para a realização do ser humano. As pessoas não estão presas no tempo, espremidas no volume de um corpo e no curso da duração de uma vida. Somos viajantes no rio infinito da vida. Era isto o que Cristo queria dizer quando aconselhou: "Esteja no mundo, mas não seja do mundo." É também o que Carlos Castaneda aprendeu de Don Juan quando escreveu, "Desapareceu então o seu sentido de distanciamento, que era o que lhe dera o poder de amar. Sem o distanciamento, tinha apenas necessidades mundanas, desespero e desânimo: as características que distinguem o mundo em que vivemos".

Embora com freqüência identifiquemos o amor à possessividade, há uma verdade profunda aqui: perder a capacidade de distanciar-se significa perder a capacidade de amar. Distanciamento não é desinteresse frio ou falta de sentimentos. Distanciamento é a sensação livre do eu libertado das fronteiras. Nossa viagem não começa ou termina no mundo físico. A Terra é uma linda jóia verde e azul engastada na tapeçaria da eternidade. Não importa quanto tempo fiquemos por aqui para beber a água pura e respirar o ar que nos garante a vida, a eternidade é, na verdade, o nosso lar.

Nossa essência é intemporal. Nascemos num lago sem fundo de onde escapam bolhas de tempo e espaço. Uma bolha é um momento, outra, um milênio. Mas o lago em si é puro espírito, e não importa quantas estrelas e galáxias surjam de dentro dele e se choquem na sua superfície como frágil espuma, nada foi tirado ou acrescentado ao lago. Continua profundo, claro, permanente, sempre o mesmo. É espantoso pensar que a nossa existência cotidiana se origine nesta fonte infinitamente renovável, mas a vida não tem outra base. Inteligência ilimitada, liberdade e poder são inerentes ao campo unificado que Einstein e os velhos sábios enxergaram em suas visões. A imortalidade revela-se quando você constata que merece seu lugar no caminho eterno. Sabendo isto, você pode reivindicar a sua eternidade aqui e agora, em cada segundo, pois o tempo nada é senão a imortalidade quantificada. A natureza espera para lhe proporcionar generosamente este dom supremo. Tendo nos alimentado todos esses milhões de anos, o mar, o ar e o sol ainda cantam a canção que mais uma vez aprendemos a apreciar.

O que a natureza está dizendo à nossa volta, no espaço entre os nossos átomos e que permeia cada pensamento? O mesmo sopro, o mesmo murmúrio silencioso correndo por todas as células. É o ritmo da vida, chamando a cada um de nós com gentil insistência. Gosto demais de uma poesia do Rig Veda que articula esta eterna canção:

> Embora meu espírito possa vagar pelos quatro cantos da terra,
>
> Que ele possa voltar para mim de novo para que eu seja capaz de viver e viajar aqui.
>
> Embora meu espírito possa ir muito longe sobre o mar,
>
> Que ele possa voltar para mim de novo para que eu seja capaz de viver e viajar aqui.
>
> Embora meu espírito possa ir muito longe até os cintilantes raios de luz,
>
> Que ele possa voltar para mim de novo para que eu seja capaz de viver e viajar aqui.

A QUESTÃO DA MORTALIDADE

Embora meu espírito possa ir muito longe para visitar o sol e a madrugada,

Que ele possa voltar para mim de novo para que eu seja capaz de viver e viajar aqui.

Embora meu espírito possa vagar até as montanhas elevadas,

Que ele possa voltar para mim de novo para que eu seja capaz de viver e viajar aqui.

Embora meu espírito possa ir muito longe no interior de todas as formas que vivem e se movem,

Que ele possa voltar para mim de novo para que eu seja capaz de viver e viajar aqui.

Embora meu espírito possa ir muito longe até reinos distantes,

Que ele possa voltar para mim de novo para que eu seja capaz de viver e viajar aqui.

Embora meu espírito possa ir muito longe até tudo aquilo que é e está por ser,

Que ele possa voltar para mim de novo para que eu seja capaz de viver e viajar aqui.

Embora meu espírito possa vagar no vale da morte,

Que ele possa voltar para mim de novo para que eu seja capaz de viver e viajar aqui.

Leia isto em voz alta duas vezes, depois fique bem quieto por cinco minutos, dirigindo a sua consciência para cada parte do seu corpo, sabendo que essa consciência é o Espírito. O Espírito é energia que cura, é o fluxo da vida e da inteligência em cada célula. Quando sintonizamos de novo com a alegria inata e o deleite de nossos corpos, os sinais da sabedoria profunda reaparecem, curando de dentro para fora. Um antigo poema chinês escrito por Chang-Tzu diz:

> O que enche o universo
> Eu considero como meu corpo,
> E o que dirige o universo,
> Vejo como minha própria natureza.

Ouço música silente nestas palavras, lembrando a mim mesmo que o hálito cósmico será o meu.

NA PRÁTICA
O caminho intemporal

A realidade da qual você retira o seu poder é a mais profunda da qual tem conhecimento. Para quem é consciente apenas do mundo material, o poder é limitado às forças materiais; mas a um nível mais profundo há um poder criativo modelando mente e corpo — o poder da evolução, ou dharma. Para entrar em contato com a essência da vida, você precisa entrar em contato com o poder criativo do universo, poder este que se expressa através de sua criatividade pessoal. Quando você está no campo da criatividade, perde a noção do tempo. Só existe o fluxo.

 Há três forças presentes em todos os aspectos da vida: criação, manutenção e destruição. Todas as três estão presentes nas vidas das células, estrelas, árvores, planetas e galáxias, já que cada forma de vida tem que nascer, ser mantida e desaparecer. Mesmo que no decurso de uma vida as três forças apareçam em seqüência, na verdade elas existem simultaneamente. Os genes das diversas espécies incluem o código para a criação de novas células, a manutenção de cada célula por um certo período e a sua destruição a fim de abrir caminho para uma outra geração de tecido. Este é o esquema inteligente em que você tenta interferir quando, conscientemente, se propõe a modelar a sua vida. Depende de você qual dos três aspectos — criação, manutenção ou destruição — será o dominante. Uma vez que você tem o poder para modificar o equilíbrio das forças, você se situa acima e além delas.

 Se a criação dominar a sua existência, você se conservará crescendo e evoluindo. A evolução tolhe as possibilidades da entropia, da decadência e do envelhecimento. As pessoas mais criativas em qualquer campo percebem isso intuitivamente. Elas crescem plenamente cônscias de serem a fonte do seu próprio poder, e, qualquer que seja o seu campo, certas características são, geralmente, partilhadas por elas:

1. São capazes de entrar em contato com o silêncio e desfrutá-lo.
2. Ligam-se à natureza e dela desfrutam.
3. Confiam nos seus sentimentos.
4. São capazes de permanecer equilibradas e funcionar em meio à confusão e ao caos.
5. São como crianças — gostam de fantasiar e brincar.
6. São auto-referenciadas na medida em que colocam uma confiança maior na própria consciência.
7. Não são rigidamente presas a qualquer ponto de vista: embora dedicadas com paixão à sua criatividade, permanecem abertas a novas possibilidades.

Estes sete pontos nos dão um padrão prático para medir o grau de criatividade com que estamos levando nossas vidas. O exercício descrito a seguir demonstra como desenvolver e fortalecer essas áreas.

EXERCÍCIO 1: PLANO DE AÇÃO CRIATIVA

Todo mundo tem uma rotina estabelecida que domina seus dias. Quase todos nós preenchemos nossas horas de vigília com as mesmas atividades — ver os mesmos membros da família e amigos, trabalhar com os mesmos colegas, percorrer os mesmos caminhos, até mesmo pensar as mesmas idéias (estima-se que 90% dos pensamentos que a pessoa tem num dia sejam uma repetição literal dos pensamentos da véspera). Esta rotina concede pouco espaço para a genuína criatividade a menos que você decida abrir esse espaço. No entanto, em termos quânticos há um espaço infinito para a criatividade, porque cada segundo é cheio de possibilidades ilimitadas de escolha. Uma vez que você comece a abrir espaço para o novo e o desconhecido, abre também caminho para que poderes mais profundos surjam dos espaços entre um momento e outro da nossa vida. Todos os fatos históricos mais extraordinários tiveram lugar em dias comuns, e os pensamentos mais extraordinários surgiram em mentes que estavam tendo pensamentos comuns.

O exercício que se segue visa proporcionar um modo de abrir algum espaço para o crescimento em sua vida. Quanto mais conscienciosamente for seguido, mais ilimitado será o crescimento.

Escreva um plano de ação para os próximos seis meses baseado nas sete qualidades que caracterizam as pessoas muito criativas, listadas acima.

1. Experimentando o silêncio

Primeiro, destine algum tempo para a sua experiência com o silêncio. O ideal é que seja um período curto de meditação (de 15 a 30 minutos) pela manhã antes de sair para o trabalho, e um segundo período no fim do dia, ao voltar para casa. Trata-se de algo muito simples, e no entanto sua própria simplicidade pode fazer disso a coisa mais importante da sua vida. O silêncio é precioso, particularmente na confusão da sociedade moderna. Em um mundo conturbado, encontrar o seu núcleo de silêncio é como retornar ao abrigo da sanidade e da paz. A mente se reabastece no silêncio, a fonte quântica para toda atividade. Se a sua vida é dominada pela atividade, você está gastando mais energia do que ganhando; o ritmo mais básico da natureza — atividade e repouso — está sendo desequilibrado demais num sentido só.

O silêncio é um grande professor, e para aprender suas lições é preciso prestar atenção. Não há substituto para a inspiração criativa, o conhecimento e a estabilidade que vêm de se saber como entrar em contato com o seu núcleo do silêncio. Rumi, o grande poeta sufi, escreveu: "Basta deixar que as águas se acalmem e o sol e a lua se refletirão na superfície do seu Ser."

2. Desfrutar a natureza

Planeje gastar um período de tempo em contato com a natureza. Não há modo mais saudável para descarregar energias acumuladas. O sistema mente-corpo lança fora suas energias em excesso espontaneamente quando você sai dos limites artificiais do mundo material e retorna à natureza. Numa cidade nem sempre é fácil encontrar uma área verde, espaço aberto e uma visão ampla do céu e das nuvens, onde se possa encher os pulmões de ar puro. Mas se você puder encontrar um pedaço de terra para se deitar, sem sapatos e os braços abertos para o sol, aproveite. Se não for possível, levante-se cedo para apreciar o nascer do sol, ou pare o que estiver fazendo de tarde para contemplar o pôr-do-sol e admirar a lua e as estrelas.

As células do seu corpo são delicadamente sintonizadas com os ciclos da lua, sol e estrelas. Quando você se embebe de natureza através dos seus sentidos, esta conexão invisível é fortalecida. Mesmo no centro de áreas urbanas congestionadas é possível ter um vaso de flores na janela e ver uma semente crescer; dar um pulo no telhado do seu prédio e sentir o sol na pele proporciona também algum contato com a natureza. Seja como for que consiga, capture pelo menos uns poucos momentos de frescor e sinta o contato da terra, do sol e do céu.

3. Experimentando e confiando nas emoções

Comece um diário dos seus sentimentos. Nada de muito complicado. Faça simplesmente uma lista de algumas emoções-chave e registre um *exemplo* de cada quando surgir durante o dia. Comece com palavras-chave para emoções positivas básicas, tais como:

amor	alegria
compreensão	aceitação
felicidade	afabilidade
confiança	compaixão

A seguir, faça uma coluna para sentimentos mais abstratos associados à criatividade e ao crescimento pessoal, como por exemplo:

insight	intuição
descoberta	transcendência
fé	junção
perdão	paz
revelação	

Por fim escreva as emoções negativas primárias, como:

raiva	inveja
ansiedade	dor
culpa	cobiça
desconfiança	egoísmo

Examine esta folha de papel pela manhã e leve-a consigo para o trabalho como um lembrete. Embora você se beneficie mais se descrever suas emoções em detalhes, explicitando-as e revivendo cada sentimento com toda a sua força original, que tipo de circunstâncias o desencadearam e quanto uma determinada emoção significou para você, você pode se sair muito bem com um diário silencioso. Ou seja, dê uma olhada na lista e limite-se a lembrar rapidamente de cada emoção. Seus objetivos com este diário são os seguintes:

1. Descobrir com que freqüência você sente coisas que são esquecidas.
2. Permitir a liberação espontânea de emoções que normalmente você reprimiria ou tentaria esquecer.
3. Conhecer verdadeiramente as suas emoções. Muitas pessoas não são capazes de descrever especificamente o que é um *insight* ou o que é compaixão, por exemplo, mas por estar atenta às próprias emoções, a pessoa vem a conhecê-las intimamente. É o primeiro estágio no sentido de dominar suas emoções.
4. Tornar proveitosas as emoções. A vida de sentimentos pretende ser rica e satisfatória, mas se suas emoções são estranhas para você, não vai poder desfrutá-las. Muitas pessoas convenceram-se de que têm poucas, se é que têm, emoções; no entanto, a despeito de nossos esforços para reprimi-las, há um sentimento ligado a cada pensamento que temos. Trazer à luz todos esses sentimentos, coloca você de volta à unidade da ligação mente-corpo, e a unidade é o estado mais satisfatório em que se pode viver.

No seu diário, não pule palavras da lista e não se estenda numa única categoria (mesmo que tenha sentido raiva diversas vezes num único dia, pense apenas numa única vez e siga em frente). Também é importante não se concentrar demais nas emoções negativas, que são as mais fáceis de se sentir e que geralmente são as de que nos servimos mais. O que peço é que se faça o levantamento das emoções negativas para que seja possível ganhar-se um *insight* sobre a sua origem. Ter consciência de onde se origina uma emoção permite a dissipação dos sentimentos negativos (isto é garantido acontecer, embora para os profundamente enraizados ou para a negatividade reprimida, o processo leve tempo). As emoções negativas limitam o mundo e o objetivo deste exercício é despertar as emoções criativas e expansivas.

Se você levar seu diário a sério, ficará assombrado com o número de emoções diversas que teve durante o dia sem ter consciência delas. Seja o que for aquilo a que você presta atenção, cresce, e mesmo que ache que palavras como *insight* ou *revelação* apliquem-se ao seu caso apenas raramente, o simples fato de olhar para elas em sua lista e concentrar-se por um segundo em cada uma, criará espaço para que cresçam.

Estar genuinamente em contato com as próprias emoções tende a ser tremendamente difícil em meio ao trabalho e outras atividades. As emoções não seguem uma rotina, e se você tem uma tendência para divagar quando se concentra nos seus sentimentos, o corre-corre da vida moderna tornará ainda mais fácil reprimir e fugir dos sentimentos que surgirem em sua vida. E no entanto nada é mais importante do que experimentar os sentimentos. Eles são a mais espontânea das partes que nos constituem, a expressão mais básica da nossa consciência ao nos relacionarmos com o mundo. Nós somos a totalidade dos relacionamentos que temos e o mais acurado espelho deles são as nossas emoções.

4. *Permanecer equilibrado em meio ao caos*

A fim de permanecer equilibrado e calmo quando tudo a seu redor é confusão, é preciso desenvolver a capacidade de encontrar o seu centro. Para fazê-lo, isole-se duas vezes durante o seu dia de trabalho quando as coisas forem mais agitadas e estressantes para você (momentos em que a carga de trabalho for maior são a escolha óbvia, assim como a hora do *rush* na volta para casa). Planeje agora usar cinco minutos justo antes desses dois períodos, usando a seguinte técnica:

Encontre um lugar onde possa ficar a sós, um lugar tão silencioso quanto possível. Sente-se confortavelmente e feche os olhos. Concentre-se na sua respiração, focalizando seu interesse na passagem do ar pelas narinas, saindo e entrando.

Veja o ar como leves redemoinhos fluindo para fora e para dentro. Após dois minutos, comece a sentir seu corpo (ou seja, note as sensações no interior do seu corpo, na sua pele, o peso dos seus membros etc.) Após um minuto, traga sua atenção gentilmente para o centro do seu peito e deixe que repouse ali. Dentro de poucos segundos sua atenção provavelmente será distraída por um pensamento ou sensação fugaz. Não resista, mas quando notar que está acontecendo, retorne gentilmente o foco da sua atenção para o centro do seu peito. Termine o exercício sentado em silêncio, sem fazer nada.

Embora seja uma técnica muito simples, a descarga de energias negativas que ela produz é quase sempre bastante dramática — você pode sentir o fardo saindo de cima dos seus ombros e a leveza e a calma que invadem todo o seu ser. Mais importante, você começará a sentir que estar centrado é, na verdade, o meio mais natural e confortável de se estar em qualquer situação, não importa o quão confusa seja. Centrar-se é encontrar um modo de retornar ao seu próprio self e desligar-se da confusão que o cerca.

5. Ser como as crianças

Escreva duas ou três coisas que você possa fazer amanhã e que sejam totalmente infantis. Pense em algo que evoque a infância para você — tomar uma casquinha de sorvete, ir brincar no parquinho, passar o tempo olhando a forma das nuvens. Passe a incorporar estas atividades cada vez mais à sua vida presente. Seu objetivo é encontrar um lugar dentro de você mesmo onde você ainda seja uma criança despreocupada. O novo paradigma nos diz que nenhum evento desaparece para sempre; ele apenas se ausenta da consciência e retorna para o campo. Assim sendo, a sua infância ainda está com você, pronta para ser evocada e integrada ao seu ser.

A atividade que escolher deve ser divertida, mas não no sentido da diversão adulta; mesmo que você ache que tenha passado da idade de jogar amarelinha, pular corda e brinquedos, sempre haverá algo que traga de volta, de maneira irresistível, a sua felicidade enquanto criança (uma boa torta de maçã ou um saboroso pudim de pão valem como sugestões). Quando se dedicar à sua atividade infantil, *seja infantil*. Talvez você decida ir a um parquinho, nadar ou simplesmente ficar observando crianças que brincam. Concentre-se no aspecto inocente e descuidado que as crianças exibem. A sensação que você está tentando recapturar aqui não é um retorno à infância, mas algo muito mais profundo, conforme expressou tão bem o brilhante escritor e terapeuta A. H. Almaas.

"Quando olhamos para uma criança", escreve Almaas, "vemos que o sentido de plenitude, de animação intrínseca, da alegria de ser, não resulta de alguma outra coisa. Há valor em ser apenas o que se é: não decorre do que alguém faz ou deixa de fazer. Está dentro de nós desde o princípio, quando éramos crianças, mas devagar vai se perdendo." O que geralmente acontece com o tempo é que perdemos de vista a alegria que existe dentro de nós; pode haver numerosas fontes de prazer e sucesso fora de nós, mas não atendem aos nossos sentimentos, que podem permanecer em níveis muito baixos de reconhecimento e satisfação.

Em última análise, o desejo de ser jovem de novo simboliza o desejo de permanecer novo. Bebês e crianças pequenas não têm problemas neste sentido. Ao se colocar no estado de espírito mais infantil que puder imaginar, você estará abrindo caminho para o aprendizado, como Almaas coloca, "nós somos o prazer, nós somos a alegria, nós temos o significado mais profundo e o valor mais elevado".

6. Ser auto-referenciado

O mais elevado estado de consciência que nos é disponível é a unidade, a qual cancela a distinção entre observador e observado. Na unidade, tudo o que antes você pensava como estando "lá fora" é visto como parte de si. O que nos impede de experimentar a percepção da unidade é uma falsa idéia de nós mesmos construída a partir de imagens da experiência passada. A auto-imagem é necessária a um ponto muito limitado: você tem que conhecer sua identidade, profissão e outras questões técnicas. Mas a maioria das pessoas avalia a própria imagem com uma infinidade de opiniões, crenças, simpatias e antipatias, assim como de outras coisas irrelevantes. Para se livrar de tudo que na verdade não tiver importância e sentir a si próprio outra vez como uma pessoa livre e desimpedida de pesos mortos, é preciso trabalhar um bocado para se ver livre do verniz antigo da auto-imagem.

Seu plano de ação pode tomar muitas direções diferentes na realização deste objetivo.

• Você pode dar início a uma nova atividade totalmente incongruente com a sua auto-imagem. Experimente a dança aeróbica, se você for um desses executivos de terno e gravata, ou musculação se for uma frágil e dócil dona-de-casa. Exponha-se a pessoas e situações que desafiem você a crescer por cima de velhos hábitos.

• Seja voluntário para trabalhar com os sem-teto ou os incapacitados fisicamente. Confrontar-se com gente muito diferente de você, aprender a vencer seu medo inato e sua resistência a esse tipo de pessoas, e finalmente ver a si próprio nelas é um recurso poderoso para descobrir sua humanidade.

• Escreva sua autobiografia. O registro de cada detalhe de sua vida do modo mais sincero e franco que conseguir possivelmente o ajudará a libertar-se de atitudes já entranhadas por mostrar qual a origem delas. O ato de escrever obriga a articular coisas que normalmente se toma como certas, tais como aquilo que você sente por sua carreira ou pelos seus pais. Seja tão detalhado e explícito quanto possível. Concentre-se em como se sentia em cada período de sua vida. Não se justifique ou se faça melhor do que é. Se achar difícil expressar-se, tente liberar o fluxo de palavras, escrevendo na terceira pessoa. Talvez seja mais fácil dizer que "John era dominado por um pai, que ele amava e odiava ao mesmo tempo", do que "Eu era dominado pelo meu pai, a quem amava e odiava ao mesmo tempo".

• Decida dar um passo a cada dia no sentido de corrigir algum tipo de comportamento que saiba não ser uma expressão do seu eu verdadeiro. Por exemplo, você pode ser um sujeito que sempre diz o que os outros gostam de ouvir. Na próxima vez em que se surpreender caindo nesta armadilha, diga o que realmente sente. Não tem que ser numa situação dramática. Alguém pode comentar que o ônibus está sempre atrasado ou que está tudo uma bagunça. Em vez de sair logo concordando com a queixa, diga como você realmente se sente sobre aquilo. Por outro lado, se você é sempre falante e tende a achar que os outros devem ouvi-lo, cale-se e escute, só para variar. Estes exercícios são simples, mas podem representar um desafio e tanto. Você precisa aprender a reduzir sua fachada social e, quanto mais praticar, menos importante achará usar a máscara.

• Expanda seus esforços na meditação, ioga, visualização criativa ou outras disciplinas que o levem para fora do confinamento de sua consciência. Tais práticas são úteis para todos, mas se você se dedicar verdadeiramente a elas, prosseguirá mais rápido na estrada que leva à descoberta do self.

7. Praticando a desvinculação

Ser desvinculado significa ser livre de influências externas que façam sombra ao seu verdadeiro self. Esta não é uma das lições que a nossa cultura nos ensina. As pessoas atualmente valorizam muito o fato de serem apaixonadas e profundamente engajadas e com isso não percebem que essa qualidade não é o oposto da desvinculação. Engajar-se num relacionamento, por exemplo, em última análise significa ter amor e compreensão suficientes para permitir que a outra pessoa seja o que deseja ser. Ser apaixonado pelo seu trabalho significa dar a si próprio o espaço criativo necessário para abordá-lo de todos os ângulos, encontrando novas direções e oportunidades. Que só podem vir da sua essência criativa interior, com a qual você não conseguirá entrar em contato se estiver imerso e esmagado pelos detalhes do seu trabalho.

O paradoxo é que para obter mais paixão da vida é preciso recuar um pouco e ser você mesmo. Paixão e engajamento, amor e dedicação, auto-estima e realização — tudo nasce no ser; são qualidades do self essencial que floresce quando você está livre de vínculos estreitos. Para a maioria das pessoas quem mais nos amava era nossa mãe, mas, se pensarmos a este respeito, veremos que este amor freqüentemente implicava poder e controle. Quando criança você tinha que fazer o que sua mãe dizia, se não ela deixava de amá-lo. "Sou sua mãe, você tem que me ouvir", é o oposto de "Eu o amo, e minha maior felicidade será vê-lo tornar-se aquilo que você deseja ser". A primeira afirmativa pode ser oriunda do amor, mas não se trata de um amor que permita com facilidade a liberdade.

Encontrar a liberdade é necessário e envolve o abandono das expectativas, dos resultados preconcebidos e dos pontos de vista egoístas. Consideremos duas mães, cada uma delas no corredor de um supermercado, tentando controlar uma criança que chora alto e atrai a atenção de todos. Uma delas está furiosa e envergonhada; basicamente o que quer é impedir que o filho faça uma cena, mas é claro que o seu motivo não serve para uma criança pequena. Quando as crianças se enfurecem, ficam furiosas e pronto. Seus sentimentos são o seu mundo e escândalos em supermercados não significam nada para elas. De modo que quando a mãe diz, "Tudo bem, pára de chorar. Estou falando sério, nem mais uma lágrima agora mesmo", a criança sabe que os *seus* sentimentos na verdade não estão sendo levados em consideração e que, assim sendo, na verdade não está tendo autorização para existir. A mãe quer apenas um resultado; quer que as coisas aconteçam de determinado modo.

A segunda mãe, contudo, vê que seu filho está realmente zangado e não se importa com que os outros pensem dela. Não está pensando em como a situação a afeta; ao contrário, preocupa-se com o filho e quer vê-lo feliz de novo. Diz coisas como, "O que há de errado? O que foi que aconteceu? Alguma coisa assustou você? Tudo bem, a mamãe está aqui". As palavras que usa não são o mais importante — em vez de falar ela poderia optar por pegar a criança no colo e afagá-la por um momento. O corpo mecânico quântico da criança sente que seus sentimentos foram compreendidos. Assim, não há ameaça, porque a intenção da mãe é corrigir e não meramente pôr fim a uma situação desagradável.

Seu corpo mecânico quântico tem toda a sensibilidade do corpo de uma criança, e você pode usar essa sensibilidade para retornar ao seu verdadeiro self, que existe independentemente das circunstâncias da vida. Aqui também a questão da auto-imagem está envolvida. Estar orientado para o verdadeiro self e não para a sua auto-imagem é a atitude curativa mais fundamental que se pode tomar. Quando você está orientado para o self, você usa seus sentimentos, suas necessidades e seus valores como ponto de partida para chegar ao nível do seu ser onde os sentimentos, necessidades e valores já estejam realizados. Este self não existe em ação, e no entanto, paradoxalmente, só se pode encontrá-lo através de ações.

Ele aparecerá como uma testemunha silenciosa que se afasta da atividade simplesmente para observar e apreciar o que está se passando. Soldados no fragor da batalha e aventureiros audaciosos quase sempre sentem que se tornam observadores pacíficos e desligados, completamente divorciados da atividade frenética que se desenvolve em torno deles. Falando por mim, posso dizer que os momentos de desligamento são caracterizados pelo seguinte:

- Estou presente com o meu corpo.
- Minha respiração torna-se muito leve, cada vez mais tranquila.
- Minha atividade mental acalmou-se.
- Não sinto ameaças; há a certeza de que tudo está bem.
- Percebo meu mundo interior como um espaço aberto sem fronteiras; a consciência se expande em todas as direções, em lugar de se concentrar em pensamentos específicos.
- A auto-aceitação flui para o meio ambiente. As coisas

"lá fora" me parecem íntimas, como se fossem uma extensão de mim mesmo.

Esta experiência de unidade também é minha definição de trabalho para amor. Para a maior parte de nós o amor é uma emoção que vai e vem. Às vezes a gente o sente intensamente, enquanto que em outras ocasiões nada sentimos. Mas a essência do amor não é um sentimento — é um estado de ser. Ou, para ser mais exato, é o estado em que você está em contato com o Ser. Quem está experimentando um verdadeiro amor se sente tremendamente real e cheio de vida, sem querer fazer outra coisa senão existir dentro da satisfação do amor. A maior ação do amor é simplesmente ser, o que não é uma ação. É por isso que o amor é o supremo estado de desvinculamento e ainda assim o mais satisfatório.

Para o seu plano de ação dar certo, você precisa encontrar uma saída para o seu amor, um lugar onde você o possa dar livremente. Quanto mais abertamente você experimentar o amor, seja em que termos for, mais perto estará de encontrar a sua essência. O amor que não flui não é amor: não passa de desejo ardente e aspiração. Joseph Campbell, o renomado mitologista, indicou o modo para se expressar o amor quando disse: "Siga a sua bem-aventurança." Bem-aventurança, alegria, satisfação é o excitante fluxo do amor em ação, o fluir do ser que se expande para encontrar-se e retorna, deleitado com o contato. O amor quer encontrar o amor, e quando o circuito se completa, flui a bem-aventurança. Pergunte a si próprio onde encontra esse estado de perfeita felicidade e depois escreva os passos que pode dar para incrementar esta experiência em sua vida.

Não confunda prazer com amor. Há muitas coisas que dão prazer, como, por exemplo, assistir televisão, e que têm muito pouco amor. O amor certamente dá prazer, mas de um modo muito mais profundo. Levar umas maçãs para um paciente hospitalizado é um ato de amor muito mais prazeroso do que assistir televisão, por exemplo, e há muito mais que aprender nisso em termos de compartilhar, compreender e apiedar-se.

Assim, não se deixe distrair por prazeres superficiais. A profunda alegria e deleite que existem na essência da vida devem ser diligentemente revelados. Quando fizer sua lista, descobrirá que muitos dos seus momentos de prazer mais lembrados foram para sempre. Por exemplo, você não pode reproduzir a sensação que teve ao se apaixonar pela pessoa com quem está casado agora. Mas o amor tem diversos níveis de profundidade. Quando fizer a sua lista, irá se lembrar de como se sentiu no dia em que seus filhos nasceram, e nesta lembrança há uma deixa: seus filhos ainda podem ser uma fonte de grande alegria, se você se decidir a ir mais fundo no relacionamento com eles. E nada é mais importante do que retomar a ligação com a sua felicidade interior. Nada mais rico. Nada mais real.

EXERCÍCIO 2: SER O AMOR VERSUS ESTAR AMANDO

Eu gostaria de explorar mais um pouco o estado do amor, porque é o caminho mais seguro para o Ser. Os antigos sábios afirmavam que em última análise tudo é feito de consciência, e que quando experimentamos tão-somente nossa consciência, sem imagens supérfluas ou presunções, é amor. O grande poeta Rabindranath Tagore declarou que "O amor não é mero impulso; é preciso que contenha a verdade, o que é lei". A fusão de amor, verdade e realidade é a grande revelação da unidade da consciência, o momento em que a pessoa pode dizer com sinceridade "Eu sou todos" e "Eu sou o amor", de um só fôlego. Visto desta perspectiva, o amor é o sentimento-estado que sempre se faz presente quando se está perfeitamente alinhado com o dharma, o fluxo da evolução.

Estar amando não é a mesma coisa do estado de amor. Quando se ama, cria-se uma abertura para os sentimentos reprimidos se precipitarem para fora na direção de uma outra pessoa. Se o amor é profundo o bastante, a outra pessoa parece ideal e perfeita (o que não tem nada a ver com o seu estado verdadeiro, que pode ser imperfeito e até mesmo destrutivo). Mas a força do amor altera a realidade alterando o observador. Por que e como isto acontece? Os fisiologistas mediram o aumento em certos neurotransmissores importantes como a serotonina, nos cérebros dos apaixonados, mas os elementos químicos são padrões muito toscos. É claro que a serotonina não faz com que as pessoas se apaixonem; é apenas a base bioquímica das sensações agradáveis deflagradas pelo fato de se estar amando.

Numa série de reveladoras experiências, David C. McClelland, psicólogo de Harvard, investigou a fisiologia do amor. Fez com que um grupo de pessoas assistisse a um curta-metragem mostrando madre Teresa de Calcutá num dos seus dias de trabalho pelos enfermos e crianças abandonados. O filme mostrava uma profunda doação de amor. Pois bem, McClelland descobriu que um dos fatores dos sistemas imunológicos dessas pessoas aumentou — o antígeno salivar chamado imunoglobulina, ou SIgA. Altos níveis de SIgA na saliva de uma pessoa indicam elevada reação imunológica — algo também característico de quem começou recentemente a amar. (Há quem diga, "Se não quer se resfriar, comece a amar", como que reconhecendo esta curiosa ligação entre emoções e fisiologia.)

Curiosamente, quando o filme acabou e pediram à audiência sua opinião de madre Teresa, nem todos consideraram seu trabalho louvável. Alguns tinham objeções de um tipo ou de outro, com base em diferenças de crença religiosa, enquanto outros declararam ter se sentido perturbados com a visão daquelas crianças morrendo de inanição ou sofrendo de lepra. Mesmo assim, todos os membros da platéia experimentaram uma elevação nos seus níveis de SIgA; suas reações físicas ao amor pareciam mais poderosas do que suas atitudes racionais. Isto levou McClelland a questionar uma das mais populares definições de amor na psicologia moderna, que sustenta que o amor é uma reação reflexa que se manifesta quando duas pessoas se encontram de modo a preencher as necessidades uma da outra. De acordo com esta definição, a existência do amor dependeria da avaliação consciente que a pessoa fizesse dos benefícios que obteria com tal relacionamento. Mas ali estavam pessoas cujos corpos estavam reagindo a um nível muito mais profundo, mais profundo inclusive do que o prazer.

McClelland descobriu também que o efeito positivo sobre o sistema imunológico de quem assistira ao filme declinava e desaparecia em uma ou duas horas. Permanecia mais alto entre os que relatavam uma forte sensação de serem amados em suas próprias vidas e que afirmavam possuir estreitos laços com a família e os amigos. O que levava a concluir que algumas pessoas já estão num estado que conduz ao amor. Em vez de experimentá-lo como um estado passageiro, incorporaram-no como uma característica. Em outras palavras, a afirmativa dos sábios iluminados, "Eu sou o amor", estava presente nessas pessoas, mesmo que em menor grau.

O que é o amor como característica, em vez de fase passageira? Mesmo a mais apaixonada das experiências de estar amando um dia vai esfriando, deixando a pessoa consternada por descobrir que pouca coisa do amor de verdade permanece, num sentido duradouro. Ponderando sobre este problema, McClelland perguntou-se o que teria acontecido com as experiências descritas na poesia. Elas não se referiam às vantagens egoístas de estar amando, e sim a uma devoção altruísta e imorredoura. A menos que Shakespeare estivesse simplesmente enganado quando disse que o amor que se altera não é amor, e sim que o amor, inabalável, enfrenta a tempestade e jamais se deixa abater. McClelland também conhecia exemplos citados na literatura psicanalítica onde as pessoas viviam relacionamentos amorosos que não faziam sentido em termos de trazer qualquer benefício objetivo. Neles, o sentimento de amor e devoção era profundo, a despeito do fato de não haver uma motivação racional para que as pessoas se sentissem assim.

O que McClelland concluiu foi que o amor é um estado que transcende a razão e cujo propósito é simplesmente proporcionar a experiência de uma realidade compartilhada mais ampla. Uma questão crítica quanto a isto é a reação à morte da pessoa amada. Se a razão do amor fosse só o que se pudesse ganhar com ele, a interdependência formaria a base para se amar e ser amado. Assim, a morte provocaria grande dor, o que certamente pode ser observado nos relacionamentos da vida real. McClelland, contudo, a partir de sua experiência pessoal, sentiu que algo diferente também era possível:

A morte de um parceiro amado deveria causar intenso sofrimento e dor, de acordo com esta teoria. No entanto, quando minha mulher morreu de câncer, há alguns anos, não reagi assim. Tínhamos nos amado muito, sido felizes em 42 anos de casamento, criado cinco filhos, levando-os a uma maturidade bem ajustada... e, no entanto, quando ela faleceu, não senti toda a dor que a teoria afirmava que eu deveria sentir... O que experimentei foi algo muito mais próximo da visão que o poeta tem do amor. Havíamos participado de algo que era muito maior que nós — que nos alimentara e suportara durante toda a nossa longa vida em comum e que continuou a me apoiar após a morte dela.

Isto descreve um passo dado para o interior do campo do amor intemporal. Quando duas pessoas usam o amor que sentem uma pela outra como uma passagem para o interior desse reino, a morte não fecha uma porta ou priva o sobrevivente do fluxo do amor. Em última análise, todo o amor vem de dentro. Estamos nos iludindo quando acreditamos que é a outra pessoa quem amamos: a outra pessoa é um pretexto pelo qual damos a nós mesmos permissão para sentir amor. Somente você pode abrir e fechar o seu coração. O poder do amor para nos alimentar e sustentar depende de nossa dedicação a ele dentro de nós mesmos.

É importante falar sobre o amor, pensar nele, procurar por ele e encorajá-lo. A fim de colocar isto na forma de um exercício, tome a decisão de fazer o seguinte:

1. Pense no amor. Demore-se relembrando o amor que partilhou com os seus pais, as ocasiões em que expressou amor a seus parentes e amigos. Pense longamente naquilo que é mais amável na pessoa a quem você dedica mais amor atualmente. Leia em profundidade a poesia que trata do amor, como, por exemplo, a que se encontra nos sonetos de Shakespeare, no Novo Testamento ou nos hinos do Rig Veda.

2. Fale sobre o amor. Expresse diretamente os seus senti-

mentos a quem você ama. Se não puder fazê-lo pessoalmente, escreva uma carta ou uma poesia. Não precisa enviá-la; o exercício é para você, para estimular o estado de amor em cada uma das suas células. Mas é preferível que você envie o que escrever, porque vai querer ouvir em troca expressões de amor. Não permita que seu amor seja tido como algo líquido e certo. Ponha um bilhete para quem você ama, deixando no seu bolso ou em cima da mesa da copa.
3. Procure o amor. Isto é possível de muitos modos. A intimidade em nosso ambiente social é estreitamente identificada com encontros sexuais, mas é um ato de amor ajudar os necessitados e os enfermos, expressar um elogio sincero ou escrever um bilhete de agradecimento e louvor. Todo mundo gosta de saber que é amado e admirado, e se você buscar oportunidades para preencher as necessidades dos outros nesta área, vai ter a gratidão deles refletida na sua própria fisiologia como a felicidade de ser amado.
4. Encoraje o amor. É comum que ensinemos a nossos filhos que expressar amor e afeição abertamente é apropriado só para bebês e criancinhas pequenas. Ao ensinar bons modos e respeito, freqüentemente criamos um obstáculo que o amor, por ser muito sensível e tímido, não é capaz de atravessar. Ensinamos isto a nossos filhos porque foi o que nossos pais nos ensinaram. A história de quase todo mundo é a história de um amor esperando para ser declarado, de uma afeição que teve de aguardar em silêncio por ter medo de vir à tona.

Assim, encare como sendo seu dever dar às pessoas que o cercam permissão para que o amem. Encoraje a afeição delas demonstrando a sua, sem levar em conta o que pode conseguir em troca. O amor verdadeiro é plenamente recompensado simplesmente por fluir na direção do ser amado; se houver retribuição, tanto melhor, mas não é preciso nem exigido. O amor que não tem um motivo inconfesso é raro — todas as teorias psicológicas baseadas no amor egoísta certamente que são confirmadas pelo que vemos à nossa volta. No entanto, mesmo o mais exigente e egoísta dos amores é amor. É uma gota tirada de um oceano, mas, se você encorajar, pode crescer e se transformar no próprio oceano.

A educação do amor começa num momento e termina na eternidade. A felicidade a alimenta e a conduz até a paz que pertence ao ser. Kahlil Gibran expressou esta verdade em alguns versos pungentes:

> E no entanto o intemporal que há em você é
> consciente da intemporalidade da vida
> e sabe que o ontem não passa da lembrança de
> hoje e que o amanhã
> é o sonho de hoje
> e que aquilo que canta e contempla em você
> ainda reside
> dentro dos limites daquele momento que espalhou as estrelas no espaço.

Use o amor como espelho de sua intemporalidade; permita que ele alimente a convicção de que você transcende à mudança, assim também como à lembrança de ontem e ao sonho de amanhã. Há um número infinito de maneiras para descobrir o seu verdadeiro ser, mas a luz mais brilhante é a do amor. Seguindo-a, você será levado para além dos limites da velhice e da morte. Saia do círculo do tempo e descubra-se no círculo do amor.

Este livro foi impresso na Editora JPA Ltda.,
Av. Brasil, 10.600 – Rio de Janeiro – RJ,
para a Editora Rocco Ltda.